Infektionen im Alter

Abwehr von Krankheitserregern
bei nachlassendem Immunsystem

Heribert Keweloh
Barbara Frintrop

AF175391

Infektionen im Alter

Abwehr von Krankheitserregern bei nachlassendem Immunsystem

306 Seiten, mit zahlreichen Abbildungen und einem Glossar der Fachbegriffe

Heribert Keweloh und Barbara Frintrop

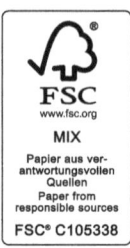

Autoren

Priv. Doz. Dr. Heribert Keweloh, Mikrobiologe, Tätigkeiten in Forschung und Lehre an der Westfälischen Wilhelms-Universität Münster und der Fachhochschule Münster in Mikrobiologie, Ökotrophologie und Gesundheitswesen

Barbara Frintrop, Pädagogin mit den Schwerpunkten Biologie, Gesundheitswesen, berufliche Ausbildung im Gesundheits- und Pflegebereich, Oberhausen

Unter Mitarbeit von Marlen Braam, Lebensmittelchemikerin, Oberhausen, Kolektorat und Zeichnungen

Kontakt heribert.keweloh@online.de
Dr. Heribert Keweloh, Forststr. 129, 46147 Oberhausen

Alle Angaben in diesem Buch wurden sorgfältig geprüft, es kann jedoch keine Gewähr für deren Richtigkeit übernommen werden.

Die Pluralform von Personengruppen (z. B. die Ärzte) bezieht sich selbstverständlich auf weibliche und männliche Personen.

Impressum

Bibliografische Information der Deutschen Nationalbibliothek:
Die Deutsche Nationalbibliothek verzeichnet diese Publikation in der Deutschen Nationalbibliografie; detaillierte bibliografische Daten sind im Internet über http://dnb.dnb.de abrufbar.

© 2021 Heribert Keweloh

Herstellung und Verlag: BoD – Books on Demand, Norderstedt

ISBN: 9783753495637

Inhaltsverzeichnis

Einleitung

Unser Immunsystem verändert sich im Alter. Es kann uns nicht mehr so gut vor Viren, Bakterien und anderen Keimen schützen.

- Wie kommt es zu dieser Entwicklung?
- Was bedeutet das für unser Leben im Alter?
- Worauf müssen wir achten?

Kleinkinder leiden an zahlreichen Infektionskrankheiten und Impfungen schützen sie vor den früher gefürchteten **Kinderkrankheiten**. Das Immunsystem ist noch unreif und die Erregerabwehr unterentwickelt. Im weiteren Leben werden Infektionskrankheiten in der Regel immer seltener, da durch häufige Kontakte mit Erregern ein Immunschutz aufgebaut wird. Ab dem 60. Lebensjahr häufen sich Infektionen wieder und vor allen Dingen können einige Infektionskrankheiten auch zum Tod führen.

Da das Immunsystem nicht mehr angemessen auf Krankheitserreger reagiert, werden Infektionen entsprechend dem Alter zunehmend bedrohlicher. Nicht nur die Häufigkeit, auch der Schweregrad der Erkrankungen und die Sterblichkeit steigen; je älter der Mensch, desto größer das Problem. Bekannte Beispiele: Coronaviren-Infektionen (COVID-19) und Influenzaviren-Erkrankungen (Grippe) schrecken ältere Menschen und bedrohen ihr Leben. Deshalb wird eine jährliche Grippeimpfung ab dem 60. Lebensjahr empfohlen. Dies senkt die Sterblichkeit der Grippeerkrankungen um 25%.

Demenz-, Krebs- und Kreislaufkrankheiten, Diabetes mellitus (Typ II), Osteoporose, Arthrose und Parkinson, diese Krankheiten haben im Alter eine große Bedeutung und sind gefürchtet. Aber die **Lungenentzündung** (Pneumonie), die fast immer auf eine Infektion zurückgeht, ist bei uns der häufigste Anlass, dass Menschen ins Krankenhaus eingewiesen werden.

EINLEITUNG

Jährlich erkranken allein in Deutschland geschätzt 500.000 Menschen daran. Bakterien wie die Pneumokokken sowie Viren, wie z. B. Corona- oder Influenza-Viren, können eine Lungenentzündung hervorrufen. Treten Bakterien und Viren gemeinsam auf, steigt die Lebensgefahr deutlich an. Eine Lungenentzündung, aber auch eine Wundinfektion können in eine oft tödliche Blutvergiftung (Sepsis) übergehen. Besonders ältere Menschen sind davon betroffen und damit ein großer Teil unserer Bevölkerung.

In unserer Gesellschaft nimmt die **Lebenserwartung** stetig zu. Während die durchschnittliche Lebenserwartung in den Jahren 1871 bis 1881 bei der Geburt nur etwa 37 Jahre betrug, haben Männer mittlerweile (2020) eine Lebenserwartung von 78 Jahren und Frauen von 83 Jahren.

Die Zahl der Menschen im Alter ab 67 Jahren stieg deshalb in Deutschland deutlich an, zwischen 1990 und 2018 von 10,4 Millionen auf 15,9 Millionen. In den nächsten 20 Jahren werden wahrscheinlich weitere 5 bis 6 Millionen Menschen dieses Alter erreichen. Die Gruppe der Menschen ab 80 Jahren wird bereits bis 2022 auf 6,2 Millionen anwachsen. Damit kommt der Abwandlung des Abwehrsystems im Alter eine große Bedeutung zu.

Wie können wir „gesund" altern?

Kap. 1 Körperliche Veränderungen im Alter

Die Abwärtsentwicklung der Immunabwehr ist ein Prozess, der schon früh einsetzt und vielfältige Konsequenzen hat. Die Veränderungen des Immunsystems können jedoch nicht isoliert betrachtet werden. Auch andere Systeme und wahrscheinlich die meisten Organe, Gewebe und Zellen des menschlichen Körpers sind einem Alterungsprozess unterworfen und wandeln sich stetig um.

Was das Altern letztendlich verursacht, konnte bisher noch nicht überzeugend dargelegt oder eindeutig geklärt werden. Die Frage, warum wir überhaupt altern, kennt noch keine Antwort.

Ursachen

Als mögliche Ursachen der Alterungsvorgänge werden verschiedene zelluläre und molekulare Prozesse erörtert, deren Bedeutung erst in Ansätzen bekannt ist. Zur Erklärung des Alterungsprozesses werden vor allem folgende körperliche Erscheinungen herangezogen.

Antioxidative Schutzmechanismen

Im Stoffwechsel der Zellen entstehen ständig im Zusammenhang mit Sauerstoffreaktionen der Zellatmung hochreaktive Verbindungen, sogenannte Sauerstoffradikale. Sie schädigen in höheren Konzentrationen wichtige Funktionen und Zellstrukturen (oxidativer Stress). Innerhalb der Zellen existieren deshalb zahlreiche antioxidative Schutzmechanismen, z. B. Enzyme, die eine Anreicherung dieser Stoffe verhindern. Die Wirkung dieser Schutzmechanismen lässt im Alter nach. Ein Beispiel für einen antioxidativen Stoff im menschlichen Körper ist das Vitamin C (Kap. 10).

Zellregeneration

Mit dem Alter nimmt die Fähigkeit der Zellen zur Regeneration ab, wobei sich im Laufe des Lebens immer höhere Zellverluste einstellen. Zellregeneration ist die körpereigene Fähigkeit, irreparable Zellen auszusondern und beschädigtes Gewebe mithilfe von neu produzierten Zellen zu heilen. Dieser Prozess findet über Zellteilungen statt.

Für bestimmte Gewebearten und Organe gibt es dazu die Stammzellen, unbegrenzt teilungsfähige und nicht differenzierte Zellen. Im Alter werden die verbrauchten seneszenten Zellen nicht mehr genügend vom Immunsystem beseitigt. Diese Zellen setzen jedoch Substanzen frei, die Entzündungsreaktionen fördern (*senescence-assosiated secretory phenotype*). Zu den dadurch ausgelösten Erkrankungen gehören Diabetes Typ 2, Krebserkrankungen und Nierenschwäche.

Telomere

Bei jeder Zellteilung verkürzen sich die Endstücke der Chromosomen, die sogenannten Telomere. Sie enthalten Wiederholungssequenzen des Erbmaterials DNA. Das Enzym Telomerase gleicht in der Zelle die Verkürzung der Enden durch Neusynthese von DNA wieder aus. Im Alter ist die Aktivität dieses Enzyms rückläufig. In den meisten bösartigen Krebsgeschwülsten (maligne Tumore) ist eine hohe Telomerase-Aktivität zu finden, was für ein hohes Wachstumspotenzial der Zellen notwendig zu sein scheint. In den umgebenden gesunden Geweben lässt sich viel weniger aktive Telomerase nachweisen.

Proteinschäden

In älteren Zellen entstehen vermehrt falsch synthetisierte und schadhafte Proteine, die ihre Funktion nicht ausüben können. Fehlerhafte Proteine können ihre normal gefaltete Struktur verlieren. Sie wirken wie ein Kristallisationskeim für andere Eiweiße und so entstehen große Aggregate von Proteinen. Es kann zu massiven Verklumpungen kommen, die in den Zellen Schäden verursachen und zum Zelltod führen können. Dies ist z. B. bei den neurodegenerativen Erkrankungen, wie Alzheimer und Parkinson, der Fall. Aber auch die Alterungsprozesse der Zellen können durch diese Aggregatbildung erklärt werden. Falten sich Proteine um, werden außerdem Bereiche nach außen gestülpt, die normalerweise verhüllt sind und zu gefährlichen Immunreaktionen führen können.

Mutationen

Es kommt im Genom zur Anreicherung von Mutationen, die auch wesentlich bei der Entstehung von Tumoren beteiligt sind. Eine Studie aus dem Jahr 2014 wies beispielsweise nach, dass bei 5 Prozent aller über 70jährigen Studienteilnehmer Mutationen in den Genen ihrer Blutzellen vorhanden waren, die eine Leukämie oder ein Lymphom auslösen können. Die wenigsten der Teilnehmer erkrankten jedoch aufgrund dieser Mutationen; nicht immer führen die im Alter häufigen Genfehler auch zu gesundheitlichen Folgen.

Hormone

Hormonelle Veränderungen wie die Abnahme der Konzentration von Sexualhormonen, Insulin oder Wachstumshormonen führen zur Einbuße von Muskelkraft und Knochendichte sowie zu Veränderungen des Stoffwechsels (Kap. 6). Beispielsweise werden in der Thymusdrüse nicht nur die Abwehrzellen trainiert, sondern auch Hormone produziert, die an der Prägung der Immunzellen beteiligt sind. Schon im Jugendalter beginnt jedoch die Drüse zu verkümmern und kleiner zu werden und die angehäuften Reserven der Immunzellen reichen im Alter nicht mehr aus.

Alterungsprozesse der Körperorgane

Alle Organe des Körpers sind von Alterungsprozessen betroffen, die mit dem Nachlassen der Organfunktionen einhergehen. Nicht immer wirken sich diese Prozesse unmittelbar auf die Leistungsfähigkeit des jeweiligen Organs aus. So hat der Körper zunächst Möglichkeiten, Veränderungen auszugleichen oder abzufangen, bevor sich der Alterungsprozess nach außen hin deutlich manifestiert. Herz und Lunge weisen auch im Alter zumeist eine große Funktionsreserve auf, da die Funktionen von Herz und Lunge normalerweise nicht leistungsbegrenzend sind. Dies ist eher die periphere Muskulatur, die im Alter vom Abbau der Muskelmasse begleitet ist.

Darüber hinaus wirkt sich auch die Lebensweise, vor allem regelmäßige Bewegung und der jeweilige Trainingszustand, auf die Funktionsfähigkeit der Organe aus.

Die altersbedingten körperlichen Veränderungen treffen in hohem Maße das Immunsystem, was als Immunoseneszenz bezeichnet wird. Davon abgesehen können weitere Organveränderungen im Alter dazu führen, dass Infektionen gehäuft auftreten oder einen schwereren Verlauf haben.

- **Herz und Gefäße**

Die bei älteren Menschen häufige Arteriosklerose, die „Verkalkung" der Blutgefäße, ist eine weit verbreitete Grunderkrankung, die u. a. zu einem Herzinfarkt führen kann. Neben der Einlagerung von Fetten, wie z. B. Cholesterin, kommt es in der Gefäßwand auch zu Änderungen in der Muskulatur, die den Gefäßen die richtige Spannung verleiht. Besonders strukturelle Schädigungen an den glatten Gefäßmuskelzellen sind eine wichtige Ursache für die Arteriosklerose. Die Auswirkungen auf das Herz bringen eine verminderte körperlicher Belastbarkeit mit, die bei Infektionen im Alter von großem Nachteil sein kann.

- **Lunge**

Auch die allgemeinen Lungenfunktionen nehmen bei fortschreitendem Alter stetig ab. Die Zahl der Lungenbläschen, der Alveolen, und die der kleinen Blutgefäße geht zurück, und die Menge an elastischen Fasern nimmt ab. Als Folge kann sich die Lunge nicht mehr so gut ausdehnen und zusammenziehen. Der Gasaustausch ist behindert und es kommt zur Abnahme der maximalen Ventilationsleistung. Darüber hinaus sind die Abwehrmechanismen der Lunge wie die mukoziliäre *Clearance* (Kap. 5) verschlechtert.

Die Gefahr einer Aspiration (Eindringen von Stoffen, z. B. durch Erbrechen, in die Luftröhre und den unteren Atemtrakt) ist aufgrund des abgeschwächten Hustenreflexes alter Menschen erhöht. Dies erleichtert die Entstehung von Infektionen und Lungenentzündungen.

- **Leber und Niere**

Die altersbedingten Veränderungen der Leber und der Nieren sind zwar für das Infektionsrisiko unwesentlich, sie müssen aber bei medikamentösen Behandlungen von Infektionen berücksichtigt werden.

Die Leber produziert nicht nur viele wichtige Eiweiße wie z. B. die Gerinnungsfaktoren sowie das C-reaktive Protein (CRP), das eine wichtige Rolle bei Entzündungen im Körper spielt. Die Leber bildet außerdem Enzyme, die zum Abbau von Medikamenten und giftigen Substanzen essentiell sind. Die Fähigkeit der Leber, gewisse Substanzen abzubauen, nimmt mit dem Älterwerden ab. So werden manche Arzneimittel bei älteren Personen nicht mehr so schnell inaktiviert wie bei Jüngeren. Daher muss die Dosierung von Arzneimitteln bei älteren Personen oft gesenkt werden.

Wasserlösliche Abbauprodukte der Medikamente werden von der Leber ins Blut abgegeben. Sie gelangen mit dem Blutstrom zu den Nieren und werden über den Urin aus dem Körper ausgeschieden. Mit voranschreitendem Alter verlieren die Nieren an Gewicht und die Nierenfunktion wird allmählich geringer. Schon nach dem 40. Lebensjahr nimmt bei den meisten Menschen die Rate ab, mit der die Nieren das Blut filtern. Damit sinkt die Fähigkeit der Nieren, Stoffwechselabbauprodukte und zahlreiche Medikamente zügig auszuscheiden.

Erschwerend kommt hinzu, dass Personen, die über 65 Jahre alt sind, im Durchschnitt fünfmal so viele Medikamente wie jüngere Menschen einnehmen. Die geringere Stoffwechselaktivität der Leber und die Funktionseinschränkung der Nieren müssen unbedingt bei der Gabe von Medikamenten beachtet werden.

Organschädigungen durch Corona- und Grippeviren

Die Organveränderungen im Alter können dazu führen, dass Infektionen, die diese Organe betreffen, schwerwiegender ausfallen. Auf der anderen Seite können auch Infektionskrankheiten und deren Therapie Körperorgane langfristig und hochgradig schädigen. Besonders Viren wie Influenzaviren und SARS-CoV-2-Viren sind dafür bekannt, dass sie sich des Öfteren nicht auf ihr primäres Zielorgan, die Atemwege, beschränken, sondern sich im ganzen Körper ausbreiten.

Insbesondere die Erreger von COVID-19 (Kap. 4) können Organe wie die Lunge, die Nieren, das Herz, das zentrale Nervensystem und die Gefäße angreifen und Spätfolgen hervorrufen. Obgleich sich die allermeisten Genesenen auch vollständig erholen, kann es in einigen Fällen zu bleibenden Organschäden kommen. Folgeschäden werden allerdings manchmal auch bei Menschen beobachtet, die nicht schwer an COVID-19 erkrankt waren.

Bei heftigen Verläufen der **COVID-19-Infektionen** (Kap. 4) treten öfters Lungenschädigungen als Komplikation auf und einige Erkrankte haben als Spätfolge eine verringerte Lungenfunktion. Die Folgen der Organschädigung können Atemstörungen, Atemnot und Reizhusten sein und die körperliche Leistungsfähigkeit nimmt ab.

Strittig ist, ob die Schädigungen der Lunge mehr durch die invasive Beatmung verursacht werden, direkt durch das SARS-CoV-2-Virus entstehen oder auch durch überschießende Reaktionen des Immunsystems verursacht werden.

Nach dem Atemtrakt können vor allem auch die Nieren von den Viren lädiert werden. So kommt es zu einer relativ hohen Rate an akuten Nierenversagen bei COVID-19-Infektionen. In den allermeisten Fällen erholt sich die Niere und kann ihre Funktion wieder aufnehmen. Es besteht auch die Möglichkeit, dass die Coronaviren oder – was wahrscheinlicher ist - die von der Infektion ausgelösten Immunreaktionen eine Schädigung des Herzens bewirken.

Die **Grippeerreger**, die Influenzaviren (Kap. 4), befallen ebenfalls gelegentlich wichtige Körperorgane. Auf häufigsten wird die Lunge geschädigt und Lungenentzündungen treten auf. Menschen mit chronischen Lungenleiden müssen nach einer Grippe mit einer Verschlimmerung ihrer Krankheit rechnen. Prinzipiell können Influenzaviren aber jedes Organ im menschlichen Körper angreifen und schädigen. So werden Übergriffe der Viren auf das Herz-Kreislauf-System, den Magen-Darmtrakt und das zentrale Nervensystem beobachtet.

Greift die Infektion auf das Herz über, entwickelt sich bisweilen eine Herzmuskelentzündung. Auch Herzrhythmusstörungen sowie eine Herzschwäche (Herzinsuffizienz) mit verminderter Pumpleistung können zu den Folgen einer Influenza gehören. Aufgrund der Herzschwäche kann es zu einem Lungenödem kommen, einer Ansammlung von Flüssigkeit in der Lunge.

Auch eine Entzündung des Gehirns (Enzephalitis) oder eine Hirnhautentzündung (Meningitis) kann als Folge einer Influenza auftreten. Grippeinfektionen stehen zudem im Verdacht, neurologische Erkrankungen wie die Alzheimer-Krankheit und Depressionen zu fördern, wenn nicht sogar auszulösen.

Die Skelettmuskulatur kann ebenfalls bei einer Grippeinfektion geschädigt werden. Die möglichen Auswirkungen sind eine Entzündung (Myositis) oder ein Zerfall der Muskelfasern (Rhabdomyolyse).

Kap. 2 Infektionen

Vor dem Ausbruch der Coronavirus-Infektion COVID-19 in Europa war hierzulande nur wenigen Menschen bewusst, dass Infektionskrankheiten die
größte Bedrohung der menschlichen Gesundheit darstellen. Genau dies be-
legten allerdings die Statistiken der Weltgesundheitsorganisation WHO
schon seit Jahren. Allein fünf der **häufigsten Todesursachen** weltweit beruhen immer noch auf Infektionserkrankungen:

- Infektionen der Atemwege, z. B. Influenza und COVID-19
- Durchfallerkrankungen, hervorgerufen durch mit Keimen verunreinigte Lebensmittel oder verseuchtes Wasser
- die Immunschwächekrankheit AIDS (*Acquired Immune Deficiency Syndrome*)
- Tuberkulose (früher Schwindsucht genannt, kurz Tb oder Tbc)
- Infektionen von Neugeborenen

An der Erkrankung AIDS, die auf der Infektion mit Humanen Immundefizi-
enz-Viren (HIV) beruht, sowie an Tuberkulose und Malaria sterben jedes
Jahr fast fünf Millionen Menschen. Weltweit starben 2019 etwa 2 Millionen
Neugeborene an Infektionen und 1,5 Millionen an Durchfallerkrankungen.

Im Jahr 2020 gab es weltweit 1,8 Millionen Tote, die den Coronaviren
(COVID-19) zugerechnet werden, und jedes Jahr sterben nach Schätzungen
eines internationalen Forschernetzwerks zwischen 300.000 und 650.000
Menschen infolge einer Influenza-Infektion.

Diese erschreckend hohen Zahlen relativieren sich allerdings, wenn die mo-
mentan (2020) aktuelle Gesamtweltbevölkerung von 7,8 Milliarden zugrunde gelegt wird. Dann entsprechen 1,8 Millionen Corona-Tote gerade
einmal 0,023 Prozent der Weltbevölkerung. Da auf der Erde insgesamt jährlich ca. 50 bis 60 Mio. Menschen sterben, ist der Anteil der Menschen, die
2020 an oder mit den Coronaviren gestorben sind, etwa 3 Prozent groß.

Auch in Deutschland und anderen westlichen Ländern sind viele Infektionskrankheiten in keiner Weise überwunden, selbst wenn einige nach der Entdeckung der Antibiotika ihren Schrecken verloren haben. In Deutschland sterben laut Statistischem Bundesamt jährlich ca. 22.000 Menschen allein an Lungenentzündungen.

Infektionen, die im Krankenhaus erworben werden (nosokomiale Infektionen), sind besonders gefährlich, da sie oft von multiresistenten Erregern (Kap. 9) hervorgerufen werden. Diese Krankenhaus-Infektionen kosten in Deutschland wahrscheinlich bis zu 20.000 Menschen das Leben, wie das Bundesministerium für Bildung und Forschung angibt.

In den letzten Jahrzehnten, seit dem Siegeszug der Antibiotika, wurden Infektionskrankheiten als behandelbar und vernachlässigbar angesehen. Jedoch wird die Therapie mit Antibiotika aufgrund der Bildung von Resistenzen immer schwieriger und neue Bedrohungen wie die Erreger der COVID-19-Infektion tauchen auf. Besser ist es, wenn es gar nicht erst zu einer Infektionserkrankung kommt. Der **Prävention** von Infektionen kommt sowohl bei jungen Menschen, aber besonders bei Senioren eine immer größere Rolle zu.

In großen Teilen der Bevölkerung ist das Wissen nicht vorhanden, wie es zu Infektionen kommt, welche Erreger es gibt, wie die Ansteckungswege verlaufen, welche Lebensmittel ein hohes Infektionsrisiko darstellen und wie man sich durch hygienische Maßnahmen schützen kann. Hierzu müssen verstärkt Kenntnisse vermittelt werden.

Was ist eine Infektion?

Was ist eigentlich eine Infektion? Unter einer Infektion versteht man das Eindringen von krankheitserregenden Mikroorganismen in den Körper, die Ansiedlung und die Vermehrung der Keime, die zu nachfolgenden Abwehrreaktionen des Körpers führen.

Eine Infektion muss nicht immer eine Erkrankung nach sich ziehen; sie kann symptomlos (asymptomatisch) verlaufen. Erst wenn körperliche Veränderungen sowie fühlbare Beschwerden auftreten, liegt eine Infektionskrankheit vor.

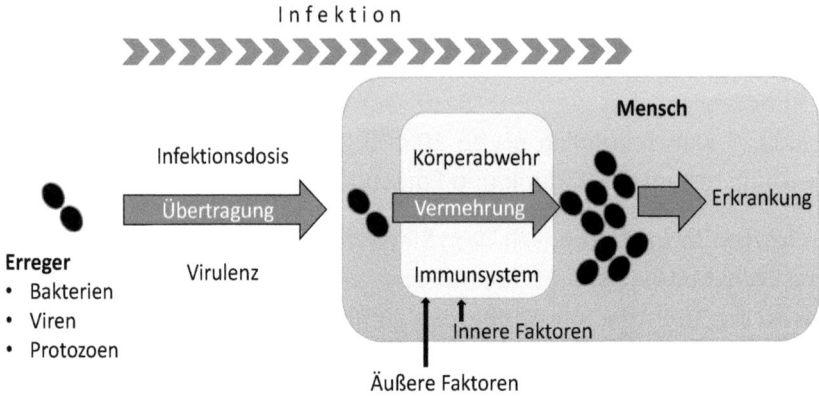

Abb. 1 Grundsätzlicher Verlauf einer Infektion

Das **Infektions-Schutz-Gesetz** (IfSG) definiert eine Infektion als „die Aufnahme eines Krankheitserregers und seine nachfolgende Entwicklung oder Vermehrung im menschlichen Organismus". Bei dem Coronavirus SARS-CoV-2 wird mit einem molekularbiologischen Test festgestellt, ob wahrscheinlich eine Infektion vorliegt. Zur Analyse der Probe wird das Verfahren der Polymerase-Kettenreaktion (PCR) eingesetzt. Damit kann ein Teil des Erbmaterials der Viren im Labor so stark vervielfältigt werden, dass es als ein virusspezifisches Molekül nachgewiesen werden kann, auch wenn die Viren in der Probe nur in geringen Mengen vorliegen.

Allerdings kann solch ein Test nur die Anwesenheit des viralen Erbmaterials oder von Bruchstücken aufzeigen. Er kann nicht direkt nachweisen, dass die Vermehrung oder Entwicklung des Virus stattfindet, eigentlich nach der Definition des IfSG die notwendige Voraussetzung zum Nachweis einer Infektion.

Ein wichtiges Kennzeichen von Infektionen ist die **Ansteckungsfähigkeit**. Dies bezeichnet den Zustand des infizierten Menschen, bei dem Erreger aktiv oder passiv nach außen gestreut werden. Die Ansteckungsfähigkeit ist typischerweise von Infektion zu Infektion sehr unterschiedlich. Sie kann gering oder hoch sein, ist abhängig von der Körperregion, in der sich die Mikroorganismen vermehren, und zeitweilig unabhängig davon, ob Krankheitssymptome vorliegen.

Krankheitsauslösende Mikroorganismen sind **pathogen**, d. h. sie haben grundsätzlich die Fähigkeit, den Organismus, in den sie eindringen, zu schädigen. Nur einige der auf der Erde vorhandenen Mikroorganismen besitzen diese Fähigkeit. Sie können in den Körper des Menschen (oder anderer Lebewesen) eindringen, sich dort **lokal**, d. h. an einem bestimmten Ort, oder **systemisch**, also im gesamten Körpersystem, vermehren und den Körper schädigen.

Die allermeisten Mikroorganismen können uns nicht krankmachen, da dazu genetisch verankerte Programme (Gene) gehören, die nicht in ihrem Erbgut enthalten sind. Diese Gene der Pathogenen beinhalten die Informationen zur Bildung sogenannter **Virulenzfaktoren**. Dies sind meist Proteine, die dem Erreger die Fähigkeiten verleihen, sich in Geweben des Wirts zu vermehren und im Körper auszubreiten. Einige der Proteine richten sich speziell gegen Komponenten des Immunsystems. Das Zusammenspiel der Virulenzfaktoren macht die Stärke der krankmachenden Wirkung aus, die Virulenz des Erregers.

Die Aufnahme geringer Mengen an Erregern in den Körper, beispielsweise über das Essen, muss nicht zur Ausbildung sichtbarer Krankheitszeichen führen. Erst eine gewisse Anzahl führt zur Infektion und zur Erkrankung. Die Anzahl an Keimen, die mindestens notwendig ist, um nach Aufnahme eine bestimmte Infektion auszulösen, wird minimale **Infektionsdosis** genannt. Diese Dosis schwankt von Erreger zu Erreger und hängt außerdem von Faktoren des Wirts ab, wie z. B. dem abtötenden Einfluss der Magensäure auf Keime in der Nahrung.

Damit eine Infektionskrankheit im Körper entsteht, müssen die Erreger die Abwehrbollwerke durchbrechen, insbesondere das zweigleisige Immunsystem (Kap. 5). Das Abwehrsystem wird von zahlreichen inneren Faktoren wie z. B. Hormonen reguliert und kann beispielsweise durch Lebensweise (Kap. 8) und Ernährung (Kap. 10) beeinflusst werden.

Epidemien und Pandemien

Das Auftreten von Infektionen durch bestimmte Erreger kann zu **Epidemien** führen, die oft auch Seuchen genannt werden. Von einer Epidemie spricht man, wenn eine Infektionskrankheit in einer Region zu einer bestimmten Zeit gehäuft ausbricht, das weltweite Auftreten wird als **Pandemie** bezeichnet. Diese Ereignisse geschehen, wenn die Erreger schnell von Mensch zu Mensch übergehen können.

Weltweit epidemisch oder pandemisch auftretende Krankheiten waren oder sind Cholera, Typhus, Pest, Kinderlähmung sowie die Grippe (Influenza). In jüngster Zeit haben die Coronaviren SARS-CoV-2 zu einer weltweiten Ausbreitung geführt.

Epidemien entstehen zumeist aus zwei Gründen. Neue, dem menschlichen Körper unbekannte Infektionserreger tauchen auf, z. B. wenn Bakterien oder Viren den Wirt wechseln und von einem Tier, dass sie normalerweise besiedeln, auf den Menschen überspringen.

Mutationen, also Veränderungen der genetischen Informationen der Mikroorganismen, sind dazu zwangsläufig notwendig, da die Erreger im neuen Wirt mit anderen zellulären Eigenschaften und Abwehrfaktoren konfrontiert werden. Die veränderten Erreger müssen nicht nur an den neuen Wirt z. B. den Menschen gut angepasst sein, sie müssen auch leicht auf neue Individuen überspringen und sie infizieren können.

Im zweiten Fall haben sich die Krankheitserreger in ihren Oberflächenmerkmalen geändert, wie das Jahr für Jahr bei den Grippeviren der Fall ist. Schon kleine Veränderungen im Erbmaterial können bewirken, dass die Erreger vom Abwehrsystem des Körpers, z. B. von den Antikörpern, nicht

mehr richtig erkannt werden. Die Immunabwehr gegen solche Krankheitserreger fällt nur schwach aus, sodass es zu einer Erkrankung kommt, obgleich eine Infektion durch diese Viren schon einmal stattgefunden hat.

Fast jährlich treten in den Wintermonaten in Deutschland **Grippe-Epide-
mien** auf. Sie entstehen, da sich die Influenzaviren des Menschen in seinen
Erkennungsmerkmalen ständig verändern. Bei den alljährlich auftretenden
Influenza-Epidemien können sich bis zu 20 Prozent der Bevölkerung mit
Grippeviren infizieren.

Diese Ereignisse sind fast immer mit einem deutlichen Anstieg an Todesfällen verbunden. Jährlich werden in Deutschland ca. 7.000 bis 15.000 Sterbefälle auf Influenza oder ihre Komplikationen zurückgeführt. Dies sind
etwa doppelt so viele wie die Personen, die bei uns im Straßenverkehr tödlich verunglücken. Es gibt außerdem in einige Tieren wie den Vögeln und
den Schweinen Influenzaviren, denen gelegentlich der Übertritt in eine
neue Spezies, den Menschen, gelingt. Dabei kann ein besonders gefährli-
ches Erkrankungspotenzial entstehen.

Viele Infektionskrankheiten wie Cholera, Typhus, Pest oder Kinderlähmung, die früher zu Epidemien und Pandemien geführt haben, haben jedoch bei uns ihren Schrecken verloren. Dazu war es wichtig, die Auslöser
der Infektionen, die Mikroorganismen, kennen zu lernen und wirkungsvolle
Abwehrmaßnahmen zu etablieren. Generell können vier biologische Gruppen der Mikroorganismen unterschieden werden, die eine großer Bedeutung für die menschliche Gesundheit haben.

Bakterien und Viren spielen eine herausragende Rolle als Verursacher von
Infektionskrankheiten (Kap. 3). Daneben können auch Pilze und Protozoen
(tierische Einzeller) Auslöser solcher Erkrankungen sein. Infektionen durch
Pilze werden fast nur bei Menschen mit stark eingeschränktem Immunsystem beobachtet. Protozoen werden in tropischen und warmen Ländern oft
durch Insektenbisse oder -stiche übertragen. Hierzulande können einige
pathogene Protozoen über Nahrungsmittel und Trinkwasser auf den Menschen gelangen und ihn krank machen.

Vor allem drei Prozesse haben in der Neuzeit zu einem Sieg über die klassischen Infektionskrankheiten geführt:

- Gute Hygiene bei Trinkwasser und Lebensmitteln, sowie in anderen Bereichen
- Impfungen zur Aktivierung des Immunsystems
- Antibiotika zur Bekämpfung von bakteriellen Erregern

In Ländern mit schlechten hygienischen Verhältnissen und eingeschränktem Zugang zu sauberem Trinkwasser fordern Infektionen des Magen-Darm-Traktes immer noch zahlreiche Menschenleben. Darüber hinaus sind einige Tropenkrankheiten wie z. B. Malaria auch heutzutage noch weit verbreitet, für die Insekten als Überträger und Protozoen als Krankheitserreger verantwortlich sind.

In der heutigen Zeit sind viele früher gefürchtete Infektionskrankheiten zumindest in den Industriestaaten gebannt oder wie im Falle der Pockenviren sogar ausgelöscht. Die erfolgreiche Ausrottung der Pocken durch weitreichende Impfungen wurde am 8.5.1980 durch die Weltgesundheitsorganisation WHO verkündet. Dies führte zu Voraussagen einiger Infektionsforscher, dass mit der Ausrottung weiterer Seuchen und letztlich mit dem Ende der Infektionskrankheiten insgesamt zu rechnen sei.

Weit gefehlt! Die **Ausrottung der Pocken** war eher nur ein besonderer Glücksfall, der auf günstige Umstände beruhte. Denn das Pockenvirus tritt im Gegensatz zu zahlreichen anderen Krankheitserregern ausschließlich bei Menschen auf. Die Erkrankung hinterlässt einen lebenslangen Schutz, die sogenannte Immunität, und auch die Impfung ist hochwirksam. All dies ist bei vielen anderen Erregern nicht der Fall.

Infektionskrankheiten müssen auch in Zukunft sehr ernst genommen werden. In Zeiten von Globalisierung und Massentourismus wächst beispielsweise die Gefahr der Einschleppung von gefährlichen Krankheitserregern durch Geschäftsreisende und Touristen.

Die **Coronaviren-Pandemie** im Jahr 2020 zeigt, dass sich Erreger jederzeit so stark verändern können, dass die Bevölkerung keinen Immunschutz besitzt und dass innerhalb weniger Tage die Erreger per Flugzeug in die gesamte Welt reisen können.

Grundsätzlich sind Krankheitserreger, besonders Viren und Bakterien, in ihrer genetischen Ausstattung und in ihren Eigenschaften höchst flexibel. Die Evolution zwingt sie, sich ständig zu verändern und an neue Umweltbedingungen anzupassen. So werden auch in Zukunft ständig neue Erreger auftreten, die uns und unser Immunsystem herausfordern werden.

Es gibt nur Etappensiege, die Mikroorganismen lassen sich wohl nie vollständig und endgültig bezwingen. Schon **Louis Pasteur**, der große französische Pionier der Mikrobiologie prophezeite: „Die Mikroorganismen werden immer das letzte Wort haben."

Eintrittspforten und Übertragungswege

Den Krankheitserregern stehen unterschiedliche Wege offen, von den Erregerreservoiren, in denen sie sich vor der Infektion befinden, in den menschlichen Körper zu gelangen. Je nach der Herkunft der Erreger wird zwischen endogener und exogener Infektion unterschieden.

Bei einer **endogenen Infektion** stammen die Mikroorganismen aus der körpereigenen Bakterienflora und nutzen eine Schwächung des Immunsystems aus. Solche Keime, Opportunisten genannt, können eine Person mit intakter Immunabwehr nicht behelligen. Jedoch bei Versagen oder einer eklatanten Schwäche des Immunsystems rufen sie eine Entzündung oder andere Erkrankung hervor.

Bei einer **exogenen Infektion** kommen die Krankheitserreger aus der Umwelt, von anderen Menschen, von Tieren oder von kontaminierten Gegenständen, auf denen sich krankheitserregende Keime aufhalten. Es handelt sich zumeist, aber nicht immer, um obligate, also zwingend krankmachende Krankheitserreger, die auch Menschen mit intaktem Immunsystem erfolgreich infizieren können.

Wie ansteckend ein Erreger ist, hängt von dem Weg bzw. dem Mechanismus der Übertragung ab. Die pathogenen Keime gelangen über bestimmte
Stellen in das Innere des Körpers, die Eintrittsorte der Keime (Abb. 2). Diese
sogenannten **Eintrittspforten** gehören entweder zu den Schleimhäuten
des Körpers oder sind Störungen der intakten Hautstruktur. Von den Eintrittspforten aus erreichen die Erreger leicht weitere Gewebe oder Organe
des Körpers.

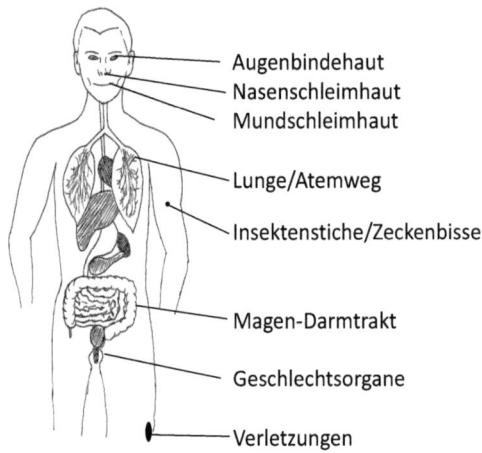

Augenbindehaut
Nasenschleimhaut
Mundschleimhaut

Lunge/Atemweg

Insektenstiche/Zeckenbisse

Magen-Darmtrakt

Geschlechtsorgane

Verletzungen

Abb. 2 Eintrittspforten in den Körper für Infektionserreger

Pathogene Erreger von Durchfallerkrankungen können über den Darm in
den Organismus eindringen. Der gesamte Verdauungtrakt, vom Mund bis
zum Dickdarm, wird als eine Körperhöhle betrachtet, die nicht zum „eigentlichen" Körper gehört. Der Trakt stellt wie die Atemwege eigentlich Außenwelt dar und ist von Keimen der Umwelt leicht zu erreichen.

Einigen Pathogenen wie z. B. Cholerabakterien reicht es, in den Darm einzudringen; sie bilden dort Toxine, also Gifte, die das Darmgewebe schädigen und heftigen Durchfall verursachen. Andere Bakterien dringen in die
Darmzellen ein und bewegen sich von dort weiter, teils aktiv, teil passiv

z. B. innerhalb von im Körper zirkulierenden Immunzellen. Eintrittsstellen für viele Erreger sind außerdem die Atemwege, Geschlechtsorgane, Wunden in Haut und Schleimhäuten sowie Stiche und Bisse von Tieren. Aufgrund der Eintrittspforten der Keime, ihren Zielgeweben und der Art und Weise, wie sie an den Körper herankommen, besitzen Krankheitserreger unterschiedliche Übertragungswege:

1. Direkte Kontaktinfektion
Bei der direkten Kontaktinfektion werden die Erreger durch Körperberührung, wie z. B. beim Händeschütteln, übertragen. Durch Handschuhe, Händewaschen oder Handdesinfektion kann das Risiko der Erregerübertragung reduziert werden (Kap. 11). Lippenherpes entsteht beispielsweise bei direktem Kontakt mit Herpes simplex-Viren. Eintrittspforten sind hier in der Regel kleine Verletzungen in der Haut oder in der Schleimhaut.

Durch direkten Kontakt können zahlreiche Erreger übertragen werden, auch wenn dieser Weg oft nicht die größte Bedeutung hat und andere Infektionswege vorwiegen. Bei der Übertragung von Krankheitserregern über ein Transportmittel wie ein Lebensmittel, Wasser oder über kontaminierte Gegenstände spricht man von einer indirekten Infektion.

2. Schmierinfektion, fäkal-orale Übertragung
Eine Schmierinfektion ist eine indirekte Kontaktinfektion. Sie kann erfolgen, wenn ein Gegenstand angefasst wird, der mit infektiösem Material verunreinigt ist. Anschließend gelangen die Erreger über Eintrittspforten meist der Schleimhäute in den Körper. Schmierinfektionen geschehen häufig über den fäkal-oralen Weg, wenn fäkal, d. h. mit dem Darminhalt ausgeschiedene Erreger, oral, d. h. mit dem Mund, aufgenommen werden. Die Aufnahme erfolgt oft beim Nahrungsverzehr.

Neben Kot können andere Körperflüssigkeiten, wie der keimreiche Eiter infizierter Wunden, zu einer Schmierinfektion führen. Viele Bakterien wie Salmonellen und einige Viren wie Polio- und Hepatitis-A-Viren sind in der Lage, diesen Infektionsweg einzuschlagen. Dazu müssen die Erreger relativ robust sein, um längere Zeit außerhalb des Körpers überleben zu können.

3. Tröpfchen- und Aerosolinfektion (aerogene Übertragung)

Über Flüssigkeitspartikel in der Luft werden die Bakterien und Viren übertragen, die die Atmungsorgane wie die Lunge infizieren. Corona-, Grippe- und Erkältungsviren sind Beispiele für Erreger, die über kleine Flüssigkeitstropfen übertragen werden. Je nach Größe unterscheidet man zwischen **Tröpfchen** (größer als 5 µm = 5/1000 mm) und **Aerosolen** (luftgetragene Flüssigkeitspartikel, kleiner als 5 µm).

Krankheiten wie Windpocken oder Masern sind Infektionen, die durch Aerosole sogar über eine große Entfernung luftgetragen verbreitet werden. Nicht nur Viren werden durch Flüssigkeitspartikel übertragen. Die bakterielle Erkrankungen Tuberkulose und Keuchhusten werden durch keimhaltige Hustentröpfchen in der Luft verbreitet. Fast alle Erreger im Luftraum sind dort empfindlich gegenüber Austrocknung und UV-Strahlung und nach einiger Zeit nicht mehr infektionsfähig. Dies ist von der Temperatur und der Luftfeuchtigkeit abhängig, im Sommer ist das Infektionsrisiko deshalb im Allgemeinen geringer.

4. Übertragung durch Blut und andere Körperflüssigkeiten

Zahlreiche Keime wie die AIDS verursachenden Viren, sowie Hepatitis-B- und -C-Viren befinden sich im Blut oder in Blutzellen und sterben in anderen Medien schnell ab. Sie werden deshalb über die Körperflüssigkeiten als Überträgermedium direkt von Mensch zu Mensch übertragen. Solche Körperflüssigkeiten können je nach Erreger Blut, Sperma, Speichel, Schweiß oder Muttermilch sein. Sollte die Aufnahme dieser Sekrete zu einer Infektion führen, müssen die Krankheitserreger in genügend hoher Konzentration in den jeweiligen Flüssigkeiten vorhanden sein.

Die Eintrittspforten für die Mikroben sind meist kleine Wunden oder kaum sichtbare Einrisse der Schleimhäute.

5. Übertragung durch Zecken, Insekten und andere Tiere

Viele Krankheitserreger gelangen mit Hilfe von Tieren in den Körper des Menschen; die Tiere dienen als **Vektoren** (Träger). Verschiedene Insekten und Zecken durchstechen oder durchbohren die menschliche Haut, um

Blut zu saugen, wobei Keime ins Blutsystem gelangen können. In Deutschland werden beispielsweise durch Stiche bzw. Bisse von Zecken Krankheiten wie FSME und Borreliose übertragen.

Die Erreger zahlreicher wichtiger Tropenkrankheiten werden durch Insekten übertragen. So wird Malaria durch die Anopheles-Mücke, die Protozoenkrankheit Leishmaniose durch Sandmücken, die Schlafkrankheit durch Tsetse-Fliegen und die Chagas-Krankeit durch Wanzen verbreitet. Das Zikavirus, das bei einer Infektion von Schwangeren auf das Kind übergehen und dieses schwer schädigen kann, wird hauptsächlich durch den Stich infizierter Stechmücken übertragen. Darüber hinaus können Tollwutviren zum Menschen gelangen, wenn sie von tollwutinfizierten Säugetieren gebissen werden.

Eine große Anzahl der in Deutschland auftretenden Infektionskrankheiten wird durch **Lebensmittel** übertragen. Als Auslöser spielen Viren wie Noro- und Rotaviren, Bakterien wie Campylobacter, Salmonellen und Listerien sowie einige Protozoen wie *Giardien* (*Lamblien*) und Kryptosporidien eine Rolle. Die Lebensmittelinfektionen führen zum großen Teil zu Durchfallerkrankungen.

Einige der über den Darmtrakt in den Körper eindringenden Bakterien und Viren können allerdings den Darmbereich verlassen und im restlichen Körper sich ansiedeln und zu sehr schwerwiegenden systemischen Erkrankungen wie die Listeriose oder Hepatitis führen. Hier können vor allem Verbesserungen der Küchen- und Lebensmittelhygiene ein wirksamer Infektionsschutz sein (Kap. 11).

Tiere und Zoonosen

Tiere spielen bei Infektionen nicht nur als Vektoren für zahlreiche Krankheitserreger eine große Rolle, sondern auch als sogenannte **Reservoire**. Darunter versteht man Tiere, bei denen sich die für Menschen gefährlichen Mikroorganismen vermehren können, oftmals im Darmtrakt und oft, ohne diese selber krank zu machen.

Natürlich ist nicht nur der Darm von Menschen von unzähligen Mikrobenarten dicht besiedelt. Dies ist auch für Säugetiere, Vögel, Reptilien und alle anderen Tiere, die einen Verdauungstrakt besitzen, der Fall. Einige der Bakterien sind nur bei einigen oder sogar einer einzigen Tierart zu finden, andere wie z. B. die Salmonellen und die bekannten *E. coli*-Bakterien finden sich fast überall. Gerade Keime, die sich im Laufe der Evolution an die Bedingungen von Säugetieren und Vögeln, wie z. B. die hohe konstante Körpertemperatur, angepasst haben, können eventuell beim Übergang auf den Menschen diesen schädigen.

Nicht nur viele Bakterien können leicht ihre Wirtsspezies austauschen, auch zahlreiche Viren sind dafür bekannt. Die Coronaviren, die COVID-19 verursachen, haben wahrscheinlich ihren Ursprung in Wildtieren wie z. B. Fledermäusen. Einige Wissenschaftler gehen davon aus, dass **SARS-CoV-2** von einer Fledermaus wie der Hufeisennase über ein weiteres Tier als Zwischenwirt auf den Menschen übertragen wurde. Molekularbiologische Untersuchungen zeigen, dass die neuartigen Coronaviren eng verwandt mit Viren sind, die in Fledermäusen vorkommen; die DNA-Sequenzen der Virusgenome stimmen zum großen Teil überein.

Beim Verzehr von **Fleisch** und Fleischprodukten ist folglich immer Vorsicht geboten. Zahlreiche durch Lebensmittel verursachte Infektionen stammen von Erregern, die in oder an unseren Nutztieren leben. In der Regel geraten die gefährlichen Keime auf das Fleisch, wenn es beim oder nach dem Schlachten mit Darminhalten verunreinigt (kontaminiert) wird. Aber auch pflanzliche Lebensmittel können mit Darmbakterien bzw. Fäkalkeimen kontaminiert sein.

Bei der Bearbeitung in den Betrieben oder schon auf dem Feld, z. B. bei der Düngung mit Gülle, können die Keime die Pflanzen verunreinigen und sogar besiedeln.

Infektionskrankheiten, die von einem Tier auf den Menschen übertragen werden, sei es über den Verzehr von Lebensmitteln, über Vektoren oder durch direkten Kontakt im Streichelzoo, werden **Zoonosen** genannt. Durchaus ist auch der umgekehrte Weg möglich, vom Menschen auf das Tier.

Zu den bekannten Zoonosen zählen Tollwut, Borreliose, Salmonellose und Malaria. *Campylobacter* ist ein bei Nutztieren häufig vorhandenes Bakterium, das oft auf den Menschen übertragen wird und dort Erkrankungen hervorruft. Influenzaviren, die Grippeerreger, sind dafür bekannt, dass sie in Tierpopulationen zirkulieren und nach einer Anpassungsphase (Adaptation) auf den Menschen übergehen können. Die Bezeichnungen Vogelgrippe und Schweinegrippe verraten die Reservoire dieser Viren.

Die **Pest** ist eigentlich eine Infektionskrankheit bei Tieren. Der Erreger *Yersinia pestis* befällt Nagetiere wie Mäuse und Ratten sowie andere Säugetiere. Eher in Ausnahmefällen wird der Pesterreger auf den Menschen übertragen. In der Regel sind es dann Flöhe als Vektoren, die die gefährlichen Bakterien in die Blutbahn des Menschen übertragen. Das Bakterium kann allerdings bei engem Kontakt der Menschen auch über Tröpfchen in der Luft weitergegeben werden; so kann schnell eine Epidemie ausbrechen. Die Pesterreger sind an ihren eigentlichen Wirt, die Nager, angepasst. Sie schädigen ihn nicht so stark, dass er stirbt, denn in einem toten Körper sind sie auch zum Untergang verurteilt. In anderen Tieren oder dem Menschen greifen diese Anpassungsmechanismen nicht.

Die Infektion durch die Pesterreger hatte in den Zeiten, als Antibiotika noch nicht bekannt waren, meist einen tödlichen Ausgang. Pestepidemien haben Millionen Menschen dahingerafft und große Bevölkerungsteile ausgelöscht. Während der Epidemien starben aber nicht alle Betroffenen, einige wurden gar nicht krank, was wahrscheinlich in ihrer Genausstattung begründet war.

Folgte einige Jahre später eine zweite Infektionswelle, wurden viele Menschen nicht mehr krank, sie waren immun, ihr Immunsystem hatte sich auf die Erreger eingestellt.

Krankheitserreger, Meldepflicht und Dunkelziffer

Die Vermeidung von Infektionen ist besser, als darauf zu vertrauen, dass der Körper mit seiner Immunabwehr es schon hinbekommt, die Krankheitserreger erfolgreich zu bekämpfen. Durch Maßnahmen hygienischer Art kann das Risiko gesenkt werden, sich überhaupt zu infizieren. Hierzu ist es wichtig zu wissen, welche Krankheitserreger hierzulande verbreitet sind, da sich diese beispielsweise durch die Art der Übertragung auf den Menschen unterscheiden. Es stellt sich die Frage, welche Erreger bzw. Infektionskrankheiten bei uns in der heutigen Zeit eine dominierende Rolle spielen.

In Deutschland sind akute, insbesondere ansteckende Infektionen **meldepflichtig**. Das Infektions-Schutzgesetz legt fest, dass Meldungen über Infektionskrankheiten und Krankheitserreger vom Robert Koch-Institut erfasst werden, der zentralen Einrichtung auf dem Gebiet der Krankheitsüberwachung und -prävention. Wesentlich dafür ist eine Meldepflicht der Labore für den mikrobiologischen oder molekulargenetischen Nachweis von insgesamt fast 50 verschiedenen Krankheitserregern. Darüber hinaus müssen einige eher seltene Infektionskrankheiten wie Masern, Pest und Typhus vom behandelnden Arzt gemeldet werde, dies sogar schon beim Verdacht. Die Meldepflicht dient zur Überwachung der Infektionskrankheiten, um das Auftreten von Infektionsgefahren zu erkennen und ihre Ausbreitung einzudämmen.

Von den Erregern, die gemeldet werden müssen, sind einige Jahr für Jahr sehr selten oder werden gar nicht nachgewiesen; sie stellen deshalb keine große Gefahr dar. So wurden im Jahr 2018 in Deutschland weder Erreger der Tollwut noch Cholera-verursachende Bakterien nachgewiesen.

Andere Infektionserreger sind sehr häufig und deshalb von großem öffentlichen Interesse. Jährlich werden circa 200.000 Erkrankungsfälle gemeldet, die mutmaßlich über Lebensmittel übertragen worden sind. Die dem **Robert Koch-Institut** von den Gesundheitsämtern gemeldeten Zahlen sind für viele Erkrankungen nur die Spitze des Eisbergs.

Denn zahlreiche Erkrankte lassen sich gar nicht in medizinischen Einrichtungen behandeln, besonders wenn die Infektion weniger schwer ausfällt. Auch befassen sich die behandelnden Ärzte oft nur mit der Symptomatik der Erkrankung. Sie lassen keine Diagnostik der vorliegenden Krankheitserreger im Labor durchführen, sodass die beteiligten Erreger nicht erkannt werden. Deshalb rechnen Experten mit einer hohen **Dunkelziffer**, bei bakteriellen Erkrankungen ist die wirkliche Zahl der Fälle wahrscheinlich um das Zehnfache höher als die der gemeldeten.

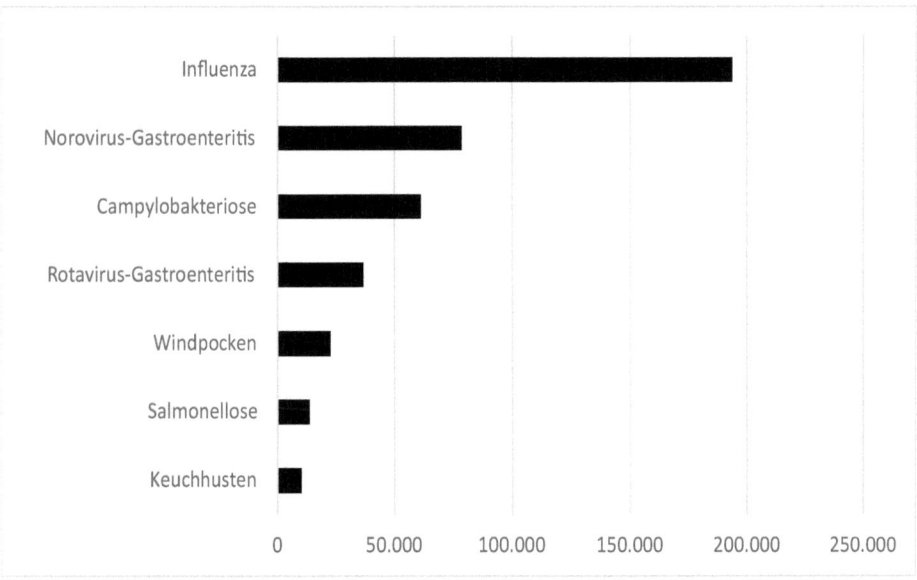

Abb. 3 Anzahl meldepflichtiger Einzelerkrankungen (Infektionskrankheiten) in Deutschland, 2019, RKI

Abb. 3 zeigt, welche Infektionskrankheiten, die dem Robert Koch-Institut gemeldet wurden, vor dem Ausbruch der COVID-19-Pandemie die häufigsten waren. Die Daten beziehen sich auf das Jahr 2019, ändern sich aber zumindest in der Größenordnung von Jahr zu Jahr wenig.

Die **Grippe** oder Influenza (Kap. 4) führt mit ca. 194.000 gemeldeten Fällen diese Statistik an. Die Zahlen beschreiben aber nach einer starken Grippesaison im Vorjahr mit über 270.000 Erkrankten einen eher moderaten Verlauf im Jahr 2019.

Tabelle 1 Die in Deutschland häufigsten Erreger und Infektionskrankheiten, RKI 2019

Erreger	Krankheit	Gemeldete Fallzahlen	Übertragung
Influenzaviren	Grippe	193.897	Tröpfchen in der Luft, belastete Gegenstände oder Hände
Noroviren	Gastroenteritis	78.665	Tröpfchen in der Luft, Lebensmittel, Wasser, belastete Gegenstände/Hände
Campylobacter-Bakterien	Campylobakteriose - Gastroenteritis	61.526	Lebensmittel, Wasser
Rotaviren	Gastroenteritis	36.874	belastete Gegenstände oder Hände, Lebensmittel, Wasser
Varizella-Zoster-Viren	Windpocken	22.676	Tröpfchen in der Luft
Salmonella-Bakterien	Salmonellose - Gastroenteritis	13.690	Lebensmittel, Wasser
Bordetella pertussis-Bakterien	Keuchhusten	10.302	Tröpfchen in der Luft

Es folgen Durchfallerkrankungen wie die von **Noroviren** hervorgerufene Gastroenteritis (Magen-Darmentzündung), die zweithäufigste Infektionskrankheit. Noroviren zeichnen sich durch eine leichte Übertragbarkeit aus. Die Viren werden von Erkrankten massenhaft mit dem Stuhl und dem

Erbrochenen ausgeschieden. In kleinsten Spuren von Stuhlresten oder Erbrochenem können sie über die Hände weitergegeben werden und leicht in den Mund gelangen. Sehr ansteckend sind auch kleine Tröpfchen von Sekreten in der Luft, die während des Erbrechens entstehen. Nahrungsmittel können ebenfalls mit Noroviren belastet sein und zur Infektion führen.

An dritter Stelle der gemeldeten Erkrankungen steht eine Durchfallerkrankung, die **Campylobakteriose**, die eigentlich nur über Essen oder Trinken übertragen wird. Trotz ihrer weiten Verbreitung und hohen Fallzahlen Jahr für Jahr ist sie erstaunlicherweise nur wenigen Leuten bekannt. Im Gegensatz zu Salmonellen, die ein Großteil der Bevölkerung als Verursacher von Lebensmittelinfektionen kennt, sind nur etwa jedem fünften Verbraucher Campylobacter-Keime ein Begriff. Dies dürfte mehrere Gründe haben. Die die Infektionen auslösenden Bakterien waren noch vor wenigen Jahrzehnten so gut wie unbekannt, da sie im Labor schwer zu züchten waren.

Außerdem waren die Bakterien eventuell früher weniger verbreitet und haben erst durch geänderte Gewohnheiten der Lebensmittelherstellung und des Verzehrs eine dominierende Stellung in den Industriestaaten erobert.

Die Zahl der Salmonellen-Erkrankungen hat hingegen in den letzten zwanzig Jahren deutlich abgenommen. Die Gründe dafür sind sicherlich die zunehmende Bedeutung der Lebensmittelhygiene vor allem in Gastronomie und Gemeinschaftsverpflegung, aber auch Salmonellenschutzimpfungen von Geflügelbeständen. Salmonellosen, die in den 1990er Jahren in Deutschland zu den häufigsten Infektionskrankheiten zählten, werden aktuell nicht mehr so häufig dem Robert Koch-Institut gemeldet, noch seltener als eine andere Durchfallerkrankung, die Rotaviren-Infektion.

Trotz der Möglichkeit, sich impfen zu lassen, gehören die **Windpocken** immer noch zu den häufigsten Infektionskrankheiten. Die Ansteckung durch Varizella-Zoster-Viren geschieht meist in der Kindheit und zeigt sich durch Fieber und juckenden Hautausschlag. Ist die Krankheit überstanden, verbleiben die Viren im Körper und können Jahre später, besonders im Alter, wieder aktiv werden und eine Gürtelrose (Kap. 4) verursachen.

Neben der Grippe ist **Keuchhusten** eine weitere in Deutschland häufige Atemwegserkrankung, die auch auf dem Luftweg übertragen wird. Da in Deutschland die Mehrheit der Kinder gegen Keuchhusten geimpft ist, der Impfschutz aber nicht lebenslang anhält, sind auch Erwachsene von der Krankheit betroffen.

Infektanfälligkeit und Risikogruppen

Die Lebenserfahrung sagt uns, dass manche Menschen anfälliger für Infektionen sind als andere. Die Leistungsfähigkeit des Immunsystems ist individuell geprägt und zeitweilig besser oder schlechter. Die genetische Veranlagung spielt in diesem Zusammenhang genauso eine Rolle wie Umwelteinflüsse und der persönliche Lebensstil (Kap. 8). Auch die im Laufe des Lebens gewonnene und sich bisweilen verändernde Zusammensetzung der Darmbakterien beeinflusst das Immunsystem immens.

Menschen mit einem intakten Immunsystem werden als immunkompetent bezeichnet. Andererseits gibt es mehrere Personengruppen, deren Immunsystem generell geschwächt ist bzw. ungenügende Leistungen erbringt. Diese **Risikogruppen** sind vor Infektionskrankheiten mangelhaft geschützt und müssen zusätzliche Vorsichtsmaßnahmen zur Verhinderung von Infektionen ergreifen. Im Einzelnen sind dies die folgenden Gruppen.

- Bei **älteren Menschen** lässt das Immunsystem mit fortschreitendem Lebensalter immer mehr nach. Das Risiko, an Infektionen zu erkranken, steigt bei Menschen etwa ab dem 60. Lebensjahr deutlich an. Außerdem sind die Krankheitsverläufe von Infektionen wie der Grippe bei älteren und besonders bei hochbetagten Patienten viel schwerer. Bei älteren Menschen zählen Infektionskrankheiten immer noch zu den häufigsten Sterbeursachen, auch wenn die Infektionen oft nicht als Haupttodesgrund ausgewiesen werden.
- **Säuglinge und Kleinkinder** besitzen ein Immunsystem, das noch nicht ausgereift ist und ungenügenden Kontakt mit Erregern hat. Offensichtlich wird das Abwehrsystem auch gezielt heruntergefahren, um die

Ansiedlung von Mikroorganismen im Darmtrakt zu ermöglichen.

- Bei **schwangeren Frauen** ist die Immunabwehr gedämpft, um eine Abstoßung des Embryos, das auch väterliche Zellmerkmale (Antigene) besitzt, zu vermeiden. Vor allem eine Infektion des Ungeborenen durch Plazenta-gängige Erreger wie Listerien droht.

- Menschen mit bestimmten chronischen **Erkrankungen** wie z. B. Diabetes, Erkrankungen des blutbildenden Systems (z. B. Leukämien) oder mit gewissen Infektionskrankheiten (z. B. Masern) haben oft ein extrem schwaches Immunsystem.

- Menschen mit **angeborenen Immundefekten** sind vor Infekten nicht oder nur geringfügig geschützt. Über 200 verschiedene solcher Defekte sind inzwischen bekannt.

- Menschen, die an AIDS erkrankt sind, haben eine **erworbene Immunschwäche** als Folge der Infektion mit einem Virus (HIV).

- Zahlreiche Menschen haben ein Immunsystem, das durch **Medikamente** oder **therapeutische Behandlungen** unterdrückt (supprimiert) wird (Kap. 7). Beeinträchtigt ist das Immunsystem auch bei Menschen mit Krebserkrankungen nach einer Chemo- oder Strahlentherapie, sowie bei bestimmten Medikamenten, die eine Immunantwort unterdrücken, etwa nach einer Organtransplantation.

Eindeutig die zahlenmäßig größte Risikogruppe ist die der Älteren. Deren Anteil an der Gesamtbevölkerung erhöht sich weiterhin stetig, heute sind in Deutschland gut 21 Prozent der Menschen 65 Jahre oder älter, in zwanzig Jahren werden es etwa 30 Prozent sein.

Infektionssymptome

Von Krankheitserregern verursachte Erkrankungen sind bei älteren Menschen nicht nur bedrohlicher als bei jüngeren Menschen. Auch die Diagnostik ist schwieriger, da die Infektionen im fortgeschrittenen Alter oft untypisch beginnen und sich in den Symptomen von Infektionskrankheiten in jüngeren Jahren unterscheiden.

Für Familienangehörige sind die Anzeichen oft schwer zu erkennen. Die Therapie wird deshalb nicht immer frühzeitig begonnen und das Infektionsgeschehen kann oft bis zur Sepsis voranschreiten. Häufig sind die ersten Symptome bei einer Infektion älterer Menschen völlig unspezifisch. Der Allgemeinzustand verändert sich.

Beispielsweise schwächelt der Ältere und stürzt viel leichter. Es zeigen sich Symptome wie Orientierungsstörung, Appetitlosigkeit und Lethargie, die allerdings auch häufig vollkommen unabhängig von infektiösen Erkrankungen auftreten. Die Infektion kann sich als eine unspezifische Funktionsstörung äußern; so kann Inkontinenz auf einem Harnwegsinfekt beruhen.

Anzeichen für eine mögliche Infektion sind:

- Verwirrtheit
- Unruhe, Lethargie
- unklare Funktions- und Verhaltensänderungen
- Schwindel, Stürze
- Appetitlosigkeit, Gewichtsabnahme
- beschleunigte Atmung, Herzrasen
- Wahrnehmungsstörungen

Fieber ist an und für sich ein sicheres Zeichen für eine Infektion, im Alter tritt es jedoch seltener auf. Wenn ältere Menschen Fieber haben, ist die Temperaturerhöhung weniger ausgeprägt als bei jungen Erwachsenen. Selbst bei einer Blutvergiftung (Sepsis) kann Fieber fehlen. Eine geringe Erhöhung der Körpertemperatur um gerade 1 °C genügt deshalb bei hochbetagten Menschen als Fiebersymptom.

Obgleich die typischen Anzeichen einer Lungenentzündung Fieber, Husten, Auswurf und Thoraxschmerzen sind, verläuft die Infektion im Alter oft atypisch und Fieber kann völlig fehlen. Dabei erkranken Personen über 65 Jahre zehnmal häufiger an einer Lungenentzündung als jüngere und die Sterblichkeit ist viel höher. Auch eine Erhöhung der Leukozytenzahl findet

in weit fortgeschrittenem Alter oft nicht statt, da die Bildung von Immunzellen im Knochenmark nicht mehr möglich ist.

Das **C-reaktive Protein** ist hingegen auch im Alter ein verlässlicher Indikator
für eine systemische Infektion mit Bakterien. Das Blutplasma-Eiweiß ist ein
Teil des körpereigenen Abwehrsystems (Kap. 5) und seine Konzentration
im Blut steigt bei Infektionen, Entzündungen und Gewebsschäden an. Da
der Gehalt des C-reaktiven Proteins auch bei Autoimmunerkrankungen erhöht ist und diese im Alter häufig sind (Kap. 6), ist der Wert allerdings nicht
immer aussagekräftig. Jedoch kann davon ausgegangen werden, dass ein
normaler Gehalt an C-reaktivem Protein eine systemische Infektion weit-
gehend ausschließt.

Zudem zeigen Infektionen bei älteren Menschen oft einen stillen Verlauf,
der lange Zeit asymptomatisch oder symptomarm ist. Dies und die unspezifischen Symptome wiederum führen dazu, dass Infektionen zu spät diag-
nostiziert werden. Regelmäßige ärztliche Kontrollen sind deshalb wichtig,
um Infektionen frühzeitig erkennen und behandeln zu können.

Diagnostik

Die diagnostischen **Labormethoden** zum Nachweis von Infektionserregern
sind inzwischen zahlreich. Sie reichen von lange bekannten Verfahren wie
der Mikroskopie, über Züchtungsverfahren der mikrobiellen Erreger bis hin
zu modernen immunologischen und molekularbiologischen Methoden. Um
nachzuweisen, dass ein bestimmter Erreger die Ursache einer Erkrankung
ist, ist eine mikrobiologische Untersuchung notwendig.

Die meisten bakteriellen Erreger lassen sich in einer Kultur anzüchten und
können anschließend durch biochemische Tests oder über eine Färbung (z.
B. Gramfärbung) charakterisiert werden. Unter dem Mikroskop können
weitere Eigenschaften der Bakterienzellen dargestellt werden.

Durch Nachweis von Nukleinsäuren in der Polymerase-Kettenreaktion
(PCR) lassen sich neben Bakterien vor allem Viren direkt bestätigen, die generell nicht unabhängig von Wirtszellen gezüchtet werden können.

In der Infektionsdiagnostik repräsentieren solche molekularbiologischen Techniken derzeit die schnellste und sensitivste Methodik zum Nachweis pathogener Keime, wie der Test auf den neuartigen Coronavirus SARS-CoV-2 zeigt.

Sind direkte Nachweisverfahren nicht erfolgreich, kommt mit der Bestimmung spezifischer, vom Patienten gebildeter Antikörper eine indirekte Nachweismethode in Betracht.

Antikörper sind Proteine, die das körpereigene Immunsystem bei einer Infektion speziell gegen Strukturen des jeweiligen Krankheitserregers produziert. Ihre Anwesenheit im Blutserum zeigt jedoch nicht unbedingt eine akute Infektion an, sondern eher ob eine Infektion in der Vergangenheit erfolgte und das Immunsystem mit Antikörperbildung reagierte.

Kap. 3 Mikroorganismen

Infektionskrankheiten werden durch winzige Lebewesen hervorgerufen. Das weiß man spätestens seit den Anfängen der Mikrobiologie im 19. Jahrhundert. Der französische Naturwissenschaftler Louis Pasteur (1822-95) und der deutsche Arzt Robert Koch (1843-1910) erkannten erstmals, dass ganz bestimmte Mikroorganismen für gefährliche und todbringende Krankheiten verantwortlich waren.

Bakterien

Robert Koch entdeckte 1893 bei einem Cholera-Ausbruch in Ägypten den Choleraerreger, ein Bakterium, das er aus dem Darm eines verstorbenen Patienten isolierte und in Reinkultur züchtete, d. h. im Labor vermehrte.

Cholera ist eine Infektionskrankheit, die in Europa kaum noch auftritt. Hingegen kann sie auch heute noch in zahlreichen Ländern Afrikas, Amerikas und Asiens Angst und Schrecken verbreiten. In diesen Ländern wird die Hygiene bei der Lebensmittelzubereitung und der Trinkwasseraufbereitung modernen Maßstäben jedoch nicht gerecht. In Deutschland wütete die letzte Cholera-Epidemie im Jahre 1892 in Hamburg, in deren Folge fast 9000 Menschen starben. Die von Robert Koch kurz darauf entdeckten Choleraerreger sind von der biologischen Einordnung her Bakterien und genauer Vibrionen. *Vibrio* ist der Name einer Bakteriengattung, zu der noch viele andere Arten wie z. B. *Vibrio vulnificus* gehören, die in Gewässern wie der Ostsee zu Hause sind.

In den letzten Jahren wurde in den Medien öfters berichtet, dass ein Bad in der **Ostsee** für einige hochbetagte Menschen tödlich endete. Im Wasser hatten sich diese Menschen mit *Vibrio*-Bakterien infiziert. Passiert dies auch nur selten, so zeigt es doch deutlich, dass ältere Menschen manchmal vor unerwarteten Erkrankungsrisiken stehen.

V. vulnificus-Bakterien sind an der gesamten südlichen Ostseeküste bis in den baltischen Raum verbreitet. In der Ostsee sind die moderaten Salzkonzentrationen für diese Bakterienart günstig.

Kommen längere Hitzeperioden hinzu, sodass sich die Wassertemperaturen auf über 20 Grad erhöhen, können sich die Vibrionen gut vermehren und immer wieder auch auf badende Menschen treffen.

Bereits kleine Verletzungen der Haut reichen den Bakterien als Eintrittsstelle. Bei Menschen mit schwachem Immunsystem kann es dann zu einer Wundinfektion kommen. Im weiteren Verlauf breiten sich die Bakterien im Körper aus und führen zu einer lebensgefährlichen Blutvergiftung. Junge und gesunde Erwachsene erkranken extrem selten an einer Vibrionen-Infektion. Gefährlich sind diese Keime vor allem für ältere sowie immungeschwächte Personen und für Menschen mit Vorerkrankungen. Vibrionen sind typische Bakterien und damit gehören sie zu den Mikroorganismen.

Was sind eigentlich Bakterien, und was sind Mikroorganismen?

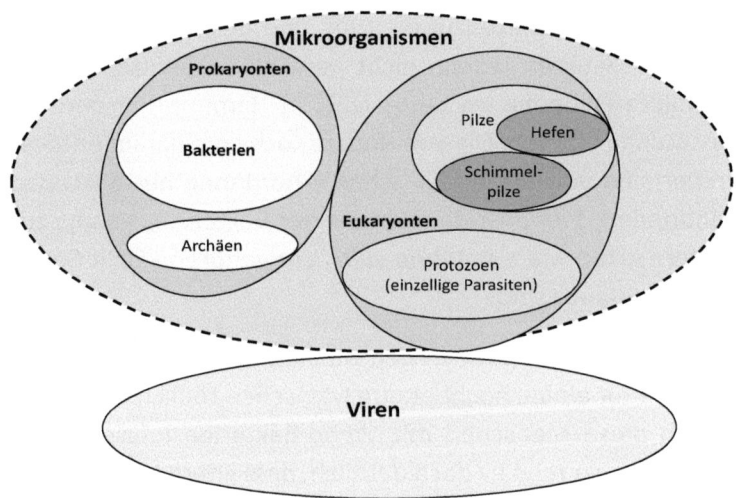

Abb. 4 Einteilung der Mikroorganismen

Mit dem Begriff **Mikroorganismen** werden all die Lebewesen bezeichnet, die so klein sind, dass sie mit bloßem Auge nicht mehr gesehen werden können. Aufgrund ihrer geringen Größe können einige von ihnen, generell alle Bakterien, nur mit einem Mikroskop beobachtet werden.

Bakterien sind eine Gruppe der Mikroorganismen, die alle miteinander verwandt sind. Es gibt auch andere Mikroorganismen, nämlich Pilze, Protozoen, Archäen und Viren. Letztere sind eigentlich gar keine Mikroorganismen. Viren haben eine besondere Stellung inne, auf die später eingegangen wird. Die Archäen haben keine oder eine sehr geringe Bedeutung für die menschliche Gesundheit und werden hier nicht behandelt.

Bakterien sind zusammen mit den Archäen die am einfachsten aufgebauten Mikroorganismen. Beide Gruppen werden Prokaryonten genannt (Abb. 4). Prokaryonten bestehen nur aus einer einzigen Zelle ohne den für andere Organismen typischen Zellkern und ohne innere Organellen.

Bakterien haben einen Durchmesser in der Größenordnung von 1 µm (1/1000 mm). Die geringe Größe der Bakterien ist aber nicht unbedingt ein Nachteil, sie ist der entscheidende Grund für die oft extrem hohen Vermehrungsraten dieser Mikroorganismen. Bakterien können aufgrund ihrer Kleinheit in kurzer Zeit Substanzen in die Zelle transportieren, die zum Wachstum benötigt werden.

Die meisten Bakterien vermehren sich durch Querteilung. Aus jeder Zelle können durch Abschnürung in der Zellmitte zwei identische Tochterzellen entstehen. Bei idealen Wachstumsbedingungen können sich einige Bakterien in 15 bis 20 Minuten teilen, sodass sich eine Bakterienpopulation in dieser Zeit in der Zellzahl verdoppelt.

Dazu gehört vor allem eine geeignete Temperatur. Die meisten Körperkeime wachsen optimal bei 37 °C, andere Bakterien wachsen bei höheren oder auch kälteren Temperaturen besser. Bakterien in Lebensmitteln wachsen bei Temperaturen um 30 °C besonders gut, einige aber auch noch bei 4 bis 7 °C im Kühlschrank.

Bakterien werden in gramnegative und grampositive Bakterien eingeteilt, die durch eine **Gramfärbung** unterschieden werden können. Diese Färbung wurde vom dänischen Bakteriologen Hans Christian Gram (1853–1938) entwickelt und hat immer noch eine große Bedeutung in der Mikrobiologie.

Diese Färbemethode ermöglicht Bakterien mit gleicher Form, z. B. Stäbchen oder Kokken (Kugeln), in der Lichtmikroskopie zu unterscheiden.

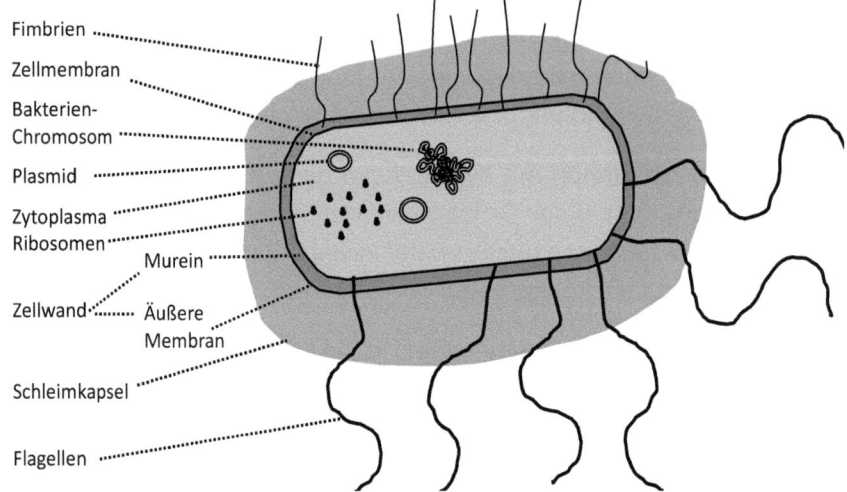

Fimbrien
Zellmembran
Bakterien-Chromosom
Plasmid
Zytoplasma
Ribosomen
Murein
Zellwand
Äußere Membran
Schleimkapsel
Flagellen

Abb. 5 Bakterienzelle

Die Zellen von Bakterien enthalten folgende Komponenten:

- das Erbgut aus DNA (Bakterienchromosom), ein ringförmiges Molekül, das sich *nicht* wie bei höheren Organismen in einem Zellkern befindet
- Plasmide, die zusätzlich erworbene Gene wie Antibiotikaresistenzen aufweisen und im Zytoplasma (Zellflüssigkeit) schwimmen
- Ribosomen, an denen Proteine synthetisiert werden
- die Zellmembran, die den Stoffaustausch regelt und aus einer Lipid-Doppelschicht mit eingelagerten Proteinen besteht
- die Zellwand, die aus netzförmigen Makromolekülen, dem Murein, besteht, einer Verbindung, die es nur bei Bakterien gibt
- Flagellen (Geißeln), die der Fortbewegung dienen

- Fimbrien oder Pili, Anhängsel auf der Zelloberfläche zur Anheftung an feste Strukturen z. B. an die Darmschleimhaut
- Kapseln oder Schleimschichten, die bei einigen Bakterien als äußerste Schicht eine wirksame Barriere für Antikörper darstellen

Ein Teil der Bakterien, die gramnegativen Bakterien, besitzen außerhalb der Mureinschicht eine weitere Membran, die äußere Membran genannt wird. Sie kann bei vielen Bakterien den Zutritt von Antibiotika verhindern. In der äußeren Membran sind Lipopolysaccharide enthalten, Moleküle die von Antikörpern als Antigene erkannt und spezifisch gebunden werden. Die Membrankomponenten sind stark Fieber auslösend und werden auch Endotoxine genannt.

Obgleich Bakterien Einzeller sind, leben sie meist nicht einzeln, sondern bevorzugen die Gemeinschaft mit Artgenossen. Bakterien können auf Oberflächen **Biofilme** bilden, wie beispielsweise die schleimigen Beläge, die auf nassen Steinen in Gewässern oder innerhalb von Wasserleitungen entstehen. Aber auch auf künstlichen Oberflächen im Körper wie Prothesen und Implantaten können sie auftreten und große Probleme bereiten.

Pilze

Auch Pilze gehören zu den Mikroorganismen. Sie unterscheiden sich von Bakterien dadurch, dass sie wesentlich größere Zellen besitzen und dass diese komplexer aufgebaut sind. Pilze besitzen wie menschliche Zellen einen Zellkern, in dem sich die Chromosomen mit den Erbanlagen befinden. Pilze sind eukaryontische Mikroorganismen, die früher zu den Pflanzen gezählt wurden, da sie nicht beweglich sind und ihre Zellen eine feste Zellwand aufweisen. Allerdings betreiben Pilze keine Fotosynthese, d.h. sie nutzen nicht Licht als Energiequelle. Die Zellwände der Pilze enthalten das Kohlenhydrat-Polymer Chitin und nicht wie die Pflanzen Zellulose.

Einige Pilze, z. B. die Speisepilze, bilden einen Fruchtkörper, der mit dem Auge gut sichtbar ist. Diese Fortpflanzungsorgane der Pilze werden aber nur zeitweilig gebildet. Mit Ausnahme der Hefen bestehen die Pilze aus einem meist nicht sichtbaren Geflecht dünner und oft langer Zellfäden, den sogenannten Zellhyphen. Die Gesamtheit der mikroskopisch kleinen Hyphen wird Myzel genannt.

Bilden solche Pilze sichtbare Beläge auf Lebensmitteln und anderen Substraten, da sie zur Vermehrung in großer Zahl gefärbte Sporen bilden, werden sie **Schimmelpilze** genannt. Schimmelpilze sind dafür bekannt, dass sie Mykotoxine ausscheiden, die beim Verzehr angeschimmelter Lebensmittel aufgenommen werden. Für Edelschimmelkulturen z. B. für Käse trifft dies nicht zu. Die Pilzgifte können – in seltenen Fällen - akute Vergiftungen oder bei regelmäßiger Zufuhr in geringen Mengen chronische Erkrankungen auslösen. Sporen von Schimmelpilzen können unter Umständen Allergien und Asthma auslösen.

Hefen gehören auch zu den Pilzen, sie haben aber eine völlig andere Gestalt und Lebensweise. Es sind kugelige Einzeller, nur in wenigen Fällen sind sie wie die anderen Pilze fädig aufgebaut. Hefen wie die Bäckerhefe *Saccharomyces cerevisiae* vermehren sich durch Sprossung. Die Zelle bildet eine kleine Ausstülpung und aus diesem Zellspross entsteht nach einer Wachstums- und Vergrößerungsphase eine Tochterzelle.

Hefen sind häufig in zuckerreichen Früchten und Säften zu finden. Diese Pilze können gut in Flüssigkeiten leben und sind in ihrer Ernährung auf Substanzen wie Zucker spezialisiert, die sie vergären und zu Ethanol abbauen.

Pilze können in einigen Fällen zu Infektionen führen, die Mykosen genannt werden. Pilzerkrankungen beim Menschen werden häufig unterschätzt, nehmen aber weltweit zu. Als ein Grund dafür gilt der hohe Verbrauch an Antibiotika zur Bekämpfung von Bakterieninfektionen. Die hohe Körpertemperatur der Säugetiere schützt jedoch den Menschen relativ gut vor den meisten Pilzen, die viel besser bei niedrigen Temperaturen wachsen. Dennoch sind einige hundert Pilzarten direkt mit dem menschlichen Körper assoziiert, viele davon sind harmlose Mitbewohner des Körpers, wenige haben ein pathogenes Potenzial.

Pilze können bei den Personen zu Erkrankungen führen, die ein schwaches Immunsystem besitzen oder deren körpereigene Bakterienflora nach einer Antibiotikabehandlung stark dezimiert ist. Solche Keime werden **opportunistische Krankheitserreger** genannt. Sie schaden Menschen mit normaler Abwehrlage nicht, zu der auch eine intakte Darmflora gehört. Schimmelpilze wie Aspergillen (Gießkannenschimmel) können bei immunschwachen Personen die Atemwege infizieren und eine Aspergillose hervorrufen.

Wenn besonders stark Immungeschwächte, z. B. Tumorpatienten, betroffen sind, können diese Mykosen tödlich verlaufen. Auch eine Lungenentzündung, die durch Pilze beispielsweise *Pneumocystis jirovecii* ausgelöst wird, ist eine opportunistische Infektion. Sie tritt häufig bei Personen auf, die an AIDS erkrankt sind.

Hefepilze wie z. B. *Candida* können unter Bedingungen eines schwachen Immunsystems Infektionen wie Soor (weißer Belag im Mund- und Rachenraum) verursachen. Der mit Abstand häufigste Hefepilz, der beim Menschen auftritt, ist *Candida albicans*. Beim gesunden Menschen besiedeln Hefepilze die Haut, den Mund und den Magen-Darm-Trakt; sie werden aber durch das Immunsystem eingeschränkt.

Protozoen

Protozoen sind eine Abteilung der Mikroorganismen, in der ganz verschiedene einzellige Organismen zusammengefasst werden. Die Protozoen werden aufgrund der Fähigkeit, sich fortbewegen zu können, auch tierische Einzeller genannt. Sie besitzen eine eukaryontische Zelle mit einem Zellkern, in der Chromosomen als Träger der genetischen Informationen vorhanden sind. Von der Größe und dem Aufbau ihrer Zellen sind Protozoen den Pilzen ähnlich. Im Gegensatz zu Pilzen haben Protozoen jedoch keine Zellwand.

Viele Protozoen existieren als Parasiten bei Menschen und Tieren. Einige sind freilebend und unabhängig von einem Wirtsorganismus. Die Vermehrung der meisten Protozoen erfolgt durch Teilung der Zelle.

Viele Protozoen bilden bei ungünstigen Umweltverhältnissen Dauerstadien, die Zysten genannt werden.

Zahlreiche Protozoen sind räuberisch und leben von Bakterien. Sie sind in der Lage komplette Bakterien aufzunehmen, indem sie diese in einer von einer Zellmembran umhüllten Vakuole einschließen und anschließend verdauen. Solch ein Prozess, der ähnlich auch bei vielen Immunzellen abläuft, wird Phagozytose genannt.

Zu den Protozoen gehören Amöben, Flagellaten, Ciliaten und Sporozoen (Sporentierchen). Pathogene Vertreter gelangen in nördlichen Ländern meist über Lebensmittel oder Trinkwasser in den Wirt und führen meist zu Durchfallerkrankungen.

Toxoplasmose

Die Toxoplasmose ist eine häufig auftretende Erkrankung, die durch *Toxoplasma gondii*-Protozoen verursacht wird. Sie verläuft bei gutem Immunsystem meist symptomlos, ansonsten zeigen sich grippeähnliche Symptome. Die Ansteckung erfolgt in vielen Fällen durch kontaminierte rohe Lebensmittel, meist Fleisch, aber auch durch pflanzliche Produkte. Die Erregerübertragung kann bei Kontakt mit Katzenkot ebenfalls erfolgen. Durchschnittlich trägt in Deutschland jeder zweite den Erreger in seinem Körper, der Anteil der Infizierten steigt mit dem Alter.

Die akute Infektion geht in eine chronisch-latente Form über, ohne dass die Personen davon etwas merken. Die Erreger kapseln sich dauerhaft in Form von Zysten in Muskeln und im Gehirn und ab, haben aber wahrscheinlich einen Einfluss auf neuronale Prozesse. Ca. 78 % der Senioren (70-79 Jahre) sind nach Berichten des Robert Koch-Instituts seropositiv, d. h. sie besitzen nachweisbar Antikörper gegen diese Erreger und sind wahrscheinlich latent infiziert.

Infektionen mit *Toxoplasma gondii* sind vor allem bei Immunschwachen und Schwangeren gefürchtet. Bei AIDS-Patienten kann sich beispielsweise eine Gehirnentzündung (Enzephalitis) entwickeln.

Untersuchungen zeigen auch, dass die Parasiten vor allem bei älteren, ansonsten gesunden Infizierten messbare Auswirkungen auf kognitive Fähigkeiten haben und die Gedächtnisleistung deutlich beeinträchtigen können. Auch das Risikoverhalten soll durch die Protozoen im Gehirn verändert sein.

Viren

Viren sind wesentlich kleiner als Bakterien. Sie können im Lichtmikroskop nicht mehr wahrgenommen werden und benötigen das aufwendige Verfahren der Elektronenmikroskopie, um überhaupt gesehen zu werden. Obgleich viele Wissenschaftler Viren zu den Mikroorganismen zählen, sind sie eigentlich gar keine.

Denn als Organismus, als Lebewesen, gilt eigentlich nur, was aus einer oder vielen Zellen aufgebaut ist. Im Gegensatz zu Bakterien, eindeutigen Lebewesen, die eine, wenn auch einfache Zelle besitzen, sind Viren eher Partikel aus organischen Materialien, die erst in fremden Zellen zu so etwas wie Leben fähig sind.

Viren bestehen aus dem genetischen Material, entweder DNA- oder RNA-Nukleinsäuren, das von einer Proteinkapsel, genannt Kapsid, umgeben ist. Es gibt somit DNA-Viren und Viren, die im Gegensatz zu allen Lebewesen genetische Informationen in RNA speichern. Bei vielen Viren ist zusätzlich noch eine äußere Hülle vorhanden, die aus Lipiden und zum Teil daraus herausragenden Proteinen besteht.

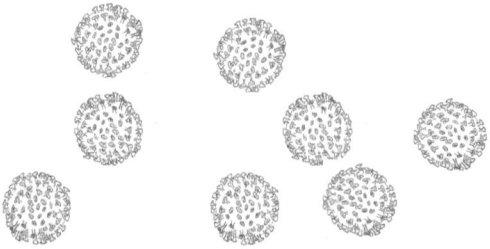

Abb. 6. Influenzaviren

Da Viren keine Zelle besitzen, fehlt ihnen die Fähigkeit, sich selbständig und unabhängig zu vermehren. Außerdem haben Viren keinen eigenen Stoffwechsel. Das bedeutet, dass sie nicht wie „echte" Organismen Stoffe aus der Umwelt aufnehmen und sie mit dem Ziel der Energiegewinnung und des Aufbaus von Biomasse umwandeln.

Viren sind Parasiten und zur Vermehrung auf die Zellen von Lebewesen angewiesen. Nur in den jeweiligen Zellen der sogenannten Wirte können sie sich fortpflanzen. Aus diesem Grund können sie sich beispielsweise auch nicht in Lebensmitteln vermehren. Jedoch sind Lebensmittel manchmal das Vehikel, mit dem Viren ihre Wirtszellen erreichen. Andere Viren, vor allem die, die sich in den Schleimhautzellen der Atemwege vermehren, werden über den Luftweg übertragen. Die durch Lebensmittel oder die Luft übertragbaren Viren können zudem bei direktem Kontakt z. B. über die Hände übertragen werden.

Der Vermehrungszyklus der Viren

Damit Viren in die Wirtszellen hineingelangen, müssen sie zufallsbedingt auf Zielzellen stoßen und in sie eindringen. Die Viren vermehren sich danach in den Zellen des Wirtsorganismus mithilfe von Enzymen der Wirtszelle und eigener Proteine. Sie produzieren dabei zuerst die einzelnen Virusbestandteile, Proteine und Nukleinsäuren (je nach Virus DNA oder RNA), die sich danach zu neuen Viruspartikeln zusammenlagern. Zur Synthese von Proteinen werden die Virusgene abgelesen und zuerst in Boten-RNA (mRNA) umgeschrieben, die danach an den Ribosomen in eine bestimmte Sequenz der Bausteine (Aminosäuren) übersetzt wird.

Um einen kompletten Vermehrungszyklus zu durchlaufen, müssen Influenzaviren, RNA-Viren, folgende Schritte absolvieren:

1. Das Virus dockt mit einem Protein der Virushülle an ein spezifisches Oberflächenprotein der Zellmembran der Wirtszelle an, den Rezeptor.
2. Das Virus dringt ins Innere der Zelle ein, indem sich die Zellmembran einstülpt und zu einem Vesikel einschnürt.

3. Die Virushülle verschmilzt mit der Vesikelmembran und das Genmaterial des Virus wird freigesetzt.
4. Der Zellkern nimmt die RNA-Segmente und einige Virusproteine auf.
5. Die Virengene zur Synthese der Virenproteine werden abgelesen, dabei entsteht mRNA.
6. Das Erbmaterial des Virus wird vervielfältigt; identische Kopien werden hergestellt, die später in die neuen Virenpartikel eingebaut werden.
7. An den Ribosomen werden mithilfe der mRNA Virenproteine für das Kapsid und die Virenhülle synthetisiert. Die Virusproteine für die Lipidhülle werden zur Zellmembran transportiert und dort eingebaut.
8. Die neu entstandenen Virusproteine sowie das RNA-Erbmaterial lagern sich zu Viruspartikeln zusammen. An der Zellmembran werden sie von dieser einschließlich der eingebauten Virusproteine umhüllt.
9. Die fertigen Viruspartikel werden von der Wirtszelle abgeschnürt und losgelöst; die Zelle geht dabei zugrunde.

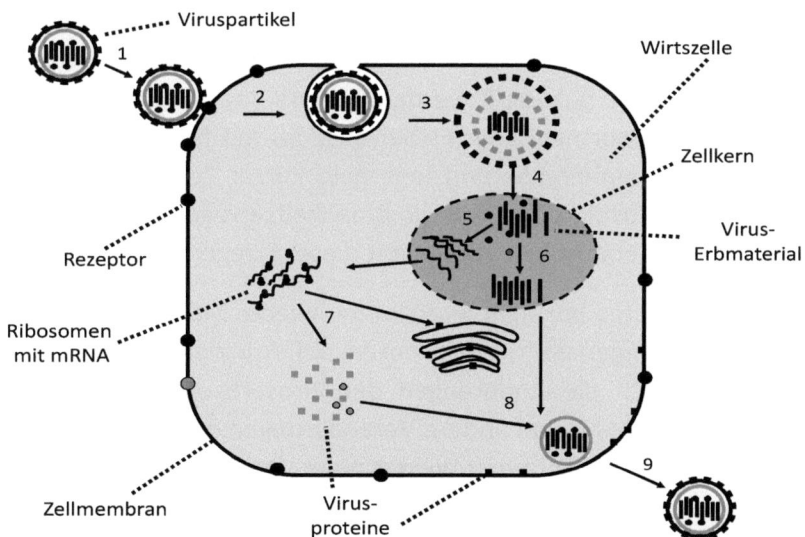

Abb. 7 Vermehrungszyklus von Viren (Beispiel Influenzavirus)

Außerdem gibt es Viren wie die Herpesviren, die eine **latente Infektion** hervorrufen. Diese Viren zerstören in der Regel die Zellen nicht, in die sie eindringen, da sie sie nicht zur Virusvermehrung ausnutzen. Sie integrieren vielmehr ihr Erbgut in ein Chromosom der Wirtszelle. Der Organismus bleibt dabei lebenslang infiziert, zeigt jedoch keine klinischen Symptome.

Gruppen der Viren

Es gibt zahllose Viren, vielmehr als Mikroorganismen oder überhaupt als Lebewesen. Neben den Viren, die beim Menschen Krankheiten auslösen, gibt es welche, die die Zellen von Tieren, von Pflanzen oder Mikroorganismen wie z. B. Bakterien infizieren.

Viren können nur in ganz bestimmten Zellen des Organismus eindringen und sich dort vermehren; das Phänomen wird Wirtsspezifität genannt. Das durch Wasser oder Lebensmittel übertragbare Poliovirus, der Erreger der Kinderlähmung, befällt beispielsweise nur den Menschen und zwar nur die Zellen des Magen-Darmtraktes und des zentralen Nervensystems.

Viren sind sehr häufige Infektionserreger des Menschen. Zahlreiche von ihnen verursachen harmlose Krankheiten wie Erkältungen, die vom Immunsystem erfolgreich bekämpft werden. Andere Viren wie z. B. die Ebolaviren lösen ein hämorrhagisches Fieber aus, das mit hohem Fieber und inneren Blutungen einhergeht und innerhalb kurzer Zeit tödlich enden kann. Der enorme Erfolg der Viren als Krankheitserreger des Menschen liegt in der großen genetischen Variabilität dieser Erreger.

Im Laufe der Zeit treten bei allen Viren immer wieder Mutationen, zufallsbedingte Veränderungen der Gensequenzen, auf. Nur wenn diese von Vorteil sind, setzen sich die Änderungen der Viruserbsubstanz dauerhaft durch. Durch Mutationen und andere Veränderungen der genetischen Informationen bringen Viren immer wieder neue Varianten hervor, die das Immunsystem des Menschen vor immer neuen Aufgaben stellen.

RNA- und DNA-Viren

Besonders Influenza-, Corona- und Noroviren sind sehr variabel und können sich neuen Wirten durch eigene Veränderungen schnell anpassen. Alle diese Viren sind RNA-Viren. Das Genom von RNA-Viren verändert sich im Laufe der Evolution schneller als das von DNA-Viren. Dies liegt daran, dass DNA eine höhere chemische Stabilität als RNA besitzt, sicherlich ein Grund, warum alle Lebewesen ein Erbgut aus DNA besitzen, das nicht zu oft von meist schädlichen Mutationen betroffen wird. Deshalb kommt es bei RNA-Viren öfter als bei DNA-Viren zu Mutationen im Erbgut.

Zu den von DNA-Viren ausgelösten Krankheiten zählen beispielsweise die Herpes-Infektionen. Im Gegensatz zu RNA-Viren machen sich DNA-Viren bei ihrer Vermehrung die DNA-Polymerase der Wirtszelle zunutze. DNA-Polymerasen sind Enzyme, die die Synthese der langen DNA-Ketten aus ihren Bausteinen, den Nukleotiden, durchführen. Dieses Enzym kann die falsch eingebauten Nukleotide in der DNA erkennen und entfernen, ein Prozess der *proofreading* genannt wird. Dadurch kommt es bei der Vermehrung der DNA-Viren zu weniger Fehlern und es kommt seltener zu Veränderungen im Erbgut. Für viele Krankheiten, die auf DNA-Viren zurückgehen, gibt es demzufolge Impfstoffe, da sich die Oberflächenproteine dieser Viren selten verändern.

RNA-Viren benötigen zur Synthese ihres Genoms eine RNA-Polymerase, deren Erbanlage sie selbst besitzen und in die infizierte Zelle mitbringen. Dieses Enzym besitzt zumeist keine *proofreading*-Funktion. Auf solche RNA-Viren, wie z. B. die Influenzaviren, muss sich das Immunsystem aufgrund der häufig eintretenden Mutationen immer wieder neu einstellen, eine Impfung kann nur kurzfristig schützen.

Coronaviren haben hingegen ein RNA-synthetisierendes Enzym mit *proofreading*-Funktion. Dies spricht dafür, dass Coronaviren grundsätzlicher stabiler sind als Influenzaviren, weniger oft mutieren und auch der Impfschutz eventuell länger andauert.

Mikroorganismen und der Mensch

Völlig unabhängig vom Menschen existiert der weitaus größte Teil der Mikroorganismen, die z. B. in großer Zahl im Boden und in Gewässern leben. Zahlreiche Mikroorganismen sind eng mit anderen Lebewesen, mit Pflanzen oder Tieren vergesellschaftet. Nur einige haben sich im Laufe der Zeit an den Menschen angepasst, ein schon lang andauernder Prozess in der menschlichen Evolution.

Die den Menschen bewohnenden Keime werden von Generation zu Generation weitergegeben. Jederzeit jedoch kann sich auch die Lebensgemeinschaft Mensch-Mikroben verändern, z. B. wenn sich die Lebensverhältnisse des Menschen wandeln. Neue Arten können hinzukommen, alteingesessene können verschwinden. Die kleinen Menschenbewohner leben auf allen von außen zugänglichen Oberflächen des Körpers, zu denen auch der Magen-Darmtrakt gehört. Viele dieser Mikroorganismen sind für den Menschen nützlich, zum Teil sogar unentbehrlich, nur wenige schaden ihm.

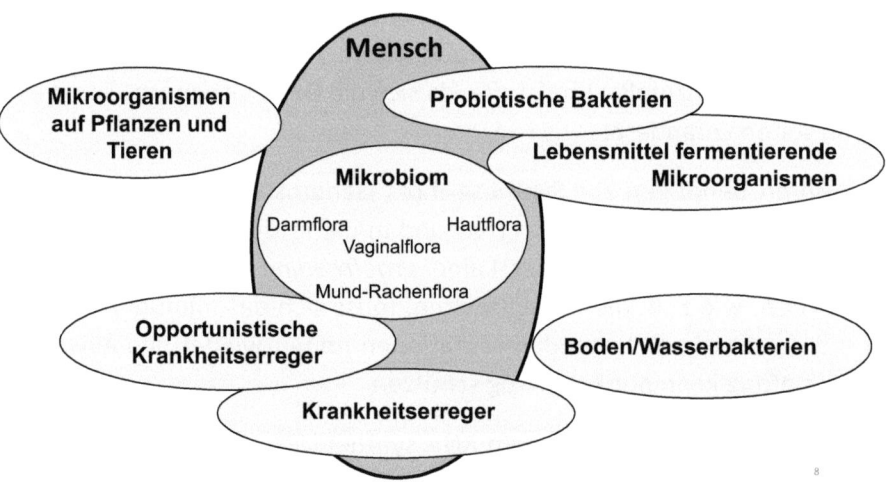

Abb. 8. Bedeutung der Mikroorganismen für den Menschen

Auch bei der Produktion unserer Lebensmittel gibt es viele nützliche Bakterien und Pilze, die Lebensmittel fermentierende Mikroorganismen genannt werden und die für die menschliche Ernährung überaus wichtig sind. Das reichhaltige Angebot an Lebensmitteln ist ohne die Anwendung von Mikroorganismen bei der Herstellung vieler Produkte nicht denkbar. Den Genuss von Käse, Milchprodukten, Brot, Bier oder Wein verdanken wir Mikroorganismen wie Milchsäurebakterien und Hefen.

In früheren Zeiten war die durch Bakterien und Pilze hervorgerufene Konservierung der Nahrungsmittel besonders wichtig. Die Mikroorganismen bilden beispielsweise in den Nahrungsmitteln Säuren und Alkohole, die Verderbkeime im Wachstum hemmen und die Haltbarkeit erhöhen.

Wie Abb. 8 zeigt, gibt es Mikroorganismen, die in unterschiedlicher Weise, in neutraler, positiver oder auch negativer Art auf den Menschen einwirken. Auf die Zusammenhänge zwischen den Kleinorganismen und dem Körper sowie der Gesundheit des Menschen wird im Weiteren eingegangen.

Das Mikrobiom: Der Mensch als Symbiose

Der menschliche Körper enthält Milliarden an Mikroorganismen mit einem Gesamtgewicht von bis zu 1,5 kg, tausende verschiedener Arten besiedeln ihn. Eigentlich besteht der Mensch nur zu 10 % aus menschlichen Zellen, denn der Mensch beherbergt 10mal mehr Bakterienzellen, als der Mensch Zellen im ganzen Körper hat.

Die Begriffe **Mikrobiom** und **Mikrobiota** bezeichnen die Gesamtheit aller vorhandenen Mikroorganismen und werden meist auf den Menschen bezogen. Das menschliche Mikrobiom besteht vor allem aus Bakterien, die im Darm, aber auch auf der Haut sowie im Urogenitaltrakt, im Mund und Rachen sowie in der Nase siedeln. Die Bakterien leben in enger Symbiose mit dem Menschen, sie sind eng an den menschlichen Körper gebunden, was für beide Lebewesen vorteilhaft ist. Diese Körperkeime, die ihrem Wirt keinen Schaden zufügen, werden auch als **Kommensale** (wörtlich: Mitesser) bezeichnet.

Denn man ging lange davon aus, dass z. B. Darmkeime uns eher ausnutzen, indem sie die Nahrungsmittel im Darmtrakt verwerten und uns ein wenig von der Nahrung wegnehmen. Allerdings wissen wir heute, dass wir auch viele Vorteile aus dieser Gemeinschaft ziehen. Ihre wichtigste Rolle ist vielleicht die, dass sie allein durch ihre Anwesenheit uns schützen. Sie verhindern, dass schädliche Keime, z. B. krankheitserregende Mikroorganismen, ihre Position einnehmen.

So ist die **Haut** des Menschen von verschiedenen harmlosen Bakterien und anderen Mikroorganismen besiedelt. Während trockene Hautbereiche wie an Beinen und Armen geringe Keimzahlen aufweisen, werden in feuchten Regionen wie Achselhöhlen und im Genitalbereich sehr hohe Keimzahlen gefunden. Zahlreiche Hautbakterien bauen Fette zu Fettsäuren ab, die für das leicht saure Milieu auf der Haut verantwortlich sind und zum Säureschutzmantel der Haut beitragen.

Zur Hautflora gehören vor allem grampositive Keime, die in der Regel bei Austrocknung widerstandsfähiger als gramnegative Bakterien sind. Ein häufiger Hautkeim ist *Staphylococcus epidermidis*, ein sogenannter **residenter** (ortsständiger) Keim, der dieses Biotop langfristig besiedelt und teils tief in der Haut sitzt.

Mikroorganismen, die eher **transient**, also nur vorübergehend bzw. kurzfristig die Haut besiedeln - vor allen an feuchten und warmen Stellen - ist beispielsweise *Staphylococcus aureus*. Dieser Keim kann eitrige Wunden (deshalb auch Eiterkeim genannt) und bei Anwesenheit in Speisen auch Lebensmittelvergiftungen hervorrufen.

Die Darmflora und die Bedeutung der Artenvielfalt

Der Gastrointestinaltrakt bietet Mikroorganismen vom Mund bis zum Dickdarm höchst unterschiedliche Lebensbedingungen. So sind der pH-Wert, die Verfügbarkeit von Nährstoffen und die stofflichen Einflüsse des Wirtes teilweise sehr verschieden. Das spiegelt sich in den jeweiligen komplexen Populationen der Bakterien in diesen Körperregionen wider.

Der Darm, in dem die Nahrung durch Enzyme des Wirtes und der Bakterien aufgespalten wird, bietet der hier ansässigen Darmflora, dem Darmmikrobiom, gute Nährstoffbedingungen und auch der pH-Wert ist im Vergleich zum sauren Magen lebensfreundlich. Allerdings ist der Dünndarm reich an Enzymen und Gallensalzen, die vielen Mikroorganismen arg zusetzen, sodass nur bestimmte Keime überleben können.

Insbesondere Bakterien, die sich durch die Schleimschichten der Darmwand hindurch bohren können, haben eine Chance, dort über Zellanhängsel zu binden. Im Dünndarm, der regelmäßig durchspült wird, können nur die Bakterien dauerhaft siedeln, die sich dort festhalten. Sie bilden dann auf den Schleimhäuten Kolonien und Biofilme. Alle anderen werden im Laufe der peristaltischen Darmkontraktionen in Richtung Darmausgang bewegt.

Bei einem gesunden Erwachsenen werden im Darm, vor allem im Dickdarm, bis zu 100 Billionen Bakterien gezählt, die aus Hunderten verschiedenen Arten bestehen. Ein Grund dafür ist die bemerkenswert große Ausdehnung der Darmoberfläche mit insgesamt ca. 300 m^2.

Besonders der Dünndarm als Ort der Verdauung und Resorption der Nahrung hat eine stark vergrößerte Oberfläche. Der vordere Bereich des Dünndarms, der Zwölffingerdarm, ist allerdings bakterienarm und enthält vor allem Milchsäurebakterien in einer Konzentration von etwa 10^3 pro Milliliter. Im Dickdarm herrscht eine dichte Ansammlung von Bakterien; dieses Körperteil ist mit 10^{11} bis 10^{12} (eine Billion) Bakterien pro Gramm Kot besiedelt.

Darmbakterien haben für uns überaus nützliche und wichtige Funktionen:

- Darmbakterien verhindern, dass Krankheitserreger sich im Darm durchsetzen und Entzündungen hervorrufen.
- Sie beeinflussen und trainieren durch Bildung bestimmter Wirkstoffe das Immunsystem. Darmbewohner regen die Bildung körpereigener Abwehrstoffe an, von antibakteriellen Proteinen, den sogenannten Defensinen, sowie von Zytokinen und Antikörpern.

- Sie beeinflussen über die sogenannte Darm-Hirn-Achse das Zentralnervensystem und wahrscheinlich auch unser Verhalten.
- Sie bilden für den Menschen wichtige Vitamine wie B12 und K.
- Sie zersetzen Stoffe, die für den Menschen toxisch oder krebsfördernd sind.
- Sie bauen Polysaccharid-Substanzen (Ballaststoffe) ab und tragen zur Energieversorgung der Zellen der Darmschleimhaut bei.

Zu einer normalen Darmflora gehören gramnegative wie auch grampositive Bakterien und einige Pilze wie *Candida*. Die typische Dünndarmflora enthält beispielsweise Lactobazillen (Milchsäurebakterien), Enterobakterien (z. B. *E. coli*), Enterokokken, *Bacteriodes* und *Bifidobacterium*. Bei einer nicht intakten Dünndarmflora können sich Keime des Dickdarms Zugang zu den Bereichen des Dünndarmes verschaffen und Symptome wie beispielsweise Durchfälle hervorrufen.

Der Darmtrakt von Menschen der Westlichen Welt enthält häufig *Bacteroides*-Arten, die besonders gut tierische Fette und Proteine verdauen, aber auch Ballaststoffe abbauen können. Der Darm von Menschen aus Ländern mit pflanzenreicher Ernährung wird zumeist von *Prevotella*-Arten dominiert, die eher auf die Verdauung von Pflanzenfasern spezialisiert sind.

Eine abwechslungsreiche Ernährung, also eine große Verschiedenartigkeit an Speisen einschließlich Ballaststoffen, führt zu einer enormen Artenvielfalt in der Darmflora. Fermentierten Lebensmitteln wie beispielsweise Kefir oder Sauerkraut wird eine Erhöhung der Vielfalt an Darmmikroben zugesagt. Eine größere Stabilität der Darmflora führt wahrscheinlich seltener zu Darmkrankheiten.

Darmbakterien des Menschen bilden zumeist dauerhafte, deutlich unterschiedliche Cluster mit typischen Merkmalen. Dabei hat jeder Mensch ein charakteristisches Mikrobiom, das so einzigartig wie ein Fingerabdruck ist. Dennoch können die Darmbakterien der Menschen in drei Gruppen unterschiedlicher Populationen zusammengefasst werden, die sogenann-ten **Enterotypen**, die Bakterien mit unterschiedlichen Aktivitäten aufwei-sen.

Bei Enterotyp 1 dominiert die Gattung *Bacteroides*, die gemeinsam mit an-deren Bakterienarten eine spezifische Darmflora bildet. Enterotyp 2 wird von *Prevotella*- Bakterien dominiert, Enterotyp 3 mit *Ruminococcus* als Leit-organismus kommt am häufigsten vor. Die Bakterien des Typs 3 ernähren sich auch intensiv von den Schleimstoffen, die von den Darmzellen gebildet und in den Darm abgegeben werden. Die drei Gruppen scheinen sich darin zu unterscheiden, wie effektiv sie Energie aus den Nahrungsstoffen gewin-nen. Einen Zusammenhang des Enterotyps mit dem Auftreten von Adipo-sitas, Allergien und Infektionen wird vermutet, aber noch sind keine ein-deutigen Belege gefunden worden.

Diskutiert wird beispielsweise, ob Enterotyp-1-Menschen eine Neigung für Adipositas aufweisen, da die Bakterien besonders gut Polysaccharide und Proteine verwerten. Der Enterotyp 2 wird von einigen Wissenschaftlern mit der Entstehung eines Reizdarms in Verbindung gebracht.

Die Entwicklung der Darmflora im Laufe des Lebens
Die mikrobiellen Gemeinschaften des Menschen verändern sich im Lebens-verlauf. Kinder erwerben ihre ersten Darmbakterien offenbar bereits im Mutterleib, sie kommen nicht völlig steril auf die Welt. Im Geburtskanal geben Mütter ihren Babys eine Gründerpopulation an Bakterien mit, vor allem Milchsäurebakterien, die aus der Vaginalflora stammen.

Bei Kaiserschnittgeburten geht man inzwischen dazu über, die Neugebore-nen mit einer mit Vaginalsekret getränkten Mullbinde einzureiben, um die-sen positiven Bakterienkontakt zu erreichen. Auch über das Stillen geben Mütter ihre Keime an das Kind weiter. Im weiteren Kleinkindleben beein-flusst die Ernährung die Komponenten der Darmflora, bei gestillten Säug-lingen dominieren beispielsweise milchsäureproduzierende Bifidobakte-rien. In den ersten drei Lebensjahren bildet sich dann eine relativ stabile und komplexe Bakterienflora heraus.

Dieser Reifeprozess wird offenbar eng von der Entwicklung des **Immunsystems** begleitet. Ohne die bakterielle Besiedlung des Darms kann sich unser Immunsystem nicht richtig entfalten. Im Laufe dieser Zeit entsteht eine Kernmikrobiota, die auch starke Umgestaltungen z. B. durch Antibiotika oder Durchfallerkrankungen wieder ausgleichen kann. Wird die Mikrobiota in ihrem Gleichgewicht der verschiedenen Mikroorganismenarten stärker geschädigt und kommt es zur sogenannten **Dysbiose**, können Darmprobleme wie Durchfall, Verstopfung, Reizdarm und weitere Krankheitssymptome auftreten.

Dem Blinddarm, genauer gesagt dem Wurmfortsatz, spricht man eine wichtige Rolle beim Wiederaufbau des Mikobioms nach Störungen des Gleichgewichts zu.

Im Alter kommt es dann zu einer Abnahme der Anzahl und Vielfalt der Darmbakterien. Bei Personen über 65 Jahre verringert sich die Artenzahl der grampositiven Firmicutes (z. B. Clostridien), dafür steigt die Zahl der gramnegativen *Bacteroides*-Arten. Das veränderte Gleichgewicht der Bakterien im Darm spielt eventuell für das **Entzündungsaltern** („inflammaging") und die damit verbundenen chronischen Erkrankungen (Kap. 6) eine fördernde Rolle.

Einige Bakterien der Darmflora erhöhen die Bildung von Entzündungsbotenstoffen, indem sie andere Bakterien verdrängen und am Wachstum hindern. Die verstärkten Entzündungssignale des Immunsystems im Alter können wiederum einen ungünstigen Einfluss auf die Zusammensetzung der Darmflora wirken.

Der Verlust der **Artenvielfalt** steht offenbar auch in einem Zusammenhang mit der Gebrechlichkeit und Lebensweise alter Menschen. Heimbewohnende Senioren hatten in einer Studie im Gegensatz zu Personen, die im Alter noch alleine wohnen oder sich nur stundenweise in einer Tagespflegeeinrichtung aufhalten, eine deutlich artenärmere Darmflora.

Das Mikrobiom von hochbetagten Personen, also von Menschen, die ein hohes Alter erreichen, scheint sich wiederum deutlich von dem jüngerer Senioren zu unterscheiden. Beispielsweise kommen gehäuft Bakteriengattungen wie *Bifidobacterium* oder *Akkermansia* vor, die als gesundheitsförderlich gelten.

Nicht erstaunlich ist, dass Antibiotika die Artenvielfalt der Darmflora verringern, da sie eine unspezifische Bakterien-abtötende Wirkung haben. Aber auch von anderen **Medikamenten** wie Schmerzmitteln, blutzucker-, blutdruck- und cholesterinsenkenden Mitteln, Kortison, Protonenpumpenhemmern und Antidepressiva weiß man inzwischen, dass das Gleichgewicht der Arten gestört wird. Offensichtlich haben Medikamente gerade in der älteren Bevölkerung einen mindestens genauso großen Einfluss auf die Darmflora wie die Ernährung.

Es muss davon ausgegangen werden, dass die Veränderung der Bakterienvielfalt auch das Darmimmunsystem negativ beeinflusst und wahrscheinlich auch das Risiko von Infektionskrankheiten erhöht.

Es erstaunt insofern auch nicht wirklich, dass es bei einer **Grippeimpfung** wichtig ist, dass die Darmflora intakt und nicht durch eine Antibiotikatherapie dezimiert ist. Ansonsten ist laut einer Studie eine Immunisierung gegen das Influenzavirus weniger erfolgreich. Die Impfung ruft dann eine schwächere Antikörperreaktion hervor, sodass wahrscheinlich auch die Geimpften nicht so gut vor der Grippeinfektion geschützt sind. Daraus kann auch geschlossen werden, dass eine Impfung während oder kurz nach einer Antibiotika-Behandlung nicht besonders sinnvoll ist.

Opportunistische Krankheitserreger

Einige Vertreter des menschliche Mikrobioms sind ambivalent. Sie können unter bestimmten Bedingungen, wie z. B. bei einer Schwächung des Immunsystems, den Körper schädigen und eine Erkrankung hervorrufen. Solche Keime werden opportunistische Krankheitserreger genannt. Im Gegensatz dazu führen obligat pathogene Erreger auch bei **Immunkompetenten** zu einer Erkrankung.

Damit sind Menschen gemeint, die ein gutes und intaktes Immunsystem besitzen. Es gibt Erreger, wie z. B. die Tollwutviren, die nach einer Übertragung fast immer eine Erkrankung auslösen. Hingegen lösen Schimmelpilze und Hefen in der Regel keine Infektionen bei gesunden, immunkompetenten Personen aus, sie können aber durchaus opportunistische Erreger sein.

Opportunistische Krankheitserreger nutzen oft eine Primärerkrankung wie z. B. eine Grippeinfektion und die dadurch erfolgte Schwächung des Immunsystems aus. Sie verursachen eine weitere Infektion, eine **Sekundärinfektion**. Falls die Erreger aus Regionen des Körpers wie dem Darm oder dem Nasen-Rachenraum und damit aus dem körpereigenen Mikrobiom stammen, handelt es sich um endogene Infektionen (Kap. 2).

Einige Keime, die in der Regel keine pathogenen Eigenschaften zeigen, können zu den Opportunisten gezählt werden und greifen besonders ältere Menschen an:

- Legionellen, die die bei Senioren gefürchtete Legionärskrankheit, eine Lungenentzündung, hervorrufen (Kap. 4)
- Herpesviren, die Infektionen wie Lippenherpes verursachen und bei einer Immunschwäche reaktiviert werden (Kap. 4)
- Varizellaviren, die eine Gürtelrose auslösen und die ebenfalls bei schlechter Abwehrlage wieder aktiv werden (Kap. 4)
- Kryptosporidien und andere Darmparasiten, die zu langanhaltenden schweren Durchfällen führen können
- Toxoplasmen, Protozoen, die die Erkrankung Toxoplasmose verursachen
- die Hefe *Candida albicans*, die ausgehend von einer schon vorhandenen Besiedelung im Darm oder Mundraum eine Kandidose (z. B. Soor) auslösen kann
- der Pilz *Pneumocystis jirovecii*, der bei AIDS-Patienten Lungenentzündungen hervorruft

- der Schimmelpilz *Aspergillus fumigatus*, der bei Immunschwäche eine Aspergillose (Infektion der Nasennebenhöhlen oder der Lunge) verursachen kann
- das Darmbakterium *Clostridium difficile,* das nach einer Antibiotikabehandlung eine heftige Durchfallerkrankung auslösen kann (Kap. 4)
- der Hautkeim *Staphylococcus epidermidis*, der bei Personen mit einem geschwächten Immunsystem Biofilme auf Kathetern bilden kann, die wiederum zu einer Blutvergiftung führen können
- das Bakterium *Pseudomonas aeruginosa*, ein gefürchteter Krankenhauskeim, das in Wunden oder in der Lunge Infektionen hervorruft

Probiotische Bakterien

Verschiedene Produkte auf dem Markt enthalten lebende Kulturen von Mikroorganismen, denen eine gesundheitlich positive Wirkung zugeschrieben wird. Diese Probiotika, vor allem Laktobazillen und Bifidobakterien, sollen nach oraler Einnahme in den Darm eindringen und dort aktiv werden. Allerdings wird ein großer Teil dieser Mikroorganismen schon im Magen abgetötet, und auch die überlebenden Bakterien können sich nicht stabil im Darmtrakt etablieren.

Die als Probiotika eingesetzten Stämme wurden aus dem Stuhl von Menschen isoliert, es handelt sich also um Darmbakterien. Sie gehören zu solchen Arten, die wie die Milchsäurebakterien typisch für Lebensmittelfermentationen sind, und sie dürften im Darm eine ähnliche Rolle wie die Laktobazillen des Joghurts und anderer fermentierter Milchprodukte spielen. Bei diesen Mikroorganismen wird davon ausgegangen, dass sie die Darmflora und die Körperorgane wie das Immunsystem beeinflussen und damit die menschliche Gesundheit bestärken.

Da Probiotika sich nicht dauerhaft im Darm ansiedeln können, müssen sie kontinuierlich konsumiert werden. Probiotische Bakterien werden darauf getestet, dass sie die Passage durch den Magen gut überleben.

Aber auch tote Bakterien können über ihre Antigene vielfältige Immunreaktionen auslösen und ihre Verwertung durch die residenten Darmbakterien können bestimmte Stämme im Darm stimulieren. Für viele Wirkungen von Probiotika gibt es in Studien einzelne Belege, aber keine sicheren Beweise.

Die molekularen Wechselwirkungen mit anderen Darmbakterien und mit den Körperzellen sind sehr komplex und von Probiotikum zu Probiotikum verschieden, da es sich um unterschiedliche Bakterienarten handelt. Als gesichert gilt, dass Probiotika das Wachstum schädlicher und krankmachender Keime hemmen können, indem sie antibakterielle Stoffe produzieren und ein saures Milieu schaffen, das schädliche Bakterien an ihrer Vermehrung hindert. Probiotische Bakterien haben außerdem einen Einfluss auf das Immunsystem. Das ist insofern nicht verwunderlich, da der größte Teil unseres Immunsystems im Darm lokalisiert ist.

Recht gut ist die Wirksamkeit von Probiotika in folgenden Fällen belegt:

- akuter Durchfall bei Kindern hervorgerufen durch Infektionserreger wie Rotaviren mit Verkürzung der Krankheitsdauer
- Vorbeugung von Durchfall bei einer Antibiotikabehandlung
- Reizdarmsyndrom

Beim **Reizdarmsyndrom** leiden die Patienten unter wiederkehrenden Bauchschmerzen, Durchfall, Verstopfung und Blähungen. Diese Menschen besitzen eine deutlich veränderte Darmmikrobiota. Die Umgestaltung der Darmflora durch probiotische Bakterien kann offenbar die Symptome beeinflussen, wie Studien zeigen konnten. Stuhltransplantationen von Gesunden können Reizdarmkranken ebenfalls helfen.

Wenn im Darm eine Dysbiose vorliegt und sich beispielsweise der Keim *Clostridium difficile* (Kap. 4) stark vermehrt hat, kann durch eine Stuhlspende wieder ein Gleichgewichtszustand im Darm erreicht werden.

Die Stuhlspende erfolgt entweder über eine Magenspiegelung oder mittels einer Darmspiegelung, wobei der Kot entweder in den Dünn- oder in den Dickdarm eingebracht wird. Dieser fäkale Mikrobiom-Transfer hat z.T. zeitlich nur begrenzt positive Auswirkungen auf die Darmflora.

Bei Menschen mit geschwächtem Immunsystem oder Immunsuppression ist die Einnahme von Probiotika nicht immer unproblematisch, da viele Wechselwirkungen möglich sind. Die Einnahme sollte mit einem Arzt besprochen werden.

Kap. 4 Infektionskrankheiten älterer Menschen

Einige Infektionskrankheiten treten besonders häufig bei Senioren auf oder haben einen schwereren Krankheitsverlauf. Ihre Krankheitserreger sind oftmals Viren oder Bakterien. Bei einigen dieser Infektionskrankheiten ist eine Impfung zur Vorbeugung möglich.

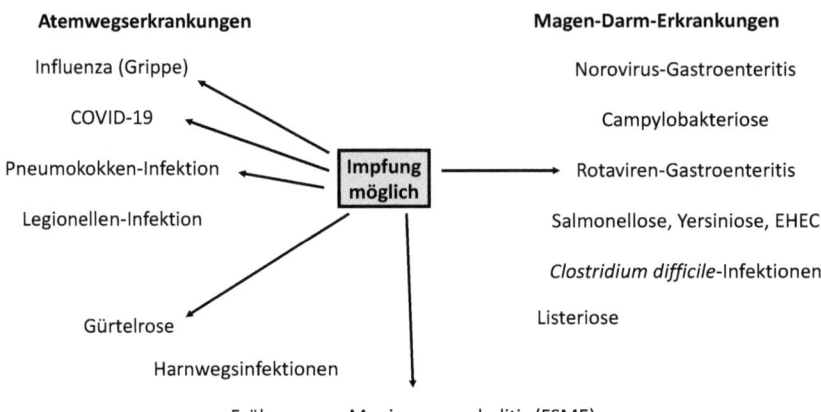

Abb. 9 Häufige Infektionskrankheiten bei älteren Menschen in Deutschland

Influenzaviren und die ständig wiederkehrende Grippe

Die Grippe oder Influenza ist eine hochansteckende Infektionskrankheit, die besonders ältere Personen trifft und durch Viren hervorgerufen wird. Sie ist nicht mit einem grippalen Infekt (Erkältung) zu verwechseln, sondern zeigt häufig ein schweres Krankheitsbild.

Die für die Grippe verantwortlichen Viren, die Influenzaviren, tauchen Jahr für Jahr auf, bisweilen in besonders aggressiver Form und breiten sich dann binnen kurzer Zeit weltweit aus. Die Grippe führt in regelmäßigen Abständen zu Epidemien und Pandemien mit Millionen von Todesfällen.

In den nördlichen Ländern mit gemäßigtem Klima kommt es fast regelmäßig in den Wintermonaten von Dezember bis April zu Grippewellen. Während dieser saisonalen Grippewelle infizieren sich in Deutschland zwischen 2 und 14 Millionen Menschen an der Influenza, wobei jedoch nicht jeder Infizierte Symptome aufweist.

Historisches

Die größte und schwerwiegendste Pandemie aller Zeiten war wahrscheinlich eine Influenza, die als **„Spanische Grippe"** von 1918 bis 1920 weltweit wütete und nach heutigen Schätzungen 500 Millionen Kranke sowie bis zu 50 Millionen Tote forderte. Dem Ausbruch der Pest im Mittelalter fielen in Europa hingegen „nur" etwa 25 Millionen Menschen zum Opfer.

Die Bezeichnung „Spanische Grippe" ist allerdings nicht zutreffend, weil diese Influenzapandemie nicht zuerst in Spanien ausbrach. Der Name jedoch ist aus dem Spanischen entlehnt: Influenza bedeutet Einfluss, wobei der Einfluss von Kälte als Ursache der Erkrankung gesehen wurde. Ursprünglich stammte der damalige Erreger wahrscheinlich aus China, wie bei viele Grippeepidemien und -pandemien. Erstmals wurde jedoch aus einem Militärcamp in Kansas/USA im März 1918 eine Häufung von schweren Influenzafällen gemeldet. US-Truppen brachten dann offensichtlich im Ersten Weltkrieg die Erreger nach Europa.

Zur Zeit der Spanischen Grippe waren die Influenzaviren als Krankheitserreger noch nicht bekannt, sodass man die Krankheit zuerst gar nicht mit gewöhnlichen Grippeerkrankungen in Zusammenhang brachte, sondern an neue, gänzlich unbekannte Erreger dachte. Antibiotika, die zwar nicht gegen Viren aber gegen bakterielle Krankheitserreger wirken, waren damals noch unbekannt.

Mithilfe von Antibiotika wären die Ausmaße der Spanischen Grippe bei weitem nicht so drastisch verlaufen. Denn viele der Opfer starben damals, entkräftet durch die Vireninfektion, an einer sekundären Lungenentzündung, hervorgerufen durch Bakterien.

Außerdem war in vielen Ländern des kriegsgeschwächten Europas die medizinische Versorgung im Vergleich zu heute völlig unzureichend.

Aufbau des Virus

Influenzaviren besitzen nur Erbinformationen für 11 Proteine, im Vergleich dazu weist unser Darmbakterium *E. coli* 4.500 Gene auf. Die Viren stellen im Gegensatz zu Bakterien die Enzyme und Zellsysteme ihrer Wirtszellen in ihren eigenen Dienst. Jede Wirtszelle kann beispielsweise zur Produktion von bis zu 100.000 neuen Influenzaviren genutzt werden. Deshalb sind sie als Krankheitserreger des Menschen eine immense Gefährdung.

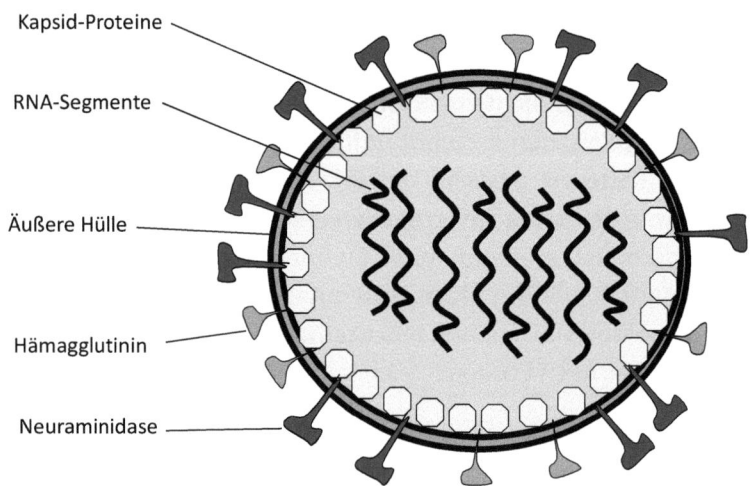

Abb. 10 Aufbau des Influenzavirus

Die Grippeviren sind relativ kleine Viren mit rundlicher Gestalt (Abb. 10). Sie bestehen aus der Erbsubstanz und verschiedenen Eiweißstoffen, die zumeist als Kapsid dem Schutz des Erbgutes außerhalb ihrer Wirtszellen dienen. Das Erbmaterial besteht wie bei vielen anderen Viren aus RNA und zwar aus getrennten Einzelstücken, eine Besonderheit dieser Viren.

Im Innern der Grippeviren befinden sich 8 einzelsträngige RNA-Moleküle, sogenannte Segmente.

Influenzaviren sind Viren mit einer **äußeren Hülle**, die einer Zellmembran ähnelt. In dieser Lipid-Doppelschicht sind verschieden Proteinmoleküle eingebettet, die wie Spikes nach außen ragen. Von großer Bedeutung für die Virenvermehrung, für die Bekämpfung der Erreger mit Medikamenten und nicht zuletzt für die Benennung unterschiedlicher Virentypen sind die Proteine Hämagglutinin und die Neuraminidase. Menschliche Influenzaviren koppeln sich mithilfe seiner Hämagglutinin-Moleküle an die Rezeptoren der Wirtszellen (Abb. 7). Die Neuraminidase wird bei der Freisetzung der neu produzierten Viruspartikel benötigt.

Grippetypen

Grippeviren bestehen aus einer großen Zahl von Stämmen, die sich in ihren Antigenen unterscheiden. Diese Antigene sind das Hämagglutinin (abgekürzt: H) und die Neuraminidase (N), beides Proteine der Virenhülle. Sie sind es, die eine spezifische Immunabwehr auslösen und nach ihnen werden die einzelnen auftretenden Grippetypen (Subtypen) benannt.

Nach überstandener Grippeinfektion oder nach einer Impfung erkennt das Immunsystem aufgrund seines Immungedächtnisses den betreffenden Virusstamm; es besitzt spezifische Antikörper gegen diese Proteine. Dass immer wieder neue Grippeerreger auftreten, gegen die der Körper keine Immunität besitzt, liegt daran, dass Influenzaviren die Zusammensetzung und das Aussehen ihrer Oberflächenproteine im Laufe der Zeit variieren.

So kann es bei gleichzeitiger Infektion derselben Zelle mit verschiedenen Influenzaviren, einer sogenannnten Superinfektion, leicht zu einer Durchmischung und Neuverteilung der RNA-Segmente kommen, was die Ausbildung neuer Virustypen fördert. Dies kann, muss aber nicht im Menschen passieren. Die Viren vermehren sich auch, je nach Variante, in Vögeln oder Schweinen und springen dann auf den Menschen über.

Neuartige Erreger können deshalb leicht in Gebieten auftauchen, wo Schweine und Vögel mit Menschen in engem Kontakt leben. Dies war wahrscheinlich schon bei der Spanischen Grippe 1918 und späteren Grippepandemien der Fall.

Bislang konnten 5 H-Subtypen massenhaft Erkrankungen beim Menschen hervorrufen. Die Subtypen H1, H2 und H3 treten häufig bei Grippeepidemien auf und werden leicht von Mensch zu Mensch übertragen. Das Virus, das die Spanische Grippe auslöste, war vom Subtyp H1N1.

Die klassische Vogelgrippe ist eine Viruserkrankung von Vögeln, von Nutzvögeln und Wildvögeln, hervorgerufen durch das H5N1-Influenzavirus. In Einzelfällen sind diese Viren auf Menschen übertragen worden. H5N1-Vogelgrippeviren steuern andere Rezeptoren an als die Erreger der Grippe des Menschen. Dies ist ein Grund, warum H5N1-Viren nur selten Menschen befallen.

Übertragung und Erkrankung

Influenzaviren werden gewöhnlicher Weise über eine Tröpfcheninfektion auf einen neuen Wirtsorganismus übertragen. Die Viren verlassen beim Niesen oder Husten in Form kleiner Flüssigkeitströpfchen den infizierten Wirt und gelangen über eine geringe Distanz in die Atemwege des nächsten Wirtes.

Die Möglichkeit einer Übertragung durch sehr kleine Aerosole (Kap. 2), die auch beim normalen Atmen oder Sprechen entstehen und länger in der Luft schweben können, ist vereinzelt belegt, aber wahrscheinlich eher selten. Ebenso ist eine Übertragung durch direkten Kontakt der Hände zu kontaminierten Oberflächen möglich, aber nicht der Normalfall.

Eine Grippeinfektion führt zuerst zu Abgeschlagenheit, hohem Fieber und trockenem Husten. Die Viren vermehren sich in den Schleimhäuten der Atemwege, schädigen sie und es kann zu lebensbedrohlichen Lungenentzündungen (Pneumonien) kommen. Je nachdem, welcher Grippevirustyp die Erkrankung auslöst, können sich die Grippesymptome unterscheiden.

Influenzaviren können über die Atemwege und die Lunge hinaus weitere Organe angreifen. Häufig treten Augenentzündungen und Verdauungsstörungen auf.

Ferner sind der Herzmuskel oder das Gehirn gefährdet und auch Niere und Leber können in Mitleidenschaft gezogen werden. Erkrankte können ähnlich wie bei Coronaviren schon am Tag vor Beginn der ersten Krankheitsanzeichen und danach bis ca. 1 Woche nach Auftreten der Beschwerden ansteckend sein. Kinder und Menschen mit geschwächtem Abwehrsystem können die Erreger auch länger ausscheiden.

Medikamente und Impfung

Neuraminidase-Hemmer blockieren das Oberflächenprotein Neuraminidase, sodass die Viren sich nicht mehr von der infizierten Zelle freisetzen und neue Zellen infizieren können. Eine Behandlung mit Neuraminidase-Hemmern kann die Vermehrung der Influenza-Viren stoppen, sofern die Therapie innerhalb von 48 Stunden nach Auftreten der ersten Beschwerden begonnen wird. In Deutschland stehen zwei verschreibungspflichtige Vertreter aus der Klasse der Neuraminidase-Hemmer zur Verfügung, die Wirkstoffe Zanamivir und Oseltamivir. Sie sind gegen alle bekannten Neuraminidase-Subtypen des Influenza-A-Virus, der den Menschen befällt, wirksam.

Eine Impfung gilt als der beste Schutz gegen Grippe. Sie sollte jährlich erfolgen, am besten in den Monaten Oktober und November. Die Zusammensetzung des Impfstoffs wird jedes Jahr überprüft und an die Virusvarianten angepasst, die voraussichtlich in der Winterhälfte in Deutschland umlaufen. Die Grippeepidemien beginnen fast immer in den tropischen Zonen Ost- und Südostasiens. Von dort breitet sich die jeweilige jährliche Virusvariante Richtung Australien aus, und dann nach Europa und Nordamerika. Die Ständige Impfkommission (STIKO) empfiehlt die Grippeimpfung für Risikopersonen, die besonders gefährdet sind, schwer zu erkranken. Dies sind vor allem Menschen, die 60 Jahre und älter sind, aber auch Personen mit hoher gesundheitlicher Gefährdung durch ein Grundleiden.

Dabei kann es sich um folgende Krankheiten handeln:

- chronische Krankheiten der Atmungsorgane wie Asthma und COPD (chronisch obstruktive Lungenerkrankung)
- Herz- oder Kreislauferkrankungen
- Leber- oder Nierenkrankheiten
- Diabetes und andere Stoffwechselkrankheiten
- chronische neurologische Krankheiten wie multiple Sklerose
- Störungen des Immunsystems wie bei einer HIV-Infektion

Außerdem wird die Grippeimpfung Personal und Bewohnern von Alten- oder Pflegeheimen nahegelegt, Menschen mit vielfältigen Kontakten, wie z. B. Lehrkräften, sowie Schwangeren.

Die Grippeimpfung ist gut verträglich, Nebenwirkungen können wie bei jeder Impfung manchmal auftreten. An der Einstichstelle kann es zu Schwellungen und Rötungen kommen. Die Körpertemperatur kann nach der Impfung erhöht sein, Allgemeinbeschwerden wie Schlappheit oder Unwohlsein können auftreten und nach meist zwei Tagen wieder abklingen. Allergische Reaktionen treten sehr selten auf. Zwei Wochen dauert es, bis das Immunsystem den bestmöglichen Schutz nach der Impfung aufgebaut hat.

Das RKI berichtet, dass das Erkrankungsrisiko bei älteren Menschen durch eine Grippeimpfung im Schnitt halbiert wird. Die Impfung ist eine aktive Impfung, bei der abgetötete Erreger oder Bruchstücke von diesen in den Körper injiziert werden, die eine Immunantwort auslösen sollen. Da keine vermehrungsfähigen Erreger enthalten sind, kann keine ernsthafte Erkrankung hervorgerufen werden. Bei mindestens einem Drittel der geimpften älteren Menschen wirkt der Impfstoff nicht angemessen, da das nachlassende Immunsystem wie bei einer realen Infektion ungenügend arbeitet.

Infektionsrisiko

Neben Menschen mit einer chronischen Grunderkrankung und Schwangeren haben vor allem ältere Menschen ein erhöhtes Risiko für schwere

Verläufe einer Grippe. In der Grippesaison 2018/19 wurden - durch Erregernachweis im Labor bestätigt - insgesamt 182.000 Grippeerkrankungen gemeldet.

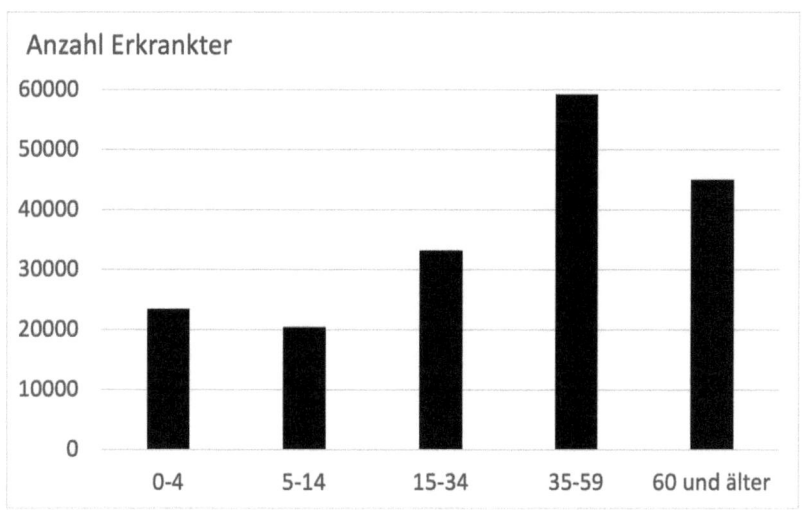

Abb. 11 An das RKI übermittelte Gesamterkrankungszahlen an Influenza nach Altersgruppen; Quelle: RKI, 2019

Von den dem Robert Koch-Institut übermittelten Fällen gehörte etwa jeder Vierte der Altersgruppe der über 59-Jährigen an (Abb. 11). Aber auch in allen anderen Altersgruppen traten verstärkt Erkrankungen auf.

Von allen Influenzafällen in der Grippesaison 2018/19 wurden rund 40.000 Fälle oder 22 % in einem Krankenhaus behandelt. Von diesen Fällen muss angenommen werden, dass sie besonders schwer verliefen. Schaut man sich die Altersstruktur der hospitalisierten Fälle an, sieht man, dass die meisten schweren Fälle mit 54 % in der Altersgruppe der ab 60-Jährigen auftraten (Abb. 12).

Besonders bei den Erkrankten, die älter als 79 Jahre waren, ist zudem der Anteil derjenigen mit einem tödlichen Verlauf wesentlich höher als in anderen Altersklassen. Offensichtlich brechen bei älteren Menschen nicht unbedingt häufiger Grippeerkrankungen aus, sie verlaufen jedoch wesentlich bedrohlicher, sogar lebensbedrohlich.

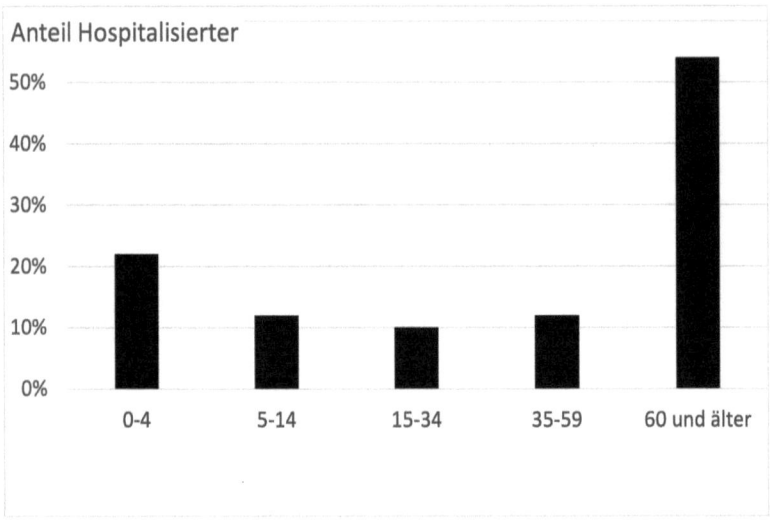

Abb. 12 Prozentuale Anteile der hospitalisierten Fälle pro Altersgruppe der an das RKI übermittelten Influenza-Erkrankungen; Quelle: RKI, 2019

Coronaviren und die COVID-19-Pandemie

Die wahrscheinlich im Februar 2020 in Europa erstmals aufgetretene Atemwegserkrankung mit zum Teil schweren Verläufen wurde COVID-19 (Abkürzung von: *Corona Virus Disease 2019*) genannt. Die Erkrankung wird durch ein neuartiges Coronavirus verursacht, das den Namen SARS-CoV-2 (*Severe Acute Respiratory Syndrome - Coronavirus Type 2*) erhielt. Das Virus verursacht, wie andere Coronaviren auch, überwiegend milde Erkältungskrankheiten, es kann aber manchmal auch schwere Lungenentzündungen hervorrufen.

Im Januar 2020 entwickelte sich die Krankheit in China zu einer Epidemie und am 11. März 2020 erklärte die Weltgesundheitsorganisation WHO die Epidemie offiziell zu einer weltweiten Pandemie. Die Bekämpfung des Virus hat zu bisher einmaligen massiven Eingriffen in das öffentliche Leben und Einschränkungen von Rechten geführt.

Viele Erkenntnisse zu der weltweit auftretenden Krankheit sind jedoch aufgrund der erst kurzen Zeitdauer ihres Auftretens noch nicht genügend gesichert. Coronaviren sind wie Grippeviren umhüllte RNA-Viren und sehr ähnlich aufgebaut. Der Name ist auf das charakteristische, kranz- bzw. kronenförmige Aussehen im Elektronenmikroskop zurückzuführen. Auch in der äußeren Lipidhülle der Coronaviren sind verschiedene Proteinmoleküle eingebaut, die wie Spikes nach außen ragen.

Das Coronavirus SARS-CoV-2 heftet sich mithilfe solch eines Proteins, des S (Spike)-Proteins, an die Rezeptoren der Wirtszellen. Kann das Immunsystem gegen dieses Spike-Protein Antikörper bilden, schützen diese gegen das Eindringen der Viren in die Zellen. Sie werden **neutralisierende Antikörper** genannt und sind für die Virusbekämpfung während der Infektion sowie für die Impfstoffentwicklung von höchster Bedeutung.

SARS-CoV-2 benutzt das Protein ACE2 (Abkürzung für: Angiotensin Konvertierendes Enzym 2), das in der Zellmembran steckt, als **Rezeptor**, um in die Wirtszellen hinein zu gelangen. Der Rezeptor ACE2 ist in hoher Dichte in den menschlichen Atemwegen zu finden, wird aber auch in anderen Geweben und Organen gefunden, die deshalb auch Ziel der Viren sein können. Die Lunge ist mit ihrer großen Oberfläche besonders anfällig für inhalierte Viren. Als physiologische Funktion ist ACE2 an der Regulation des Flüssigkeits- und Elektrolythaushalts des Körpers beteiligt und wirkt auch in entscheidender Weise auf den Blutdruck ein.

Coronaviren besitzen das größte bekannte Genom aller RNA-Viren, sie bringen eine große Zahl von Genen mit, die ihnen bei der Vermehrung in den menschlichen Zellen helfen. Schon zu Beginn der Pandemie durch den neuen Virus SARS-CoV-2 wurde die virale Gensequenz aufgeklärt, die zusammenhängende Genstruktur wurde sequenziert und ihre genaue Abfolge (Sequenz) der Bausteine, Basen genannt, ermittelt. Mit ihrer Hilfe war es möglich, einen PCR-Test (Kap. 2) zu entwickeln, der dazu dient die Anwesenheit genau dieser Viren in den oberen Atemwegen nachzuweisen, und damit indirekt die Infektion eines Menschen.

Coronaviren sind nicht nur beim Menschen, sondern auch bei **Säugetieren** und Vögeln weit verbreitet. Diese Viren können relativ leicht die Artengrenze überspringen und ihr Wirtsspektrum erweitern. SARS-CoV, MERS-CoV und SARS-CoV-2 sind Vertreter dieser Virenfamilie, die erst vor kurzer Zeit aus tierischen Reservoirs auf den Menschen übergetreten sind.

Woher SARS-CoV-2 ursprünglich kommt, ist nicht klar. Als mögliche Überträger des neuen Coronavirus gelten Fledermäuse und Flughunde, die auch in bestimmten Regionen Asiens von Menschen verzehrt werden. Es ist bekannt, dass Fledermäuse häufig Träger von Viren sind, die beim Überspringen auf den Menschen besonders aggressiv sind. Die ersten Fälle traten in Zusammenhang mit einem Markt in der chinesischen Stadt Wuhan auf, auf dem Wildtiere verkauft wurden.

Andererseits wurde gerade in Wuhan in einem Institut an Fledermaus-Coronaviren gentechnisch experimentiert, und zwar mit dem Ziel, die Viren ansteckender und gefährlicher zu machen. Es kann bislang nicht ausgeschlossen werden, dass die neuen Erreger eventuell in diesem Forschungslabor entstanden und freigesetzt wurden.

Alle Coronaviren verursachen vorwiegend milde Erkältungskrankheiten. Die meisten Menschen bekommen mit den altbekannten Coronavirustypen, klassischen Erkältungserregern, schon früh im Leben Kontakt und bilden anschließend eine **Immunität** gegen diese Erreger aus. Ihr Immunsystem wehrt sich bei erneuter Begegnung schnell und erfolgreich, z. B. durch die Bildung spezifischer Antikörper und T-Zellen. Obgleich in der Bevölkerung generell kein Immunschutz gegenüber dem neuen COVID-Virus besteht, so haben doch offensichtlich einige Personen eine zumindest schwache Immunität aufgrund des Kontaktes mit den verwandten Corona-Erkältungsviren (Kreuzimmunität).

Ansteckung und Übertragung

Der Hauptübertragungsweg von SARS-CoV-2 ist die Aufnahme virushaltiger Partikel über den **Luftweg** beim Atmen, Husten und Niesen sowie beim Sprechen. Die Übertragung geschieht durch größere Flüssigkeitströpfchen sowie sehr kleine Aerosole, die länger in der Luft schweben können (Kap. 2). Beim Husten und Niesen entstehen vermehrt größere Tröpfchen, die stärker mit Viren belastet sind, beim Schreien und Singen werden verstärkt auch Aerosole ausgeschieden.

Eine Übertragung durch kontaminierte Oberflächen ist in der unmittelbaren Umgebung der infektiösen Person nicht auszuschließen, da die Coronaviren auf Flächen wie z. B. Tischen einige Zeit infektiös bleiben können. Dies konnte unter Laborbedingungen gezeigt werden und eine solche Infektionsmöglichkeit wird deswegen auch für das reale Infektionsgeschehen angenommen. Es ist allerdings nicht gesichert, dass von solchen kontaminierten Flächen aus Infektionen auch erfolgen. Andere Übertragungsmöglichkeiten wie z. B. über die Nahrungsaufnahme sind extrem unwahrscheinlich.

SARS-CoV-2-Viren haben sich als sehr ansteckend erwiesen. Übertragungen der Viren können von infizierten Personen ausgehen, die bereits Krankheitszeichen entwickelt haben, auch wenn diese Symptome noch relativ schwach sind. Darüber hinaus kann sich jemand bei Personen innerhalb von 1 bis 2 Tagen vor deren Symptombeginn und Erkrankung anstecken.

Vermutlich gibt es auch Ansteckungen durch Personen, die zwar infiziert sind und durch einen positiven PCR-Test identifiziert werden können, die aber nicht erkranken (asymptomatische Infektion). Die letztere Möglichkeit für Ansteckungen ist nach Expertenmeinung von untergeordneter Bedeutung.

Nach Angaben des Robert Koch-Instituts sind in den meisten vorliegenden Studien Kinder seltener von einer Infektion mit dem Coronavirus SARS-CoV-2 betroffen als Erwachsene. Bei Kindern verläuft eine Erkrankung an COVID-19 meist ohne Krankheitszeichen oder nur mild. Auffällig bei der Übertragung von SARS-CoV-2 sind das Auftreten von sogenannten **Super-spreading events**, Ereignissen, bei denen eine einzige infektiöse Person eine hohe Anzahl an Menschen ansteckt. Superspreaders sind Personen, die besonders viele infektiöse Virenpartikel z. B. beim Sprechen ausstoßen, oft in kleinen Räumen ohne Frischluftzufuhr, sodass sich infektiöse Partikel (Aerosole) im Raum anreichern. Verstärkend wirken Aktivitäten mit hoher Atemtätigkeit wie Singen, Schreien und sportliche Aktivitäten sowie extensive soziale Kontakte dieser Personen.

Erkrankung

Auch Coronaviren brauchen wie alle Viren die Enzyme und Vervielfältigungsprozesse der Wirtszellen, um sich zu vermehren. Coronaviren finden diese Zellen in den Schleimhäuten der Luftwege. Anfangs geschieht die Virenvermehrung meist im Rachen, was die Infizierten besonders ansteckend macht. Bei mehr als 80 Prozent der Infizierten nimmt die Erkrankung einen leichten Verlauf oder ist ganz ohne Symptome. Wird das Virus aber nicht durch die Reaktionen der Immunabwehr gestoppt (Kap. 5), kann es sich weiter in die tiefen Atemwege bis zur Lunge ausbreiten.

Nach einer Ansteckung dauert es im Durchschnitt fünf bis sechs Tage, bis erste Symptome von COVID-19 sich entwickeln, falls die Infektion nicht asymptomatisch verläuft. Die häufigsten Krankheitszeichen einer Infektion mit dem Coronavirus, also typische Symptome, sind nach Angaben des Robert Koch-Instituts Husten und Fieber (Abb. 13). Das Fieber steigt langsam und bleibt über einen Zeitraum von etwa zehn Tagen konstant, während es bei einer Grippe meist schlagartig beginnt.

Etwa jeder vierte Erkrankte bekommt Schnupfen und bei jedem fünften Erkrankten zeigen sich vorübergehende Störungen des Geruchs- oder Geschmackssinns.

Weitere Symptome wie Halsschmerzen, Atemnot, Kopf- und Glieder-schmerzen sowie allgemeine Schwäche sind eher selten, ebenso wie Übel-keit, Appetitlosigkeit, Erbrechen, Bauchschmerzen und Durchfall. Infizierte mit nur leichten Beschwerden sind meist nach 10 bis 14 Tagen wieder symptomfrei.

Etwa 1 Prozent der Erkrankten entwickeln eine Lungenentzündung. Diese tritt meist in der zweiten Krankheitswoche auf und kann bis zum Versagen der Atem- und Kreislauffunktion fortschreiten. Eine Covid-19-Infektion kann auch bis zu einer Blutvergiftung (Sepsis) führen.

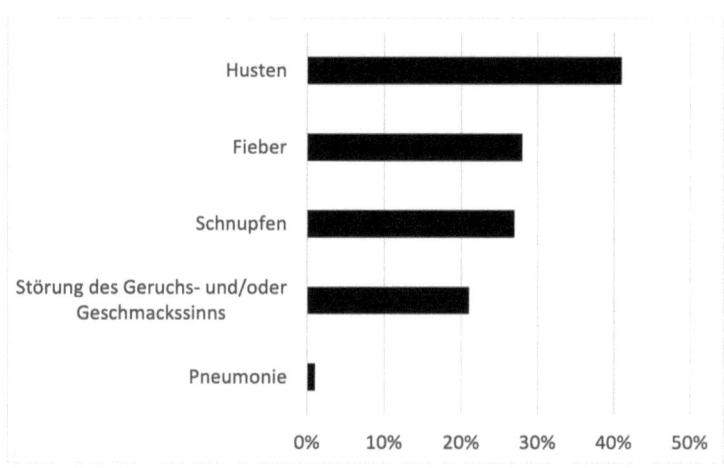

Abb. 13   Häufigkeit von Symptomen von in Deutschland erfassten COVID-19-Fällen; Quelle: RKI, 2020

Bei schwer verlaufenden COVID-19-Erkrankungen müssen entsprechend des Krankheitsbildes und der Schwere der Erkrankung Maßnahmen zur Be-handlung der Infektion ergriffen werden. Es stehen verschiedene unter-stützende Maßnahmen wie z. B. Sauerstoffgabe, Ausgleich des Flüssigkeits-haushaltes und eventuell Antibiotikagabe zur Behandlung von bakteriellen Superinfektionen zur Verfügung.

COVID-19 kann bei einem schweren Verlauf eine künstliche Beatmung notwendig machen, für die ein Patient vorher in ein künstliches Koma versetzt wird.

Zwei Arzneimittel haben sich bislang (Dezember 2020) für bestimmte Patienten als nützlich erwiesen. Ein direkt gegen Viren gerichtetes Medikament, Remdesivir, erhielt eine Zulassung zur Anwendung bei schwer erkrankten Patienten. Eingesetzt wird auch Dexamethason, das bei überschießenden Immunreaktionen eine dämpfende Wirkung besitzt (Kap. 7).

Komplikationen und Folgeerkrankungen

COVID-19 kann sich in vielfältiger Weise nicht nur in der Lunge, sondern auch in anderen Organsystemen ausbreiten und in der Folge Schäden verursachen. Als eine der möglichen Langzeitfolge wird das postvirale Fatigue-Syndrom beschrieben, eine chronische Müdigkeit.

* **Nervensystem**

Als neurologische Symptome können Kopfschmerzen und Schwindel auftreten. In einzelnen Fällen werden auch Entzündungserkrankungen des Nervensystems, des Gehirns oder der Hirnhaut beobachtet, die möglicherweise auf den Befall des Nervensystems durch die Coronaviren zurückzuführen sind. Bei einigen Patienten wurden schwerwiegende Hirnschäden festgestellt.

Der Verlust des Geruchs- und Geschmackssinns, ein eher ungewöhnliches Symptom für eine Infektion, spricht dafür, dass die Viren auch Nervenzellen des Riechkolbens angreifen können, der über der Nasenhöhle liegt und schon ein Teil des Gehirns ist.

* **Herz-Kreislauf-System und Gefäße**

Es wird vermutet, dass SARS-CoV-2-Viren das Herz direkt angreifen und schädigen können, da die ACE2-Rezeptoren, an denen das neue Virus andockt, auch auf Herzmuskelzellen zu finden sind. Vor allem bei schweren Infektionsverläufen kann es zu Schädigungen und Entzündungen des Herzmuskels, zu Herzschwäche, Herzinfarkt oder Herzrhythmusstörungen kommen. Herzinfarkte sowie Schlaganfälle können aber eventuell auch durch Blutgerinnsel ausgelöst werden.

Die Coronaviren können das Gefäßsystem durch Entzündungsreaktionen schädigen. Bei einigen der gestorbenen COVID-19-Patienten wurde festgestellt, dass die Zellschichten an der Innenseite der Blut- und Lymphgefäße (Endothel) stark entzündet waren. Dadurch kommt es zu Mikrozirkulationsstörungen, einen eingeschränkten Blutfluss in den kleinen Blutgefäßen des Körpers, und als Folge zu einer schlechten Sauerstoffversorgung des Gewebes.

Bei schwerem Verlauf von COVID-19 besteht aufgrund einer abnorm erhöhten Blutgerinnung zudem ein erhöhtes Risiko für Blutgerinnsel (Embolien) in den Beinen und in der Lunge.

- **Lunge**

Bei schweren Verläufen der Krankheit werden zahlreiche Zellen in den Bronchien zerstört. Gleichzeitig wird bei der immunologischen Bekämpfung der Viren eine Entzündungsreaktion gestartet, die weiteres Lungengewebe zerstören kann.

Eine gefürchtete Krankheitsfolge ist eine Fibrose, eine starke Vermehrung des Bindegewebes. Dabei vernarbt das Bindegewebe zwischen den Lungenbläschen und den sie umgebenden Blutgefäßen. Die Schädigungen können so gravierend sein, dass Sauerstoff nicht mehr ausreichend in das Blut gelangt. Vor allem durch eine künstliche Beatmung wird auch die Atmungsmuskulatur geschwächt, es kommt zu weiteren Einschränkungen der Lungenfunktion.

- **Nieren und Leber**

Bei vielen Patienten mit einem schweren Verlauf werden auch die Nieren geschädigt und ein akutes Nierenversagen kann auftreten. Dann ist eine Dialyse zur Reinigung des Blutes erforderlich. Die ACE2-Rezeptoren, die Andockstellen für die Viren, kommen auch auf Nierenzellen vor. Ob es wirklich zu einer Infektion von Nierenzellen kommt, ist noch ungesichert.

Auch eine Störung der Leberfunktionen ist möglicherweise eine Folge der Infektion mit SARS-CoV-2. Bei Lebererkrankungen in Verlauf der Infektion scheinen in erster Linie Menschen gefährdet zu sein, deren Organ schon vorgeschädigt ist.

- **Haut**

Hautveränderungen und -erkrankungen sind relativ selten, es kann jedoch zu juckenden Ausschlägen, Bläschen, Knötchen und Rötungen kommen. Für die äußersten Körperteile wie Nase, Kinn, Finger und Zehen sind in einigen Fällen schwere Durchblutungsstörungen beschrieben worden. Manchmal werden Hautveränderungen am Anfang der Erkrankung beobachtet, sie können auch im späteren Erkrankungsverlauf auftreten.

- **Superinfektionen**

Insbesondere schwer an COVID-19 Erkrankte können unter weiteren Infektionen leiden, sogenannten Superinfektionen. Ihre Lunge ist in diesem Zustand extrem anfällig für Infekte, die auch durch opportunistische Krankheitserreger erfolgen können. In einigen Fällen wurden Superinfektionen mit multiresistenten Bakterien festgestellt.

Impfung

Aktuell sind die ersten Impfstoffe zum Schutz vor COVID-19 zugelassen, denen eine gute Wirksamkeit bescheinigt wird. Aufgrund der verkürzten Entwicklungs- und Testzeiten der Impfstoffe von weniger als einem Jahr liegen freilich keine Erfahrungen zur Langzeitwirkung und -sicherheit vor.

Zu den zugelassenen Impfstoffen gehören auch sogenannte RNA-Impfstoffe. Diese enthalten einen Teil der Erbinformation des SARS-Virus in Form von mRNA. Dabei handelt es sich gewissermaßen um einen Bauplan für ein Virusprotein (bzw. einen Teil davon). Das Protein stellt ein Antigen dar, gegen das im Körper Antikörper und spezifische T-Zellen gebildet werden (Kap. 5). Dieser RNA-Bauplan kann von Körperzellen benutzt werden, um das Protein selbst zu produzieren. Die Zellen präsentieren dieses Antigen – wie all ihre Proteine – den Immunzellen und lösen damit eine spezifische Immunantwort aus.

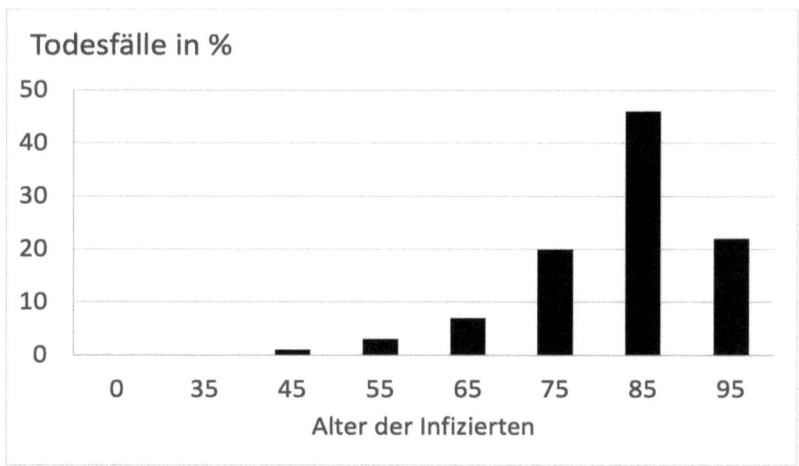

Todesfälle in %

Alter der Infizierten

Abb. 14 Anteil der Verstorbenen in 10-Jahren-Altersklassen an der Gesamtanzahl der in Zusammenhang mit COVID-19 in Deutschland verstorbenen Personen (RKI, Dezember 2020)

Bekommt die geimpfte Person später mit dem Virus SARS-CoV-2 Kontakt, erkennt das Immunsystem das Antigen wieder und kann unverzüglich eine Immunantwort einleiten. Die mRNA-Impfstoffe haben den Vorteil, dass sie aus einer einfachen Struktur bestehen und deshalb in wenigen Wochen millionenfach Impfdosen hergestellt werden können.

Risiko einer schweren Erkrankung

Auch bei jüngeren Menschen und Personen ohne bekannte Vorerkrankungen können schwere Krankheitsverläufe auftreten und z. B. eine Lungenentzündung sich entwickeln, dies ist aber selten. Bei einigen Personengruppen werden ernste Krankheitsverläufe von COVID-19 jedoch gehäuft beobachtet. Zu den Risikogruppen zählen vor allem **ältere Menschen**. Das Risiko einer schweren Erkrankung steigt ab etwa 50 Jahren stetig mit dem Alter an. Da das Immunsystem der Älteren nicht mehr adäquat reagiert (Immunseneszenz), sind diese Personen stark gefährdet, schwer zu erkranken und an den Folgen der Infektion zu sterben.

68 Prozent der an COVID-19 in Deutschland Verstorbenen waren 80 Jahre alt oder älter, nur 3,5 % der Toten waren unter 60 Jahren. (Abb. 14).

88 % der Verstorbenen hatten ein Alter von 70 Jahren oder waren älter. Gleichzeitig beträgt der Anteil der über 70-Jährigen an der Gesamtzahl der übermittelten COVID-19-Fälle, also der Infizierten, nur 19 Prozent. Der Altersmedian der an COVID-19 Verstorbenen beziffert sich auf 82 Jahre, d. h. 50 Prozent der Verstorbenen waren älter als 82 Jahren, 50 Prozent jünger. Während 15 % der 85-Jährigen an den Folgen der Infektion stirbt, sind es bei Menschen unter 60 Jahren nicht einmal 1 %.

Schwere Verläufe werden außerdem häufig bei immunsupprimierten Menschen und bei Personen mit einem **geschwächten Immunsystem** beobachtet. Dies gilt auch bei Einnahme von Medikamenten, welche beispielsweise bei Autoimmunerkrankungen die Immunabwehr dämpfen (Kap. 7). Auch Personen mit bestimmten chronischen **Vorerkrankungen** leiden öfter unter einem schweren Krankheitsverlauf. Dazu zählen Menschen mit folgenden Krankheiten:

- koronare Herzerkrankungen und andere Erkrankungen des Herz-Kreislauf-Systems sowie Bluthochdruck
- chronische Lungenerkrankungen wie z. B. COPD oder schweres Asthma
- chronische Nieren- und Lebererkrankungen
- Krebserkrankungen
- Diabetes mellitus

Nicht bei jeder Person, die eine Vorerkrankung hat, verläuft eine Infektion mit dem Coronavirus SARS-CoV-2 schwer. Das individuelle Risiko wird unter anderem davon beeinflusst, ob mehrere Risikofaktoren zusammenkommen wie beispielsweise höheres Alter und eine oder mehrere Grunderkrankungen. Bluthochdruck ist wie Herzerkrankungen ein vor allem im Alter häufiges gesundheitsschädliches Phänomen.

Gleichzeitig sind es vorwiegend ältere Menschen, die bei einer COVID-19 Erkrankung gefährdet sind. Deswegen ist es nicht überraschend, dass Bluthochdruck und andere Herz-Kreislauf-Erkrankungen bei schwer kranken COVID-19 Menschen gehäuft vorkommen. Das Gesamtrisiko einer schweren Erkrankung ist wahrscheinlich umso geringer, je besser die Herzkrankheit und der Bluthochdruck kontrolliert sind. Die Fortführung der Medikamenten-Einnahme, ist auf jeden Fall geboten.

Auch **starkes Übergewicht** (Adipositas) erhöht das Risiko für einen schweren Krankheitsverlauf deutlich. Personen mit deutlichem Übergewicht erkranken weitaus häufiger an COVID-19, müssen öfter als Normalgewichtige im Krankenhaus behandelt werden und haben ein höheres Risiko an der Infektionskrankheit zu sterben.

Auch bei jungen adipösen Menschen ist die Erkrankungs- und Sterberate hoch. Dies erklärt zum Teil die hohen Zahlen an COVID-19-Toten in den USA und in Großbritannien, deren Bevölkerung einen großen Anteil an stark übergewichtigen Personen hat. Dem erhöhten Erkrankungs- bzw. Sterberisiko liegen verschiedene Faktoren wie z. B. dem Einfluss von Fettzellen auf das Immunsystem zugrunde (Kap. 8). Außerdem drückt bei stark Übergewichtigen das Zwerchfell gegen die Lunge und behindert die Ausdehnung der Lunge, wodurch die Bronchien in den unteren Lungenlappen kollabieren können. Verschiedene Studien sprechen außerdem dafür, dass Männer häufiger schwer an COVID-19 erkranken und auch öfter sterben, eventuell sogar doppelt so häufig wie Frauen.

Noroviren und Rotaviren rufen Darmerkrankungen hervor

Die Viren, die die meisten Durchfallerkrankungen hervorrufen, sind Noro- und Rotaviren. Die durch Noroviren verursachte Magen-Darmerkrankung war 2018 die häufigste meldepflichtige Durchfallerkrankung, die von Rotaviren hervorgerufene Gastroenteritis immerhin noch die dritthäufigste.

Norovirus-Erkrankungen sind durch schwallartiges heftiges Erbrechen und starke Durchfälle gekennzeichnet. Die Infektionen können das ganze Jahr über auftreten, wobei ein saisonaler Höhepunkt in den Monaten Oktober bis März stattfindet. Die Therapie erfolgt anhand der Symptome durch Ausgleich des z.T. erheblichen Flüssigkeits- und Elektrolytverlustes. Insbesondere bei älteren Personen kann ein Krankenhausaufenthalt notwendig sein. Rotaviren verursachen leichte wässrige Durchfälle mit Erbrechen und Fieber, aber auch schwere Erkrankungen, die im Krankenhaus behandelt werden müssen.

Noro- und Rotaviren gehören zu den nicht-umhüllten Viren mit RNA als Erbmaterial. Der Mensch gilt als das wichtigste Reservoir für diese Erreger, d. h. die beim Menschen kursierenden Erreger findet man nicht bei Tieren. Die Viren werden im Stuhl erkrankter Menschen in hohen Mengen ausgeschieden.

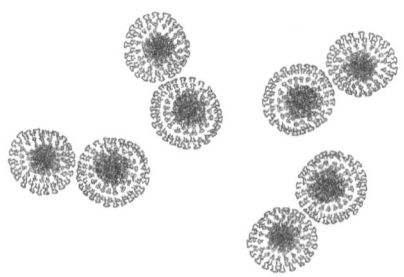

Abb. 15 Rotaviren

Historisches

Rotaviren und Noroviren gehören zu den ersten Viren, die als Erreger einer Gastroenteritis entdeckt wurden. Die heute Noroviren genannten Erreger wurden erstmals 1968 bei einer Epidemie in Norwalk, Ohio/USA, festgestellt und daher zuerst „Norwalk-Viren" benannt. Aus dem Kot erkrankter Patienten isoliert und an freiwillige Personen oral verabreicht, erkrankten diese anschließend ebenfalls; dies galt als der Beweis, dass das Virus wirklich der Erreger der Durchfallerkrankung war. Durch Elektronenmikroskopie wurde es dann 1972 näher charakterisiert.

Rotaviren wurden wenig später, 1973, bei erkrankten Kindern entdeckt und beschrieben. Der Name wurde ihnen aufgrund der radähnlichen Struktur der Viren (lat. rota, das Rad) unter dem Elektronenmikroskop gegeben (Abb. 15).

Im Herbst 2012 erkrankten mehr als 11.000 Schüler und Lehrer in Ostdeutschland durch Kantinenessen, das mit Noroviren verunreinigt war. Es war der bis dahin größte Krankheitsausbruch in Deutschland, für den kontaminierte Lebensmittel verantwortlich waren. Aus China importierte Tiefkühl-Erdbeeren wurden als Ursache des Norovirus-Ausbruchs ermittelt. Die Tiefkühl-Erdbeeren dieser Charge wurden in vielen Großküchen zu Kompott oder Quarkspeisen verarbeitet. Wurden die Erdbeeren nur aufgetaut und nicht in vollständig aufgekochter Form verarbeitet, kam es zu Erkrankungen. In Küchen, die die Erdbeeren ausschließlich in gekochter Form abgegeben hatten, waren die Krankheitserreger inaktiviert worden, sodass es nicht zu Erkrankungen kam.

Übertragung
Da alle Viren bei 100 °C und oft schon bei etwas tieferen Temperaturen zerstört werden, werden Noroviren nur über rohe oder nicht vollständig gegarte **Lebensmittel** auf den Menschen übertragen.

Wie der Ausbruch in Ostdeutschland zeigte, werden sie durch Einfrieren nicht inaktiviert, sodass auch tiefgekühlte Produkte, wie z. B. Beeren, infektiöse Erreger enthalten. Auch Rohkost wie Salate oder Muscheln weisen des Öfteren die Durchfallerreger auf.

Noroviren werden ebenfalls direkt von anderen Menschen auf fäkal-oralem Wege übertragen. Die Viren befinden sich im Stuhl oder im Erbrochenen, sie können durch Kontakt weitergegeben werden. Noro- und Rotaviren haben die Fähigkeit, auf Gegenständen und Händen lange zu überleben und sich bei **Berührungen** schnell zu verbreiten.

Die Viren können sich beispielsweise auf Toiletten, Türgriffen und sonstigen Oberflächen befinden, wo sie über viele Stunden infektiös bleiben. Deshalb ist es zur Infektionsabwehr wichtig, sich regelmäßig und gründlich die Hände zu waschen. Da die die Viren keine Lipidhülle besitzen, die mit alkoholischen Desinfektionsmitteln zerstören werden kann, können nur spezielle viruzide Desinfektionsmittel eingesetzt werden.

Personen sind während der akuten Erkrankung hoch ansteckungsfähig. Die Noroviren können durch kleine Tröpfchen direkt über die Luft auf andere Menschen übertragen werden. Die Bildung virushaltiger **Aerosole** z. B. beim Erbrechen von Erkrankten kann zu Ansteckung führen. So kann es dann zu einer extrem raschen Ausbreitung der Erreger und sogar zu Masseninfektionen durch diese Durchfallviren kommen.

Es reichen schon kleine Mengen an Virenpartikeln, um sich anzustecken. Geraten nur zehn bis 100 Noroviren z. B. über das Essen in den Mund, ist die Wahrscheinlichkeit hoch, dass der Mensch erkrankt. Nach einer Inkubationszeit von 12 bis 48 Stunden kommt es zu Durchfällen und Erbrechen. Auch Menschen können das Virus übertragen, die nichts von ihrer Infektion wissen, da sie keine oder noch keine Krankheitssymptome aufweisen.

Bisher ging man davon aus, dass Noro- und Rotaviren als einzelne Viruspartikel freigesetzt werden und einen neuen Wirt infizieren. In Kotproben von erkrankten Tieren und Menschen wurden jedoch auch zusammengelagerte, von einer Membran umgebene Cluster solcher Viren gefunden. In dieser Form waren die Viren sogar wesentlich infektiöser als die entsprechende Zahl einzelner Virenpartikel, die selbst ja nicht umhüllt sind.

Die Hülle schützt eventuell vor einer Zerstörung der Viren im Magen-Darmtrakt (z. B. durch Verdauungsenzyme) und ist den Erregern eine Hilfe, um Antikörpern und Zellen der Immunabwehr zu entkommen. Bei Versuchstieren sind die Cluster verglichen mit einzelnen Viren infektiöser und es kommt auch zu schwereren Krankheitsverläufen.

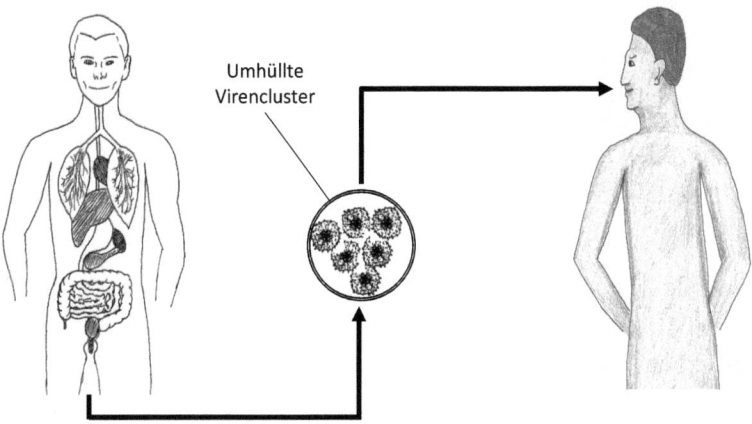

Umhüllte
Virencluster

Abb. 16. Übertragung von Noroviren und Rotaviren

Infektionsrisiko und Impfung

Noroviren können Menschen aus allen Altersgruppen infizieren. Die Meldedaten des Robert Koch-Instituts zeigen aber, dass Kinder unter 5 Jahren und ältere Personen über 70 Jahre besonders häufig betroffen sind. Norovirus-Erkrankungen sind die überwiegende Ursache von akuten Gastroenteritis-Ausbrüchen in Altenheimen, Krankenhäusern sowie in anderen Gemeinschaftseinrichtungen. Bei alten und immunschwachen Menschen können die Erkrankungen schwer verlaufen und vereinzelt tödlich enden. Immungeschwächte erkrankte Personen können die Viren über mehrere Monate ausscheiden.

Die meisten Menschen infizieren sich mit Noroviren mehrmals in ihrem Leben. Wie die meisten RNA-Viren haben Noroviren ein sehr variables Erbgut, sodass immer wieder neue Varianten des Erregers entstehen und zahlreiche verschiedene Subtypen und Stämme bekannt sind. Durch eine Infektion wird nur eine Immunität gegen den jeweiligen Virenstamm erworben, die durchaus einige Jahre anhalten kann, aber gegen andere Stämme nicht hilft. Eine vorbeugende Impfung ist auch aus diesen Gründen bislang nicht verfügbar.

An Durchfallerkrankungen, die von Rotaviren hervorgerufen werden, leiden vor allem Säuglinge und Kleinkinder. Mit dem Schuleintritt haben fast alle Kinder eine oder mehrere Infektionen durchgemacht und Immunität erlangt. Der Schutz durch das Immunsystem hält aber nur begrenzte Zeit. Auch die Impfung gegen Rotaviren, die heutzutage von der Ständigen Impfkommission (STIKO) für Säuglinge empfohlen wird, bietet keinen lebenslangen Schutz.

Obwohl fast alle Erwachsene Antikörper gegen Rotaviren besitzen, sind Infektionen in allen Altersgruppen möglich. Insbesondere Eltern von erkrankten Kindern können infiziert werden.

Die meisten Infektionen bei Erwachsenen verlaufen allerdings ohne oder mit milden Symptomen. Bei Personen im Alter über 60 Jahre nimmt die Zahl der Erkrankungen mit schwereren Symptomen wieder deutlich zu.

FSME-Viren, die von Zecken übertragenen Erreger

Die Frühsommer-Meningoenzephalitis (FSME) ist eine durch Zecken übertragene Virus-Erkrankung, bei der das Alter der Infizierten eine wesentliche Rolle spielt. Je älter die Person, umso gravierender kann die Infektion verlaufen. Das Virus kann die Hirnhaut und das zentrale Nervensystem des Menschen angreifen und schwerwiegende Schäden hervorrufen. Bei einigen Menschen kommt es sogar zu Todesfällen.

Infektionen durch FSME-Viren geschehen vorwiegend im Frühjahr und Sommer. Das liegt daran, dass Zecken ab einer Außentemperatur von etwa 10 °C aktiv werden. Viele Menschen begünstigen außerdem die Zeckenbisse, wenn sie den Zecken in dieser Zeit durch leichtere Bekleidung mehr Angriffsflächen liefern.

Zecken sind nur in bestimmten Gegenden mit FSME-Viren infiziert. Risikogebiete in Deutschland sind vor allem Baden-Württemberg und Bayern, aber auch Teile Südhessens, Sachsens und Thüringens sind betroffen (Abb. 17). Es wird angenommen, dass in den Risikogebieten ca. zwei Prozent der Zecken mit dem Virus infiziert sind.

Allerdings breiten sich die Erreger in Europa immer weiter aus und die Zahl der FSME-Erkrankungen nimmt zu. Da nur ein kleiner Teil der Zecken mit Viren belastet ist, wird natürlich nach einem Zeckenstich in einem Risikogebiet nicht jeder krank. Von den Menschen, die von einer Viren-infizierten Zecke gestochen werden, erkrankt auch nur etwa jeder Dritte, bei den anderen verläuft die Infektion ohne Krankheitszeichen.

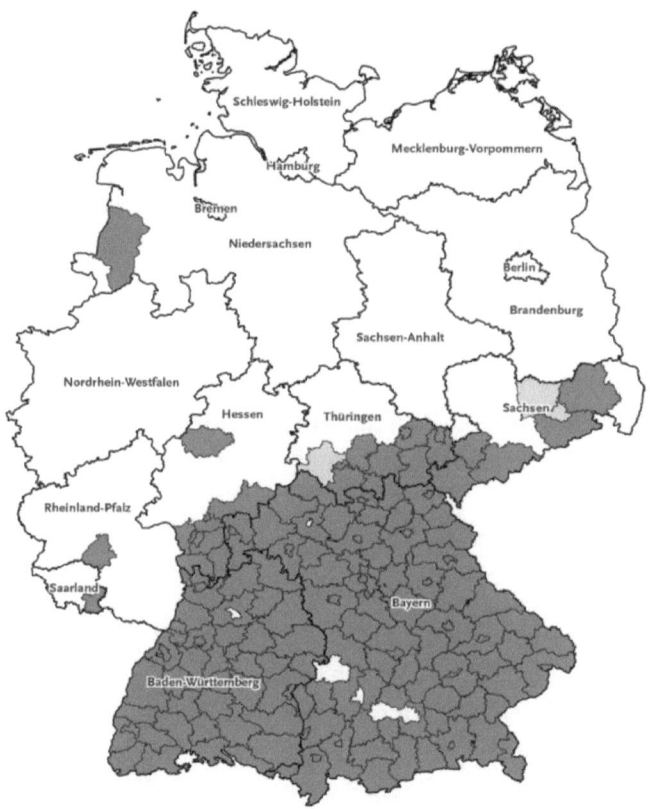

Abb. 17 FSME-Risikogebiete in Deutschland; langjährige Risikogebiete, aufgrund Erkrankungen 2002 bis 2019, sind dunkelgrau, in 2020 erstmalige Risikogebiete hellgrau dargestellt (Quelle und Grafik: Robert Koch-Institut)

Übertragung und Erkrankung

Die FSME-Viren befinden sich im Speichel einer infizierten Zecke und können nach dem Zeckenstich schnell in die Wunde übergehen. Auch wenn eine Zecke sofort danach entfernt wird, kann schon eine Übertragung der FSME-Viren stattgefunden haben. Je länger die Zecke saugen kann, umso höher ist das Risiko, dass eine genügend große Anzahl von Erregern übertritt und eine Infektion anfacht.

Die Krankheit verläuft sehr unterschiedlich und oftmals mild. Typische FSME-Symptome sind zu Beginn grippeähnlich wie Fieber, Kopf- und Gliederschmerzen. Bei einem Teil der Infizierten, aber nicht bei allen, kann sich die Erkrankung weiterentwickeln, da das FSME-Virus das zentrale Nervensystem befallen kann. Es kann zu einer Hirnhautentzündung (Meningitis) kommen, die an den Symptomen hohes Fieber, starke Kopfschmerzen und steifer Nacken erkennbar ist.

Wenn eine Entzündung des Gehirns und Rückenmarks erfolgt, sind das gesamte Gehirn und die Nervenwurzeln von der Erkrankung betroffen. Dann kann es neben den Symptomen der Hirnhautentzündung zu Bewusstseinstrübungen, Sprach- und Schluckstörungen kommen, sowie zu Lähmungen und psychischen Veränderungen. 50 Prozent der schwer Erkrankten werden nicht wieder vollständig gesund.

Infektionsrisiko und Impfung

Zweifellos sind die Personen besonders gefährdet, die sich in den Risikogebieten häufig ins Freie begeben. Zecken halten sich zumeist in Gräsern und Sträuchern bis ca. 1,5 m über dem Erdboden auf. Die Wahrscheinlichkeit, von einer Zecke gebissen zu werden, ist somit vor allem im Wald, an Wegrändern, in Parkanlagen und Gärten hoch. Auch Personen, die engen Kontakt mit freilaufenden Tieren haben, und Berufsgruppen wie Förster, Waldarbeiter oder Jäger sind gefährdeter als andere.

Wenn Kinder und Jugendliche an FSME erkranken, kommt es meist zu einem milden Verlauf der Meningitis; Langzeitschäden werden selten erfasst.

Mit zunehmendem Alter kommt es immer öfter zu schweren Verläufen. Schwere Gehirn- und Rückenmarksentzündungen treten beispielsweise bei 65 % der über 50jährigen Patienten, aber nur bei 43 % der unter 50jährigen auf. Die Sterberate ist bei über 50jährigen 15fach höher als bei Jüngeren.

Die Frühsommer-Meningoenzephalitis trifft außerdem Männer deutlich öfter als Frauen. Die höchsten Erkrankungszahlen werden bei Männern in der Altersgruppe von 70 bis 79 Jahre beobachtet.

Gegen die FSME gibt es keine wirksamen Medikamente. Die FSME-Impfung ist daher die beste Vorsorgemaßnahme, um das Risiko einer FSME-Erkrankung nach einem Zeckenstich zu verringern. In regelmäßigen Abständen muss die FSME-Impfung aufgefrischt werden. Wer gegen FSME geimpft ist, ist gegen alle Unterformen des Virus immun. Doch liegen die Durchimpfungsraten in Deutschland selbst im Süden Deutschlands nur zwischen 15 und 20 Prozent.

Gürtelrose und schlummernde Herpesviren

Die Gürtelrose ist eine Infektionskrankheit, die häufig im Alter auftritt. In Deutschland erkranken jährlich etwa 350.000 bis 400.000 Menschen. Jeder Zweite, der das 85. Lebensjahr erreicht, ist schon einmal an „Herpes zoster" erkrankt, wie die Krankheit offiziell heißt.

Bei der Gürtelrose handelt es sich um einen Hautausschlag, der sehr schmerzhaft sein kann. Ausgelöst wird die Gürtelrose durch das gleiche Virus, das die Windpocken-Erkrankung auslöst, das Varizella-Zoster-Virus. Somit kann dieses Virus zwei verschiedene Krankheitsbilder auslösen. Nur jemand, der schon eine Windpockeninfektion durchgemacht hat, kann später an der Gürtelrose erkranken.

Die Viren, die zu den Herpesviren gehören, bleiben nach einer Windpockeninfektion lebenslang im Körper. Sie nisten sich in Hirnnerven und Nervenwurzeln des Rückenmarks ein, und zwar in Nervenansammlungen, die Ganglien genannt werden.

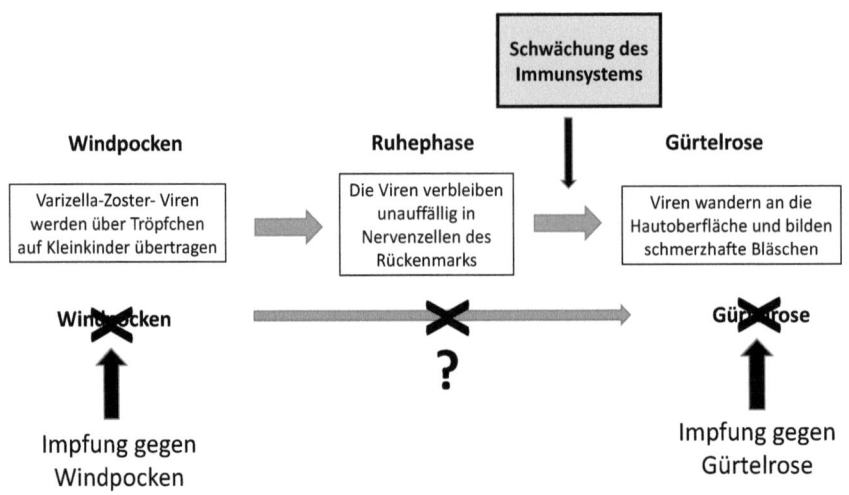

Abb. 18. Windpocken, Gürtelrose und die Auswirkungen von Impfungen

Dort werden sie von der Immunabwehr in Schach gehalten. Unter bestimmten Umständen, wie erhöhter Stress sowie im Alter mit der einhergehenden Schwächung des Immunsystems, können die Viren reaktiviert werden, die Nervenstränge entlang zur Haut wandern und die Krankheit Gürtelrose auslösen.

Herpesviren

Herpesviren sind eine weit verbreitete Familie von Viren, die alle im Wirtsorganismus lange Zeit überdauern können. Mehr als 100 verschiedene Virustypen zählen zu den Herpesviren, die zahlreiche Arten der Wirbeltiere befallen können. Acht Herpesvirustypen verursachen beim Menschen Krankheiten; sie werden als „humane Herpesviren" bezeichnet. Herpes bedeutet nach dem griechischen Wort „herein" kriechen, es soll darauf hinweisen, dass sich die Erreger entlang von Nervenbahnen ausbreiten.

Alle Herpesviren sind DNA-Viren, sie enthalten wie der Mensch DNA als Erbmolekül. Die einzelnen Viruspartikel sind außerdem, wie z. B. auch Influenzaviren, von einer Protein-Lipidhülle umgeben. Neben den Varizella-Zoster-Viren, die Windpocken und Gürtelrose hervorrufen, gibt es noch andere Herpesviren, die Lippen- und Genitalherpes, Zytomegalie und Pfeiffersches Drüsenfieber verursachen. Auch diese Viren überdauern oft jahrelang in bestimmten Zellen ihres Wirtes, ohne sie zu schädigen.

Die auffälligste Gemeinsamkeit aller Herpesviren ist, dass sie nach einer überstandenen Infektion nicht vollständig aus dem Körper verschwinden. Beispielsweise weiß man, dass das humane Herpesvirus 6, das bei Kleinkindern das Dreitagefieber auslöst, sein Genom dauerhaft in die Endstücke der Chromosomen, die Telomere, einbaut. Bei einer Infektion der Keimzellen kann das genetische Material sogar auf die nächste Generation übertragen und dort das Virus erneut aktiviert werden.

Auch Varizella-Zoster-Viren integrieren ihr Erbgut, die Virus-DNA, in Chromosomen menschlicher Zellen, und zwar in Nervenzellen. Die Virengene werden bei Zellteilungen mitkopiert, sie werden aber nicht abgelesen und es werden keine Virenproteine gebildet.

Das ist nicht ungewöhnlich, das menschliche Genom enthält viele Stellen, an denen Viren ihr Erbgut eingebaut haben, oft schon viele Generationen vorher. Das Varizellenvirus kann Jahre nach dem Einbau wieder aktiv werden, neue Virenpartikel synthetisieren und eine Erkrankung verursachen.

Erkrankung und Übertragung

Für die Gürtelrose ist charakteristisch, dass der Ausschlag sich wie ein Gürtel oder Band über den Körper verteilt und nicht, wie bei Windpocken, auf der gesamten Haut. Häufig sind die Bläschen nur auf einer Körperhälfte des Rumpfes zu finden. Die Viren befallen vor allem die Nerven der Brust- und Lendenwirbelsäule, bei älteren Menschen auch Nerven im Gesicht, sodass Regionen wie der Kopf von einer Gürtelrose betroffen sein können.

Die frühen Symptome einer Gürtelrose sind Kopfschmerzen, Unwohlsein und Fieber. Häufig folgen dann brennende Schmerzen, Juckreiz und Taubheitsgefühl. Die Schmerzen können im betroffenen Hautbereich leicht bis sehr stark sein. Einige Tagen nach der Anfangsphase, manchmal aber auch Wochen später, erscheint der charakteristische Hautausschlag, Rötungen mit Bläschen.

Die virushaltige Bläschenflüssigkeit ist infektiös und bis zur vollständigen Verkrustung der Bläschen kann es bei Berührungen zu einer Kontaktinfektion kommen. Doch ist die Erkrankung weniger ansteckend als Windpocken. Infizierte Personen erkranken in diesem Fall an Windpocken, nicht an einer Gürtelrose, und auch nur Individuen, die keine Windpockeninfektion durchgemacht haben und auch nicht dagegen geimpft sind.

Die Symptome einer Gürtelrose können mit Schmerzmitteln sowie mit austrocknenden und antiseptischen Lösungen zum Auftragen gelindert werden.

Zusätzlich werden oft Virustatika verabreicht, welche die Vermehrung des Virus hemmen. Diese können auch das Risiko für eine **postzosterische Neuralgie**, einer Entzündung der betroffenen Nerven, reduzieren. Um sie zu verhindern, ist eine frühzeitige Behandlung wichtig. Die intensiven Schmerzen, die über Monate bis Jahre bleiben können, sind schwer zu behandeln.

Dies gilt insbesondere für alte Menschen, bei denen Vorerkrankungen und eingenommene Medikamente die Behandlungsmöglichkeiten einschränken. Betroffen sind schätzungsweise 10 bis 20 % der an Gürtelrose Erkrankten, wobei im höheren Alter der Anteil deutlich steigt. Bei den 85-Jährigen hat jeder Zweite eine Postzoster-Neuralgie.

Wer eine Gürtelrose durchgestanden hat, muss überdies mit einem höheren Schlaganfallrisiko leben. Besonders im ersten Monat nach der Erkrankung ist das Risiko deutlich höher als bei Nichterkrankten.

Erkrankungsrisiko und Impfung

Die Erkrankungszahlen der Gürtelrose steigen weltweit an, wofür vor allem die demografische Entwicklung, die Alterung der Gesellschaft, verantwortlich ist. Von der Krankheit sind vorwiegend Personen über dem 50. Lebensjahr betroffen, das Risiko steigt mit dem Alter weiter an. Mehr als 95 Prozent der Erwachsenen über 50 Jahren haben schon einmal eine Windpockeninfektion durchgemacht, was man gut an den spezifischen Antikörpern in ihrem Blut sehen kann. Sie könnten daher irgendwann an Zoster erkranken.

Die Ständige Impfkommission (STIKO) empfiehlt seit 2004, alle Kinder im Alter von 11 bis 14 Monaten gegen Windpocken impfen zu lassen. Unklar ist derzeit, wie lange die Immunität gegen die Varizellen-Viren nach der Impfung anhält, da noch nicht so lange gegen Windpocken geimpft wird. Ein lebenslanger Schutz ist nicht garantiert.

Da die Gürtelrose-Erkrankungen zumeist im hohen Alter auftreten, ist noch ungewiss, ob die Gürtelrose auf diesem Weg verhindert werden kann. Es ist möglich, dass die Windpockenimpfung die Rate der Zoster-Erkrankungen senkt, die ja eine Reaktivierung der im Kindesalter erworbenen Infektion ist.

Seit 2018 gibt es auch einen Impfstoff gegen Gürtelrose mit einem wirkungsvollen Schutz. Die STIKO empfiehlt mehreren Personengruppen die Impfung mit diesem Totimpfstoff zur Verhinderung von Gürtelrose und den länger anhaltenden Nervenschmerzen (postzosterische Neuralgie).

Dies sind im Einzelnen:

- alle Personen ab 60 Jahren
- alle Personen ab 50 Jahren, deren Immunsystem geschwächt ist (beispielsweise nach Knochenmark- oder Organtransplantation)
- alle Personen ab 50 Jahren mit einem schweren Grundleiden

Nachdem im Mai 2019 die Gürtelrosenimpfung als Leistung der gesetzlichen Krankenversicherung aufgenommen wurde, gab es einen starken Mengenanstieg der Impfstoffdosen. Die zweifache Impfung mit dem Tot-Impfstoff schützt ältere Personen wirksam vor Gürtelrose und postherpetischer Neuralgie. Nur 8 Prozent der Geimpften erkrankten innerhalb von vier Jahren nach der Impfung an Gürtelrose und bei diesen traten nur in wenigen Fällen die gefürchteten chronischen Nervenschmerzen auf.

Wer allerdings mit dem auch zur Verfügung stehenden Lebend-Impfstoff gegen Varizellen, der abgeschwächte Erreger enthält, geimpft wurde, erkrankt häufiger. Die Gürtelrose verläuft jedoch meist milder als bei nicht-geimpften Personen.

Campylobakteriose, die unbekannte Seuche

Die von *Campylobacter*-Bakterien verursachte Magen-Darmerkrankung Campylobakteriose ist in Deutschland eine der häufigsten Infektionskrankheiten. Trotz ihrer weiten Verbreitung sind die Erkrankung und ihr Erreger außer Experten nur wenigen Leuten bekannt. Fast immer sind kontaminierte Lebensmittel für die Erkrankung verantwortlich. Von Tieren geht bei direktem Kontakt, insbesondere mit den Fäkalien, ebenfalls eine Gefahr aus. Diese Infektion ist eine sogenannte **Zoonose**. Die Erreger, in diesem Fall Bakterien, können ohne Probleme von verschiedenen Tierarten auf den Menschen übergehen.

Campylobacter-Bakterien sind Darmkeime, die bei vielen Nutztieren zu finden sind. In Europa und den USA infizieren sich jedes Jahr Millionen von Menschen mit diesem Erreger. Trotz hoher Hygienebedingungen in den fleischverarbeitenden Betrieben bleiben die Fallzahlen hoch, vor allem weil die Hygieneregeln (Kap. 11) in Privathaushalten missachtet werden.

Die Bakterien sind besonders in Geflügelbetrieben, aber auch in Schweineställen weit verbreitet. Schätzungen gehen davon aus, dass 50–80 Prozent der *Campylobacter*-Infektionen durch kontaminiertes Geflügelfleisch ausgelöst werden.

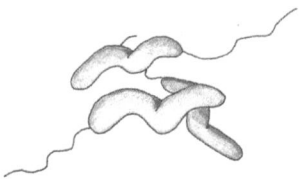

Abb. 19 *Campylobacter*-Bakterien

Historisches

Der Arzt und Bakteriologe Theodor Escherich beschrieb schon 1886 spiral-
förmige Bakterien, die er bei Säuglingen mit Durchfallerkrankung fand. Dabei könnte es sich um Bakterien der Gattung *Campylobacter* gehandelt haben. Danach gerieten diese Beobachtungen wieder in Vergessenheit und
die Bezeichnung *Campylobacter* wurde erst wesentlich später, 1963, geprägt. Der Name entstammt dem Altgriechischem und beschreibt die
Form: *kampylos* = krumm, *bakteria* = Stab.

Zunächst wurde dieser Keim in der Veterinärmedizin als Erreger von Tier-
erkrankungen geführt. Die ersten Isolierungen aus Stuhlproben und Züch-
tungen gelangen in den 1970-iger Jahren. Es dauerte wiederum einige Jahr-
zehnte, bis der Zusammenhang von *Campylobacter* mit Gastrointestinal-
Infektionen des Menschen und die enorme Tragweite dieser Erkrankungen
erkannt wurde.

Übertragung

Mit *Campylobacter* kontaminierte Lebensmittel sind die überwiegende Ursache der Erkrankungen. In Speisen und in Lebensmitteln vermehren sich
die Erreger in der Regel nicht. Sie überleben jedoch Kühltemperaturen besser als beispielsweise Salmonellen. Schon einige hundert Keime, die in den
Körper gelangen, können für eine Infektion ausreichen. *Campylobacter*-Er-
reger haben im Gegensatz zu anderen Bakterien wie Salmonellen eine sehr
niedrige minimale Infektionsdosis. Deshalb brauchen sie sich gar nicht im
Lebensmittel vermehren und sind umso gefährlicher.

Risikolebensmittel sind rohe oder nicht vollständig durchgegarte Fleisch-produkte. Die Keime kommen vor allem auf Geflügelprodukten vor. In zahl-reichen Untersuchungen der letzten Jahre wurde festgestellt, dass sowohl bei frischen als auch bei Tiefkühlprodukten ungefähr die Hälfte der Waren mit *Campylobacter*-Keimen kontaminiert waren. Insbesondere Hähnchen-fleisch mit Haut, wie z. B. Hähnchenkeulen, sind mit den Keimen oft stark verunreinigt, hautfreie Geflügelstücke etwas weniger.

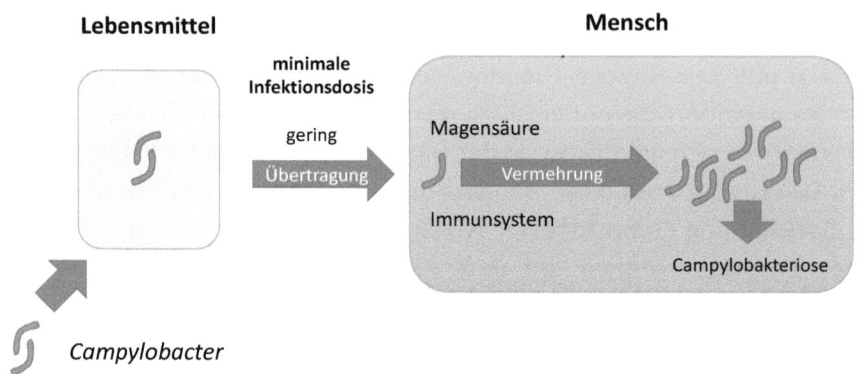

Abb. 20 Übertragung von *Campylobacter* durch Lebensmittel auf den Men-schen

Außerdem sind die Bakterien häufig in nicht-pasteurisierter Milch wie der Rohmilch zu finden. Von Eiern geht wahrscheinlich ein geringes Erkran-kungsrisiko aus.

Aufgrund der niedrigen minimalen Infektionsdosis kann es auch zur direk-ten Mensch-zu-Mensch-Infektion kommen. Der Kontakt zu infizierten Tie-ren und deren Exkrementen, wie z. B. in Streichelzoos, hat schon öfter zu Erkrankungen geführt. Auch Hunde und Katzen können im Darm diese Keime beherbergen. Im Krankheitsfall ist gute Händehygiene besonders wichtig. Nach dem Toilettengang sollte Wert daraufgelegt werden, dass die Hände gründlich mit Wasser und Seife gewaschen werden.

Erkrankung

Zwei bis fünf Tage nach dem Eintritt der Erreger in den Körper treten wässrige, manchmal auch blutige Durchfälle auf. Sie können von Erbrechen, Fieber und Darmkoliken begleitet werden. Die Erkrankung ist individuell von unterschiedlicher Stärke, sie dauert selten länger als eine Woche. Die Erreger können aber durchaus einige Wochen, im Durchschnitt 2 bis 4 Wochen, mit dem Stuhl ausgeschieden und weiterverbreitet werden. Bei starkem Durchfall und Erbrechen ist der Ausgleich des Flüssigkeits- und Elektrolytenverlusts durch vermehrtes Trinken besonders wichtig. Um den Verlust von Salzen auszugleichen, kann der Einsatz von Elektrolyt-Ersatzlösungen sinnvoll sein.

Nach *Campylobacter*-Erkrankungen, aber auch nach einigen anderen Infektionskrankheiten können Spätschäden oder Komplikationen auftreten. Ein bis drei Wochen nach der Magen-Darminfektion durch Campylobacter leiden einige der Betroffenen an Lähmungssymptomen, dem **Guillain-Barré-Syndrom**. Auch wenn diese Krankheit nur bei wenigen Infizierten auftritt, so kommt sie bei der Vielzahl von *Campylobacter*-Infektionen in der westlichen Welt doch recht häufig vor. Nach dem fast völligen Verschwinden der Poliomyelitis (Kinderlähmung), ist das Guillain-Barré-Syndrom die inzwischen häufigste Lähmungserkrankung hierzulande. Sie kann lebensbedrohliche Formen annehmen. An die 6 % aller Patienten sterben, vor allem, wenn es zur Lähmung der Atemmuskulatur kommt. Entsprechend ist die Behandlung aufwendig und kostenintensiv.

Beim Guillain-Barré-Syndrom kommt es zur Entzündung von Mark- oder Myelinscheiden der aus dem Rückenmark hervorgehenden Nervenwurzeln. Es handelt sich um eine Autoimmunerkrankung (Kap. 6). Das Immunsystem bildet Antikörper, die gegen körpereigene Strukturen gerichtet sind, und zwar gegen Lipide der Umhüllungen von Nervenzellen. Aufgrund struktureller Ähnlichkeiten erkennen offenbar die während der Infektion gebildeten Antikörper nicht nur die Bakterien als körperfremd, sondern auch bestimmte Moleküle der Nervenzellhülle.

Infektionsrisiko

Im Jahr 2018 wurden insgesamt 67.872 *Campylobacter*-Erkrankungen dem Robert Koch-Institut gemeldet. Damit war die Campylobakteriose nach der Norovirus-Gastroenteritis die zweithäufigste meldepflichtige Durchfallerkrankung des Jahres 2018. Wie in den Vorjahren zeigte das Infektionsgeschehen einen saisonalen Verlauf mit den höchsten Fallzahlen in den Monaten Juni bis September.

Ein großes Risiko zu erkranken, haben Kleinkinder, aber auch Erwachsene werden von der Krankheit betroffen. Aufgrund der hohen Fallzahlen ist auch die Zahl älterer Personen sehr hoch.

Senioren und Menschen mit eingeschränkter Immunabwehr sind insofern besonders gefährdet, da sich bei ihnen der Verlauf der Erkrankung wesentlich schwerwiegender darstellt. Alte Menschen reagieren überdies sehr empfindlich auf die bei der Erkrankung eintretenden Flüssigkeitsverluste. Beispielsweise waren alle im Jahr 2018 aufgrund einer *Campylobacter*-Infektion verstorbenen Personen im Alter zwischen 73 und 85 Jahren.

Enterobakterien, die Durchfallerreger

Escherichia coli, oder kurz *E. coli,* Shigellen, Salmonellen und Yersinien sind eng miteinander verwandte Bakterien, die vielfach Enterobakterien genannt werden. Sie haben eine Stäbchenform und zahlreiche Geißeln am gesamten Zellkörper. **Shigellen** sind die Erreger der Shigellose oder Bakterienruhr und heute bei uns sehr selten.

Die Shigellose tritt gehäuft in Kriegszeiten auf, wenn die hygienischen Verhältnisse extrem schlecht und die Menschen durch Hunger und Armut geschwächt sind. Krankheitserregende Enterobakterien sind allesamt Darmbakterien, die allerdings auch außerhalb des Darmtrakts eine Zeitlang überleben können.

Infektionen durch Enterobakterien sind Durchfallerkrankungen, die in der Regel durch eine fäkale Kontamination verursacht werden.

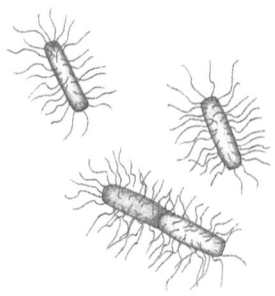

Abb. 21 Salmonellen

Für Menschen pathogene Enterobakterien leben und vermehren sich im Darm zahlreicher Säugetiere und Vögel; nur für Shigellen ist der Mensch das einzige Reservoir. Werden die Enterobakterien über die Nahrung auf den Menschen übertragen, können sie heftige Durchfallerkrankungen und andere Krankheitszeichen hervorrufen. Dazu müssen sie aber unversehrt durch den Magen in den Darmtrakt gelangen und sich dort vermehren, in Gegenwart der dort ansässigen Mikroorganismen, die natürlich hartnäckig ihre Futterquellen verteidigen und Eindringlinge bekämpfen.

Escherichia coli gehört sogar zu diesen Bakterien der Darmflora eines jeden Menschen. *E. coli*-Bakterien sind nicht nur harmlos, sondern auch für uns nützlich, solange sie im Darm bleiben. Gelangen sie in die Blase, in Harnwege oder Wunden, werden sie jedoch zum Krankheitserreger und lösen entsprechend Infektionen aus. Neben den natürlich im Darm vorhandenen Vertretern gibt es aber auch - in seltenen Fällen - pathogene *E. coli*-Stämme. Nur diese Bakterienvarianten besitzen Hunderte von Genen, die sie befähigen, z. B. in menschliche Zellen einzudringen und Zellen zu zerstören; sie sind durchweg Krankheitserreger.

Zu den außergewöhnlich gefährlichen Varianten gehören die enterohämorrhagischen *E.-coli*-Bakterien (kurz **EHEC**), die – wie der Begriff enterohämorrhagisch andeutet - eine Darmentzündung und blutigen Durchfall verursachen. Die Zahl der Infektionen durch diesen Erreger hat weltweit in den letzten Jahren zugenommen.

Die Zellen der EHEC-Stämme produzieren im Dünndarm und, nach Ausbreitung im restlichen Körper, auch dort verschiedene toxische Substanzen, von denen das Shiga-Toxin als besonders gefährlich gilt. Shiga-Toxine sind Proteine, die in identischer Form auch von anderen Enterobakterien, den Shigellen, gebildet werden. Dort wurden sie sogar zuerst gefunden, daher der Name Shiga-Toxin.

Salmonellen-Erkrankungen, früher sehr häufig und zu Recht gefürchtet, haben zahlenmäßig in Deutschland deutlich abgenommen. Derzeit kennt man über 2.500 verschiedene Varianten oder Typen von *Salmonella*, die alle pathogen sind. Sie unterscheiden sich fast nur durch die Moleküle auf ihrer Zelloberfläche, die serologisch, also durch verschiedene Antikörper erkannt werden. Durch Veränderung ihrer Oberflächenstrukturen können sie den Organismus überlisten und dem Immunsystem entkommen.

Yersiniosen stellen in Deutschland nach Salmonellosen die dritthäufigste bakteriell verursachte Magen-Darm-Erkrankung dar. **Yersinien** rufen eine fieberhafte Darmentzündung hervor, die Yersiniose. Lebensmittelinfektionen verursachen die Arten *Yersinia enterocolitica* und *Yersinia pseudotuberculosis*. Die Spezies *Yersinia pestis*, der Erreger der Pest, ist zwar nahe verwandt, wird aber ganz anders auf den Menschen übertragen, nämlich durch blutsaugende Parasiten wie Flöhe. Die Pesterreger haben zumindest in Europa keine Verbreitung mehr, können aber in einigen Ländern, z. B. auch in der USA, wieder auftauchen, da sie Reservoirs in Nagetieren besitzen.

Historisches
Der Kinderarzt Theodor Escherich gilt als der Entdecker von *Escherichia coli*. Er beschrieb 1886 in einer Schrift über die Darmbakterien von Säuglingen zum ersten Mal dieses stäbchenförmige Bakterium. Heute wird es in vielen mikrobiologischen Laboren zu Forschungszwecken eingesetzt und spielt in der Überwachung der Sicherheit von Trinkwasser und Lebensmitteln eine große Rolle.

Erstmals wurde ein EHEC-Stamm im Jahr 1982 in den USA entdeckt, als zahlreiche Personen nach dem Verzehr von Hamburgern zum Teil schwer erkrankten. Tonnen an Hamburgerfleisch mussten zurückgerufen und vernichtet werden, wenn die pathogenen Bakterien in Kontrollen entdeckt wurden. Der Keim sollte als „Hamburger-Keim" oder „Killer-Bakterium" in die Geschichte eingehen. 1985 folgte der erste Ausbruch in Deutschland, der auf die EHEC-Bakterien zurückgeführt werden konnte.

Im Jahre 2011 kam es in Deutschland zu einem schweren EHEC-Ausbruch. Vor allem in Norddeutschland erkrankten nach Angaben des RKI 4000 Personen, 53 Betroffene davon verstarben. Als Ursache werden laut BFR (Bundesinstitut für Risikobewertung) aus Ägypten importierte Bockshornkleesamen angesehen, die in Niedersachsen aus Betrieben zur Samenproduktion weitergegeben wurden. Es handelt sich weltweit um den größten Ausbruch durch EHEC.

Verglichen mit EHEC-Keimen sind Shigellen, Salmonellen und Yersinien alte Bekannte. Der japanische Bakteriologe Kiyoshi Shiga entdeckte schon im Jahr 1898 den Erreger der Bakterienruhr; nach ihm wurden die Shigellen benannt. Salmonellen bekamen ihren Namen nach dem US-amerikanischen Tierarzt Daniel Salmon (1850 - 1914), der die Bakterien erstmals im Jahre 1900 beschrieb. Yersinien sind nach dem Schweizer Alexandre Yersin (1863-1943) benannt, dem Entdecker des Pest-Erregers *Yersinia pestis*.

Übertragung
Die Erreger der Magen-Darminfektion sind bei zahlreichen Wild- und Haustieren als Besiedler des Darmtrakts zu finden. Sie verursachen jedoch in der Regel keine Erkrankung der Tiere. In seltenen Fällen können sie, besonders die hochvirulenten Bakterienstämme wie z. B. EHEC, direkt vom Tier oder von infizierten Personen auf Menschen übertragen werden. Die indirekte Übertragung durch **fäkal verunreinigte Lebensmittel** ist weitaus häufiger, auch wenn die Übertragungswege der Keime nicht immer bekannt sind.

Infektionen werden durch kontaminiertes Trinkwasser, durch tierische Produkte, aber auch durch pflanzliche Lebensmittel ausgelöst, insbesondere solche, die wie Salate als Rohkost verspeist werden. Salmonellosen und Yersiniosen werden vor allem durch den Genuss von rohem Schweinefleisch ausgelöst.

Das Reservoir für die gefährlichen EHEC-Bakterien bilden in erster Linie Rinder. Die Tiere scheiden die Bakterien aus, erkranken aber in der Regel selbst nicht. Als Infektionsquellen kommen daher für den Menschen nicht ausreichend erhitzte Fleischprodukte, Rohmilch, aber auch Gemüse in Frage, die mit tierischem Kot in Kontakt gekommen sind. Auch der **infizierte Mensch** ist als Infektionsquelle von Bedeutung. Bei mangelhafter persönlicher Hygiene kann er mit seinen Darmausscheidungen Lebensmittel kontaminieren. Eine direkte Übertragung der Keime von Mensch zu Mensch oder bei Berührung der Rinder(-fäkalien) ist möglich.

EHEC-Bakterien, Salmonellen und Yersinien können sich im Gegensatz zu Campylobacter in vielen Lebensmitteln und Speisen vermehren, wenn die Voraussetzungen dazu vorhanden sind wie z. B. eine Temperatur zwischen etwa 10 und 45 °C. Salmonellen und Yersinien sind darauf auch meist angewiesen, da sie zur erfolgreichen Infektion eine relativ hohe Dosis, also Anzahl an Keimen benötigen.

Bei Salmonellen sind beispielsweise in der Regel um die 10.000 Bakterien notwendig, um in genügender Zahl durch den Magen in den Darm zu gelangen und sich dort erfolgreich zu etablieren und zu vermehren. EHEC-Bakterien können jedoch Menschen auch mit wesentlich weniger Keimen infizieren, sie weisen eine deutlich niedrigere minimale Infektionsdosis als z. B. Salmonellen auf (Abb. 22).

Bei Erkrankungen liegen oft Hygienefehler vor. Die Bakterien vermehren sich beispielsweise in Speisen, die gekühlt werden müssen (Kap. 11). Yersinien können sich allerdings auch bei Kühlschranktemperaturen vervielfachen, sodass die Aufbewahrung von Lebensmitteln im Kühlschrank die Vermehrung dieser Keime nicht vollständig hemmt.

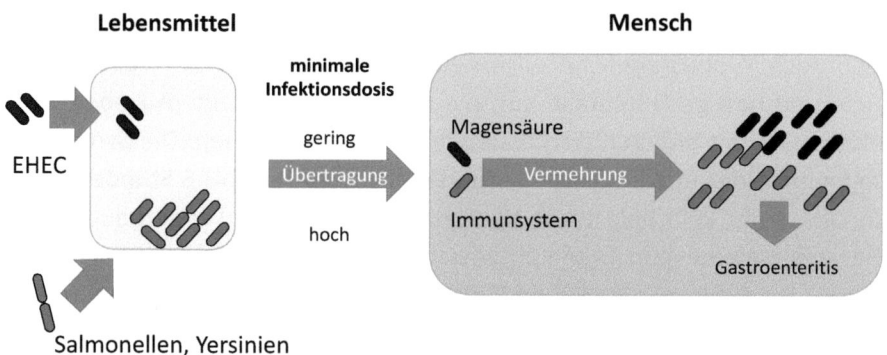

Abb. 22 Übertragung von Enterobakterien durch Lebensmittel auf den Menschen

Erkrankung und Infektionsrisiko

Die Erregergruppe verursacht Durchfallerkrankungen, da sie sich für eine Zeit im Darm ansiedeln können. Insbesondere bei älteren Menschen können sie eine lebensgefährliche Austrocknung des Körpers oder eine Allgemeininfektion des Körpers herbeiführen. **Infektionen mit EHEC** sind gefürchtet, weil es bei Kleinkindern und bei älteren oder abwehrgeschwächten Menschen zu schweren Verläufen und gefährlichen Komplikationen kommen kann. Viele EHEC-Infektionen verlaufen jedoch unauffällig und bleiben daher oft unerkannt. Kommt es zu einer Erkrankung, leiden die Betroffenen nach einer kurzen Inkubationszeit an kolikartigen Bauchschmerzen und wässrigen, später auch blutigen Durchfällen.

Gewöhnlich klingen die Symptome nach einigen Tagen ab, bis zu 20 Tage nach der Infektion können aber Keime im Stuhl nachgewiesen werden. Bei 5 bis 10 Prozent der Erkrankten entwickelt sich ein **hämolytisch-urämisches Syndrom** (HUS). Dabei kann es zum Abbau der roten Blutkörperchen (Hämolyse) und zu einem akuten Nierenversagen (Urämie) kommen, das bisweilen tödlich endet, und bei Überleben zu schweren Nierenschäden.

Salmonellen-Erkrankungen, die Salmonellosen, sind zumeist Lokalinfektionen, die sich auf den Dünndarm beschränken (Enteritis), manchmal jedoch auch Typhus-ähnliche Allgemeinerkrankungen. In der Regel treten kurze und heftige Durchfälle auf, die mit Erbrechen, hohem Fieber, eher selten auch mit blutigen Durchfällen einhergehen können. Die Symptome beginnen in der Regel 12 bis 36 Stunden, frühestens 6 bis 8 Stunden, nach Einnahme der keimbelasteten Speisen. Salmonellosen klingen auch ohne Therapie nach einigen Tagen ab, meist erfolgt keine Behandlung mit Antibiotika. Diese können den Krankheitsverlauf in der Regel nicht positiv beeinflussen, jedoch die Dauer der Salmonellenausscheidung mit dem Stuhl verlängern. Nur in weniger als 1 % der Fälle gehen Salmonellosen tödlich aus.

Bei Senioren und Patienten mit einem geschwächten Immunsystem können die Infektionen allerdings schwer und komplikationsreich verlaufen. Deswegen sollte bei älteren Menschen mit einer Gastroenteritis unbedingt ärztlicher Rat eingeholt und durchaus eine Antibiotika-Therapie erwogen werden. Denn ein Flüssigkeitsmangel kann schnell lebensbedrohlich werden. Selten, aber bisweilen, lösen die Salmonellen vor allem bei älteren Menschen eine Blutvergiftung (Sepsis) aus. Die Erreger können bei immungeschwächten Personen auch andere Organe befallen und Komplikationen wie Herzklappen-, Hirnhaut- oder Brustfellentzündungen sowie Knochen- und Gelenkentzündungen auslösen.

Einige Salmonellentypen, *Salmonella* Typhi und Paratyphi verursachen keine lokalen Darmentzündungen, sondern **Typhus** oder **Paratyphus**. Diese Bakterien führen zu einer sehr ernsthaften hochfieberhaften Allgemeinerkrankung, besonders bei Typhus; Paratyphus verläuft etwas kürzer und milder. Typhus und Paratyphus kommen überwiegend in Ländern der Dritten Welt vor, sie treten bei uns nur noch selten auf, meist bei Reisenden in entsprechende Länder. Außerdem wird bei einer Typhuserkrankung eine Immunität und damit ein Schutz vor weiteren Infektionen gewonnen, im Gegensatz zu den in industriellen Ländern weit verbreiteten Salmonellosen.

Yersiniosen sind akute Magen-Darm-Entzündungen, oft mit Fieber, wässrigem oder blutigem Durchfall, Koliken und Erbrechen. Die Inkubationszeit der Darminfektion beträgt 1 bis 10 Tage.

Die überwiegend gutartigen Verläufe erfordern keine Antibiotika-Therapie. Mitunter treten heftige Bauchschmerzen wie bei einer Blinddarmentzündung auf. Nicht immer schafft es das Immunsystem, die Bakterien vollständig zu eliminieren.

Bei einem Teil der Betroffenen stellt sich eine chronische Infektion ein, die die Ausbildung von Autoimmunerkrankungen fördern kann. Im Anschluss an einen Infekt mit Yersinien kann es schon nach einem Zeitraum von 1 bis 3 Wochen zum Auftreten einer Arthritis (Gelenkentzündung) vor allem in Gelenken der unteren Körperhälfte kommen.

Listerien und Listeriose

Listerien sind Bakterien, die die Infektionskrankheit Listeriose hervorrufen. Die Erkrankung ist bei Menschen, aber auch bei Rindern, Ziegen, Schafen sowie vielen anderen Tieren bekannt. Mehrere pathogene und nicht-pathogene Arten sind in der Gattung *Listeria* zusammengefasst, von denen die Spezies *L. monocytogenes* die größte Bedeutung als Krankheitserreger des Menschen hat.

Die Bakterien sind nicht nur in Tieren zu finden, sondern auch im Boden, im Wasser und auf Pflanzen. Die Keime können leicht aus dem Kot von Tieren und dem Stuhl von Menschen isoliert werden. Die Bakterien zeichnen sich dadurch aus, dass sie äußerst widerstandsfähig und robust sind. Sie überleben beispielsweise das Trocknen und Tiefgefrieren von Lebensmitteln.

Listerien kommen sogar in vielen Lebensmittelbetrieben vor und führen dort häufig zu Kontaminationen. Deshalb sind sie in vielen Nahrungsmittelprodukten zu finden, jedoch meist in geringen Mengen, die nicht unbedingt zur Entstehung einer Infektion mit Symptomen führen.

Historisches

Die Krankheit Listeriose wurde erstmals 1923 von Everitt Murray bei Kaninchen und Meerschweinchen beschrieben und der Erreger wurde drei Jahre später isoliert. Einige Jahre später wurde in Dänemark der Erreger beim Menschen nachgewiesen. Seinen Namen erhielt das Bakterium daraufhin zu Ehren des englischen Chirurgen Joseph Lister, der die antiseptische Medizin begründete.

Die Krankheit Listeriose blieb jedoch lange Zeit unbeachtet, bis erst im Jahre 1952 am Hygieneinstitut der Universität Halle in der damaligen DDR die Bedeutung von *L. monocytogenes* bei der Neugeborenenlisteriose erkannt wurde.

Zahlreiche Listerienausbrüche nach Verzehr kontaminierter Lebensmittel sind inzwischen dokumentiert. So wurden 2019 drei Todesfälle und zahlreiche Erkrankungen durch Listerien mit dem Verzehr von Wurstwaren eines hessischen Unternehmens in Verbindung gebracht. Der Betrieb wurde geschlossen.

Übertragung

Listerieninfektionen werden fast ausschließlich durch kontaminierte Lebensmittel verursacht. Die Bakterien können sich in vielen Lebensmitteln vermehren und bei einer genügend hohen Keimanzahl in den gegessenen Nahrungsmitteln den Menschen krank machen. Dies wird durch die Fähigkeit von Listerien begünstigt, bei Kühlschranktemperaturen zu überleben und zu wachsen. Dadurch unterscheiden sie sich von vielen anderen Erregern, die sich ebenfalls in Lebensmitteln vermehren können, aber nicht mehr im richtig eingestellten Kühlschrank (unter 8 °C). Listerien können sich auch bei recht hohen Temperaturen von bis zu 45 °C noch vervielfältigen.

Häufig sind Listerien in nicht gegarten oder nicht pasteurisierten Lebensmitteln wie z. B. Rohmilch, Rohmilchkäse, rohen Fleisch- und Fischprodukten zu finden. Aufgrund der weiten Verbreitung und der Widerstandsfähigkeit der Keime können sie in einer Reihe von tierischen Lebensmitteln sowie in geräucherten, marinierten und gebeizten Fischprodukten nachgewiesen werden.

Fast jedes mit Erde oder Staub verunreinigte Lebensmittel enthält Listerien, zumindest in geringen Mengen. Deshalb können auch pflanzliche Lebensmittel wie Obst und Gemüse für eine Infektion verantwortlich sein. Darüber hinaus werden Listerien in seltenen Fällen direkt vom Tier auf den Menschen übertragen. Erkrankte Menschen spielen als Übertragungsquelle keine Rolle.

Erkrankung

Häufig ist der Krankheitsverlauf bei der Infektion mild. Fieber oder grippeähnliche Symptome können auftreten, jedoch klingen die Beschwerden innerhalb weniger Tage wieder ab.

Listerien lösen bei Immunkompetenten, bei Menschen mit gutem Immunsystem, oft gar keine Symptome aus. Bei immunschwachen Patienten dagegen können Listerien zu schweren lebensbedrohlichen Erkrankungen führen. Das klinische Bild der Listeriose ist dann sehr variabel, da verschiedene Organe und Organsysteme befallen werden können. Es kann zu Blutstrominfektionen (Sepsis), Entzündungen der Hirnhäute (Meningitis) oder des Gehirns (Enzephalitis) kommen.

Listerien dringen wie Viren in die Wirtszellen ein und vermehren sich dort. Sie können im menschlichen Körper direkt von einer Zelle in die Nachbarzelle vordringen, ohne im extrazellulären Raum zu erscheinen. Deshalb sind Listerien für Antikörper kaum angreifbar, sie müssen durch T-Zellen im Rahmen der erworbenen Immunabwehr bekämpft werden, die im Alter stark gedämpft ist.

Die Listeriose kann bei schwerem Verlauf mit Antibiotika behandelt werden. Die schweren Verlaufsformen wie Sepsis oder Meningitis haben dennoch eine schlechte Prognose. Trotz Antibiotikatherapie liegt die Letalität bei 30 Prozent. Nach einer Listerieninfektion bleibt eine Immunität zurück, die einen teilweisen Schutz vermittelt.

Diese Immunität ist in Deutschland bei mehr als 90 % der Erwachsenen nachweisbar. Eine Impfung ist zurzeit noch nicht möglich.

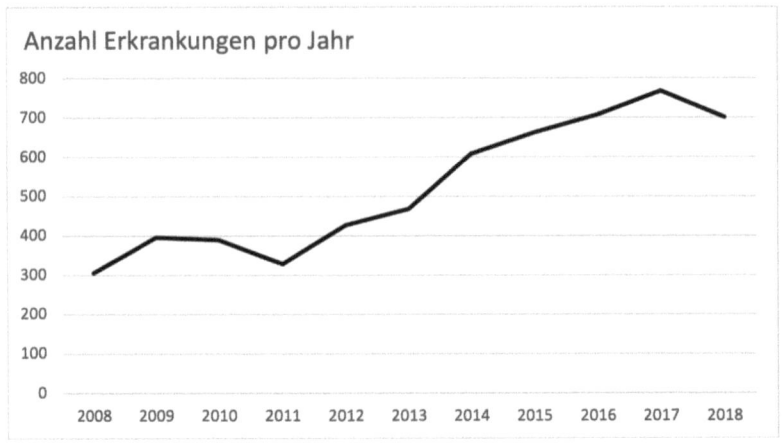

Abb. 23   Listeriose-Erkrankungen in Deutschland (Robert Koch-Institut)

Infektionsrisiko

Neben älteren Menschen sind Personen, deren Immunabwehr durch Krankheiten oder medikamentöse Behandlung geschwächt ist, Neugeborene und auch Schwangere besonders gefährdet. Die krankheitsauslösende Bakteriendosis, die für Menschen mit gutem Immunsystem relativ hoch ist, kann bei den Angehörigen der Risikogruppen klein sein. Die Zahl der Listeriose-Erkrankungen ist in den letzten Jahren in Deutschland wie in anderen europäischen Ländern deutlich gestiegen (Abb. 23).

Bis etwa 2010 wurden in Deutschland insgesamt nur 300 bis 400 Fälle jährlich registriert. In den Jahren danach ist die Zahl der beim Robert Koch-Institut gemeldeten Listerien-Infektionen auf über 700 Fälle pro Jahr gestiegen. Da diese Lebensmittelinfektion bei Ärzten zum Teil wenig bekannt ist und sie außerdem ein sehr heterogenes klinisches Bild zeigt, sind die wirklichen Fallzahlen wahrscheinlich wesentlich höher. Auch aufgrund der langen Inkubationszeit werden Listeriose-Erkrankungen oft nicht erkannt.

Die Zunahme der Listeriose in den letzten Jahren ist sicherlich im Wesentlichen demografischen Faktoren wie der Zunahme der Zahl älterer Menschen geschuldet. Die Listeriose trifft noch in stärkerem Maße als andere Infektionen ältere Menschen, während sie bei Erwachsenen und jungen Menschen (außer Kleinkindern) selten ist (Abb. 24).

Außerdem tritt sie oft bei **Schwangeren** auf, bei denen es zu einer physiologischen Immunsuppression und damit zu einer Schwächung des Immunsystems kommt. Der Grund dafür ist, dass das Immunsystem der Mutter den Fötus, der Antigene des Vaters besitzt, nicht als körperfremd erkennen und abstoßen darf.

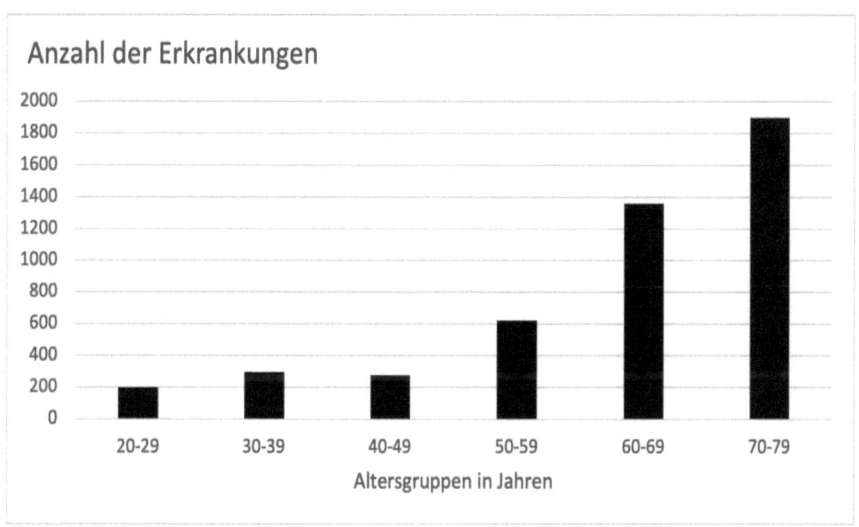

Abb. 24 Listeriose-Erkrankungen in Deutschland nach Altersgruppen (RKI, 2001-2016)

Etwa 50 % aller Erkrankungen, die nicht mit einer Schwangerschaft in Zusammenhang stehen, erleiden Personen, die über 70 Jahre alt sind. Häufig gehen bei den Listeriose-Erkrankten auch Grunderkrankungen wie Krebserkrankungen, Diabetes mellitus, Alkoholabusus oder Leberzirrhose bzw. Behandlungen mit Immunsuppressiva voraus.

Lungenentzündungen: Pneumokokken und Legionellen

An einer Lungenentzündung (Pneumonie) erkranken in Deutschland pro Jahr etwa 400.000 Menschen, in den Jahren mit einer starken Grippewelle und während der COVID-19-Pandemie liegt die Zahl noch deutlich höher. Lungenentzündungen sind nicht nur ausgesprochen häufig, sie können sich in Abhängigkeit vom allgemeinen Gesundheitszustand des Patienten und von der Art des Erregers sehr unterschiedlich entwickeln. Ungefähr jede siebte Lungenentzündung verläuft so schwer, dass sie im Krankenhaus behandelt werden muss. Die Pneumonie ist in Westeuropa die häufigste tödlich endende Infektion bzw. Folge einer Infektion.

Verschiedene Erreger, darunter Bakterien, Viren und selten auch Pilze, können eine Lungenentzündung verursachen. Meist gehen Erkrankungen der oberen Atemwege voraus, die oft von typischen Erkältungsviren verursacht werden. Ist das Gewebe erstmal geschädigt, können andere Erreger Fuß fassen und sich vermehren, bzw. Bakterien der eigenen Schleimhautflora nutzen die Gelegenheit, in zerstörte Bereiche einzudringen.

Bei Atemwegserkrankungen sind die Nutznießer vor allem Bakterien. Der häufigste Auslöser einer Lungenentzündung heißt *Streptococcus pneumoniae*. Die auch **Pneumokokken** genannten Bakterien sind für 20 bis 40 % der ambulant erworbenen Pneumonien verantwortlich, also der Lungenentzündungen, die nicht im Zusammenhang mit einem Krankenhausaufenthalt stehen. Pneumokokken besitzen eine Kapsel, eine voluminöse Schleimschicht aus Polysacchariden. Diese Kapsel schützt die Bakterienzelle wie eine Rüstung. Sie erschwert die Phagozytose, die direkte Aufnahme ins Zellinnere durch Fresszellen, und verhindert, dass Antikörper an die Zellwand gelangen sowie Antibiotika in die Zelle.

Bei fast der Hälfte der Bevölkerung ist der Keim unbemerkt schon lange Zeit vorher vorhanden. Pneumokokken besiedeln die Schleimhäute im Nasen-Rachen-Raum, ohne den Betroffenen zu schaden. Pneumokokken sind keine strikten Krankheitserreger.

In den allermeisten Fällen besiedeln sie uns, ohne uns unmittelbar krank zu machen, da sie von einem intakten starken Immunsystem in Schach gehalten werden.

Auch *Haemophilus influenzae* ist ein Bakterium, das eine dicke Kapsel bildet und sich in den Schleimhäuten des Menschen ansiedeln kann. Der Keim ist genau wie *Staphylococcus aureus* vor allem bei Kleinkindern als Erreger von Pneumonien gefürchtet. Aber auch bei Erwachsenen, insbesondere mit Immunsuppression, geschwächtem Immunsystem oder COPD, können Lungenentzündungen hervorgerufen werden.

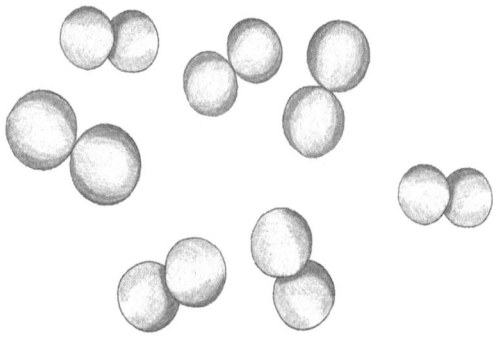

Abb. 25. Pneumokokken

Häufig kann es bei einer durch Influenzaviren ausgelösten Grippeerkrankung als Komplikation zu einer bakteriellen **Superinfektion** der Lunge kommen und eine bakterielle Pneumonie entstehen. Die Infektion durch Influenzaviren schwächt die Immunabwehr gegen die Bakterien so stark, dass bereits eine geringe Dosis an Pneumokokken ausreicht, um eine Lungenentzündung auszulösen.

Wissenschaftliche Studien haben ergeben, dass in der ersten Woche einer Grippeerkrankung die Wahrscheinlichkeit für eine Lungenentzündung durch Pneumokokken auf das 100-fache ansteigt.

Sich sowohl gegen Grippe als auch gegen Pneumokokken impfen zu lassen, ist aus diesem Grund besonders sinnvoll, um das Risiko einer bakteriellen Lungenentzündung zu verringern.

Es gibt eine Reihe weiterer Bakterien, die Lungenentzündungen verursachen, wie z. B. die **Legionellen**. Unter den Legionellen, die schwere Pneumonien hervorrufen können, ist vor allem *Legionella pneumophila* zu nennen. Die Legionellen-Pneumonie oder Legionellose wird auch Legionärskrankheit genannt und ist eine schwere Erkrankung, die sehr oft bei älteren Personen auftritt. Sie ist besonders oft in heißen Ländern zu beobachten und tritt bei uns bevorzugt im Sommer auf.

Legionellen sind Bakterien, die sich besonders in warmem Wasser wohlfühlen und dort vermehren. Sie sind in geringer Anzahl in allen Oberflächengewässern und auch im Grundwasser vorhanden. Sie gelangen auf natürlichem Weg in die Wasseraufarbeitungssysteme und ins Trinkwasser. Unter 20 °C vermehren sich Legionellen so langsam, dass sie nur in geringen Keimkonzentrationen vorliegen und das Erkrankungsrisiko klein ist.

Erst über 25 °C steigt die Vermehrungsrate der Bakterien deutlich an. Bis etwa 50 °C können sich Legionellen gut vermehren und über 60 °C sterben sie ab. Legionellen leben gewöhnlich in Biofilmen, in schleimigen Belägen auf nassen Oberflächen. Sie können dort von Amöben aufgenommen werden und sich dann innerhalb dieser Einzeller vermehren.

Historisches

Pneumokokken wurden erstmals 1881 unabhängig voneinander von Georg Sternberg in den USA und von dem Franzosen Louis Pasteur beschrieben, einem der Pioniere und Wegbereiter der Mikrobiologie.Die Erreger der Legionärskrankheit, die Legionellen, wurden erst wesentlich später entdeckt.

1976 erkrankten bei einer Tagung der Kriegsveteranenvereinigung „The American Legion" in Philadelphia zahlreiche Teilnehmer an einer untypischen Lungenentzündung. Während und kurz nach der Tagung wurden 221 Personen krank, von denen 34 starben. Wie später nachgewiesen werden konnte, waren Bakterien in der Klimaanlage eines Hotels dafür verantwortlich.

Übertragung

Die Viren, welche die Atemwege infizieren und den Lungenentzündungen meist vorausgehen, sind so häufig und ansteckend, dass eine Infektion schwer zu vermeiden ist. Erwachsene erkranken meist zwei- bis viermal jährlich an sogenannten grippalen Infekten. Infizierte Patienten verbreiten die Erreger durch Niesen und Husten über die Luft. Besonders in der kalten Jahreszeit steigen die Infektionsraten bisweilen explosionsartig an.

Auf dem gleichen Weg, vor allem durch Husten oder Niesen, gelangen auch **Pneumokokken** zu anderen Menschen, in einigen Fällen auch durch Berührungen von Personen oder mit Krankheitserregern kontaminierte Gegenstände. Da bei fast jedem zweiten Menschen Pneumokokken die Schleimhäute im Nasen-Rachen-Raum schon im gesunden Zustand besiedeln, stehen die Keime dann bei Infekten für eine Weiterführung des Infektionsgeschehens zur Verfügung.

Bei **Legionellen** findet eine Übertragung von Mensch zu Mensch nicht statt. Es kann zu Legionellen-Infektionen kommen, wenn beim Duschen oder beim Wasseraustritt aus Hähnen kleine Wassertröpfchen (Aerosole) entstehen, die hohe Konzentrationen dieser Bakterien enthalten. Durch Einatmen der Aerosole kommt es zu einer Aufnahme der Legionellen in die Atmungswege eines Menschen.

Aerosolbildung kann besonders an folgenden Orten zu einer Legionellen-Infektion führen:

- Warmwasserversorgungsanlagen, z. B. Duschen und Wasserhähne, die selten benutzt werden und seit längerem stehendes Wasser aufweisen
- Luftbefeuchtungsanlagen, Feinsprühnebel z. B. zur Frischhaltung von Obst
- Whirlwannen, Schwimmbeckenbereiche
- offene Kühltürme und Kühlaggregate von Klimaanlagen

In den letzten Jahren führten Hygieneuntersuchungen in Freibädern und Hallenbädern oftmals zur zeitweisen Schließung aufgrund von Legionellen-befall der Wasserleitungen. Grundsätzlich sollten die Wassertemperaturen in den Warmwasserleitungen der Hausinstallationen an keiner Stelle Temperaturen unter 55 °C aufweisen, um die Vermehrung der Legionellen zu unterbinden. Alle Wasserleitungen sollten aus dem gleichen Grund regelmäßig genutzt werden, damit kein Wasserstillstand in Leitungen auftritt.

Erkrankung

Typische Krankheitssymptome der Lungenentzündung sind plötzliches und hohes Fieber, Schüttelfrost, Husten, eitriger Auswurf sowie Schmerzen im Brustkorb. Im Alter verlaufen allerdings die Infektionen oft nicht in typischer Weise. Die Infektion äußert sich eher unspezifisch, z. B. als Verwirrtheit, und es kommt häufig zu einer beschleunigten Atmung.

In schweren Fällen können die Atembeschwerden zu starker Luftnot und Sauerstoffmangel führen. Bei einer Pneumonie sind die Lungenbläschen (Alveolen) und zum Teil auch das dazwischen liegende Lungengewebe entzündet. Dadurch kommt es zu einer Verdickung des Gewebes und der Gasaustausch zwischen der Lunge und den Blutgefäßen wird erschwert.

Bei einer sogenannten **typischen Lungenentzündung** werden die für den Gasaustausch wichtigen Hohlräume durch eitriges Material und Wasser-einlagerungen in das Gewebe verdichtet und stehen nicht mehr für den Austausch der Atemgase zur Verfügung. Lungenentzündungen verursachende Pneumokokken, Staphylokokken oder *Haemophilus*-Bakterien können zu einem ernsthaften, wenn nicht tödlichen Krankheitsverlauf beitragen. Die Behandlung mit Antibiotika ist für bakterielle Lungenentzündungen die wichtigste Maßnahme. Pneumokokken können auch andere Erkrankungen wie schmerzhafte lokale Entzündungen sowie Hirnhautentzündungen auslösen.

Legionellen können beim Menschen eine Legionellen-Pneumonie auslösen, die sich durch Husten, Schüttelfrost, Kopfschmerzen und Fieber bemerkbar macht. Die Bakterien rufen eine **atypische Lungenentzündung** hervor. Hierbei werden die Erreger von Immunzellen aufgenommen und gelangen dadurch in das Zwischengewebe der Lunge. Die Ausprägung der Symptome ist milder, die Erkrankung beginnt schleichend, das Fieber bleibt meist unter 39 °C, und auch die anderen Krankheitssymptome sind weniger stark ausgeprägt als bei einer typischen Lungenentzündung. Legionellen können auch Durchfälle und Verwirrtheitszustände hervorrufen.

Wird die Legionellen-Lungenentzündung nicht behandelt, verläuft sie in der Regel schwer, bei richtiger Behandlung bestehen jedoch gute Heilungsaussichten. Eine andere Erkrankung, die ebenfalls durch Legionellen verursacht wird, ist das sogenannte Pontiac-Fieber, das sich durch grippeähnliche Symptome und Fieber auszeichnet.

Infektionsrisiko und Impfung

Die meisten Menschen, die an einer Pneumonie erkranken, sind über 50 Jahre alt, oft auch noch deutlich älter. Ein erhöhtes Erkrankungsrisiko haben Personen mit einem geschwächten Immunsystem, dazu gehören neben älteren Menschen Organtransplantierte, Diabetiker, Personen mit chronischen Erkrankungen, Herzinsuffizienz oder chronischer Bronchitis sowie Menschen, die eine Nierendialyse oder eine Chemotherapie durchführen müssen. Raucher haben ebenfalls ein erhöhtes Infektionsrisiko, da Rauchen die natürlichen Abwehrmechanismen in der Lunge schwächt.

Auch Menschen mit der Erbkrankheit cystische Fibrose (Mukoviszidose) leiden oft unter Lungenentzündungen. Aufgrund eines veränderten Gens ist in der Lunge der Salz- und Wassertransport der Zellen gestört und die Sekrete der Körperdrüsen sind zähflüssiger als normal. Der in den Bronchien gebildete Schleim lässt sich nur schwer abhusten und bildet einen guten Nährboden für Bakterien. Neben der Spezies *Pseudomonas aeruginosa* spielen andere Bakterien als Infektionsauslöser hier ebenfalls eine Rolle und relativ häufig Pilze wie Aspergillen. Auch bei Patienten mit chronisch-entzündlichen Erkrankungen wie COPD siedeln sich leicht Viren, Bakterien oder Pilze in den Atemwegen an, nicht selten treten Infektionen und lebensbedrohliche Lungenentzündungen auf.

Zur Vorbeugung von Pneumonien im Alter gehört neben der jährlichen Grippe-Schutzimpfung die **Impfung** gegen Pneumokokken. Die Ständige Impfkommission STIKO empfiehlt die Impfung ab einem Alter von 60 Jahren. Aufgrund der begrenzten Dauer des Impfschutzes hält die STIKO eine Auffrischung in einem Abstand von 6 Jahren in bestimmten Fällen für sinnvoll, was ärztlich abgeklärt werden sollte. Die Impfungen verringern das Risiko, überhaupt zu erkranken oder schwere Komplikationen zu erleiden. Es wird allerdings davon ausgegangen, dass nur 10 Prozent der Senioren sich gegen Pneumokokken impfen lassen.

Die Legionellen infizieren, ähnlich wie andere Bakterien, vor allem Menschen, deren Immunitätslage ungünstig bzw. schlecht ist. Schuld daran können vorangegangene Virusinfektionen, hohes Alter sowie bestimmte medizinische Behandlungen wie Chemotherapie oder eine Immunsuppression sein. Für Senioren und Menschen mit einer geschwächten Immunabwehr ist es besonders wichtig, darauf zu achten, dass sich Legionellen nicht im Leitungssystem der Trinkwasser-Installation vermehren können. Eine Impfung gegen Legionellen ist zurzeit noch nicht möglich.

Clostridium difficile-Infektionen

Die Darmflora, das sogenannte Mikrobiom, kann mit dem Bakterium *Clostridium difficile* besiedelt sein, ohne dass Beschwerden auftreten. Bei einer Antibiotikatherapie wird zwangsläufig auch die Darmflora in Mitleidenschaft gezogen. Die hierbei zwangsläufige Abtötung von Darmbakterien führt in zahlreichen Fällen zu Diarrhö. Bei älteren Menschen und Risikopersonen kann es zu einer *Clostridium difficile*-Infektion im Darmtrakt kommen, die sich oft lebensbedrohlich entwickeln kann. Bekannt ist aber auch, dass es sowohl pathogene als auch nicht-pathogene Stämme dieser Clostridienart gibt.

In den vergangenen Jahren ist die Zahl der durch *C. difficile* verursachten Infektionen, die **Clostridium difficile-assoziierte Diarrhöen**, stark angestiegen. Vor allem nach einer längeren Anwendung von Cephalosporinen, Fluorchinolonen, Aminopenicillinen und Makroliden tritt eine Infektion und

Erkrankung ein. Aufgrund der Schädigung der Darmflora durch diese Antibiotika können sich die Clostridien stark vermehren. Eine wichtige Rolle spielen die Resistenzen der Clostridien gegen viele der heutzutage zum Einsatz kommenden Antibiotika. Damit erhalten die Keime einen Wachstumsvorteil gegenüber den anderen Stuhlbakterien.

Clostridien sind strikt anaerobe Bakterien, die nur in völliger Abwesenheit von Sauerstoff wachsen können, wie es im Darmtrakt der Fall ist. Außerhalb des Darms zu überleben ist jedoch für Clostridien notwendig, um einen neuen Wirt zu finden, aber eigentlich nicht möglich, da der in der Luft oder in fließendem Wasser vorkommende Sauerstoff für Clostridien giftig ist. *Clostridium difficile* ist wie alle Clostridien in der Lage, **Sporen** zu bilden, widerstandsfähige Dauerformen. Sie sind nicht nur unempfindlich gegen Austrocknung und Strahlung, sie tolerieren auch den Sauerstoff der Luft. Clostridiensporen werden darüber hinaus durch die gängigen Desinfektionsmittel nicht abgetötet. Aufgrund der Unempfindlichkeit der Sporen gegen alkoholische Händedesinfektionsmittel sollte generell auf gründliches Händewaschen nicht verzichtet werden.

Übertragung

Die Bakterien kommen in Form ihrer Sporen überall in der Umwelt vor, z. B. im Boden. Sie werden auch im Darmtrakt von Tieren und Menschen gefunden. Der Darmtrakt von Kleinkindern ist häufig von Erregern der Clostridien-Diarrhö besiedelt, eher selten der Darm von Erwachsenen. In ein Krankenhaus aufgenommen, steigt der Anteil derjenigen, die den Keim beherbergen, schnell auf 20 bis 40 Prozent an, jedoch bleibt der überwiegende Anteil der Patienten ohne Krankheitssymptome. Denn normalerweise schützt die eigene Darmflora vor einer zu starken Vermehrung der Clostridien. Wenn der Patient jedoch Antibiotika erhält, steigt die Zahl der Erreger und damit das Risiko der Erkrankung stark an.

Erkrankungen durch die Clostridien verzeichnen in vielen europäischen Ländern den höchsten Anstieg in der Häufigkeit bei den Infektionen, die im Krankenhaus erworben werden.

Wenn es dort zur Übertragung der Keime von einem Patienten auf den anderen kommt, treten immer wieder Ausbrüche mit *Clostridium difficile* auf. Schon eine geringe Menge an Keimen reicht für die Neubesiedlung eines Patienten aus. Die hoch ansteckenden Erreger werden mit dem Stuhl ausgeschieden. Symptomatische Patienten scheiden große Mengen von Bakterien und Sporen mit ihrem flüssigen Stuhl aus. Die Ansteckung erfolgt meist direkt von Mensch zu Mensch über eine Schmierinfektion. Dabei werden Clostridien in kleinsten Spuren von Stuhlresten Erkrankter über Hände weitergereicht und gelangen von dort in den Mund. Eine Übertragung der widerstandsfähigen Sporen kann auch über Gegenstände erfolgen, an denen die Erreger haften, wie zum Beispiel Toiletten, Türklinken oder Griffe.

Erkrankung

Typischerweise manifestiert sich die Clostridieninfektion als plötzlich eintretender wässriger, manchmal blutiger Durchfall mit charakteristischem fauligem Geruch. Der Durchfall wird oft von Unterbauchschmerzen und Fieber begleitet. Die Krankheitsbilder reichen von einer milden Durchfallerkrankung bis hin zu schweren lebensbedrohlichen Verläufen wie z. B. einer **pseudomembranöse Kolitis**, einer schweren Darmentzündung. Hierfür sind dann hochvirulente Bakterienstämme verantwortlich, die zwei unterschiedliche Toxine im Darm produzieren, mit denen sie die Zellen der Darmwand schädigen. Die Beschwerden treten meist 5 bis 10 Tage nach Beginn der Antibiotikatherapie auf.

Hilfreich für die Behandlung der Infektion ist das sofortige Absetzen der auslösenden Antibiotikatherapie, falls dies möglich ist. Daneben gibt es auch Antibiotika, die gegen *Clostridium difficile* wirksam sind, sodass die Infektion mit solchen Therapeutika behandelt werden kann.

Die Gabe von probiotischen Bakterien aus einer gesunden Darmflora, z. B. in Form von Kapseln, kann eine heilende Wirkung haben und eine Neubesiedelung mit *C. difficile* verhindern. Die natürliche Darmflora eines gesunden Spenders kann auch als Fäkaltransplantation (Stuhltransplantation) in den Darm des Erkrankten eingebracht werden. Der Kot wird beispielsweise aufgelöst und der Überstand über eine Nasensonde, die bis in den Zwölffingerdarm gelegt wird, eingeführt.

Infektionsrisiko

Am häufigsten erleiden Patienten im Krankenhaus *Clostridium*-Infektionen. Besonders gefährdet sind Senioren und Menschen mit Vorerkrankungen, die in den letzten zwei Monaten Antibiotika eingenommen haben. Erkrankungen durch *C. difficile*, die einen schweren Verlauf nehmen, treten nach Berichten des Robert Koch-Instituts überwiegend bei älteren Personen auf. Im Jahre 2018 waren 2.070 Personen und damit 73 Prozent der Erkrankten 70 Jahre und älter. Menschen mit geschwächtem Abwehrsystem sind ebenfalls anfälliger für schwere Verläufe.

Bei Senioren kommt es auch häufig nach dem Abklingen der Beschwerden innerhalb von 30 Tagen zu einem Rückfall. In welchem Schweregrad die Krankheitssymptome ausgebildet werden, hängt entscheidend von der individuellen Disposition ab.

Eine starke Reduzierung des Säuregehalts des Magensafts durch Protonenpumpen-Hemmer erhöht das Risiko der Erkrankung um das 2 bis 3-fache. Für Patienten, die nichtsteroidale Entzündungshemmer einnehmen, tritt nach RKI-Informationen die Erkrankung um 30 % häufiger auf. Dies sind schmerzlindernde Medikamente, die z. B. Rheumatiker einnehmen.

Harnwegsinfekte - Blasenentzündungen

Die häufigsten Infektionen im Alter sind die Harnwegsinfekte. Darunter werden Entzündungen der Schleimhäute der ableitenden Harnwege verstanden. Dazu gehören die Organe, die den Urin von den Nieren nach außen transportieren, nämlich Harnleiter, Harnblase und Harnröhre. Üblicherweise handelt es sich bei einer Blasenentzündung (Zystitis) um eine Infektion der Harnwege mit Bakterien, selten mit Viren oder Pilzen. Meist werden Harnwegsinfekte durch eigene Darmbakterien ausgelöst, es handelt sich damit um endogene Infektionen.

Der häufigste Auslöser für eine Blasenentzündung ist das Bakterium *E. coli*, aber es können auch zahlreiche andere Bakterien beteiligt sein.

Das Erregerspektrum bei alten Menschen unterscheidet sich von dem junger Erwachsener. Während Harnwegsinfekte bei jungen Erwachsenen vorwiegend durch gramnegative *E. coli* und durch grampositive Staphylokokken verursacht werden, sind bei Älteren häufig andere Enterobakterien wie *Enterobacter, Klebsiella* oder *Proteus* für Harnwegsinfektionen verantwortlich.

Übertragung und Erkrankung

Fast immer werden Harnwegsinfektionen durch Darmbakterien ausgelöst, die vom After in die äußere Harnröhre gelangen. Häufig ist dafür falsche Säuberung und fehlerhafte Hygiene nach dem Toilettengang verantwortlich. Auch kann jede Form von Reibung – z. B. beim Geschlechtsverkehr - eine Harnwegsinfektion auslösen.

Meistens steigen die Bakterien beginnend von der Harnröhre bis zur Harnblase hoch. Eine Blasenentzündung kann bei Älteren besonders gefährlich werden, wenn die Bakterien weiter die Harnleiter aufsteigen und die Nieren erreichen.

Typische Symptome von Harnwegsinfekten sind Schmerzen und Brennen beim Wasserlassen, Blut im Urin und ein allgemeines Krankheitsgefühl. Bei schweren Verläufen können Fieber und Schüttelfrost auftreten. Bei Älteren ist jedoch bei einer Infektion, die sich auf die Blase beschränkt, meist kein Fieber vorhanden. Auch die ansonsten typischen Schmerzen beim Wasserlassen treten bei Senioren oft gar nicht auf.

Eine Vermehrung von Bakterien in den Harnwegen führt manchmal nicht zu Krankheitssymptomen. Dann ist die Infektion asymptomatisch und wird **Bakteriurie** genannt. Sie wird nicht mit Antibiotika behandelt. Der Anteil der Personen mit einer asymptomatischen Bakteriurie nimmt mit dem Alter zu. Während sie in der Allgemeinbevölkerung bei etwa 3,5 Prozent liegt, beträgt sie bei Frauen über 70 Jahren ca. 17 Prozent.

Die mikrobiologische Untersuchung von Urinproben durch Anzüchtung auf Nährböden wird als Urinkultur bezeichnet. Damit können die für die Harnwegsinfektion verantwortlichen Bakterien identifiziert werden. Da bei der Therapie unkomplizierter Harnwegsinfekte oft Antibiotika zum Einsatz kommen, sollte mit den im Labor angewachsenen Keimen ein Empfindlichkeitstest für Antibiotika durchgeführt werden.

Bei leichten, unkomplizierten Harnwegsinfekten können aber auch Hausmittel wie Wärme und Teetrinken hilfreich sein. Die Symptome bilden sich auch ohne Antibiotikabehandlung bei bis zu jeder zweiten älteren Frau innerhalb einer Woche zurück.

Inkontinenz erhöht ebenfalls die Neigung zu Harnwegsinfektionen. Andererseits kann eine durch Bakterien verursachte Blasenentzündung gerade bei Älteren auch für eine Inkontinenz verantwortlich sein. Bei komplizierten oder häufig wiederkehrenden Harnwegsinfektionen ist eine genaue Diagnostik notwendig.

Bei komplizierten Harnwegsinfekten, die oft bei Harnstau, einer Einengung der Harnwege z.B. bei Prostataproblemen oder bei Immunsuppression durch Medikamente vorliegen können, kommen besondere Antibiotika zum Einsatz und die Therapie dauert länger.

Infektionsrisiko
Frauen erkranken deutlich häufiger an einem Harnwegsinfekt. Im Alter steigt dennoch die Erkrankungshäufigkeit sowohl bei Männern als auch bei Frauen an. Da Frauen eine kürzere Harnröhre als Männer haben, können Keime bei ihnen leichter in die Harnblase gelangen. Dazu kommt, dass in der Menopause der Östrogenspiegel im Körper sinkt. Dadurch wird die Schleimhaut in Scheide und Blase dünner, trockener und empfindlicher für Bakterien. Ist der Beckenboden durch Geburten geschwächt oder die Gebärmutter gesenkt, kann sich die Blase möglicherweise nicht komplett entleeren. Der in der Blase verbleibende Urin stellt einen guten Nährboden für Bakterien dar.

Außerdem erleichtern Abflussbehinderungen des Harns, die beispielsweise bei einer Erschlaffung des Bindegewebes, Harnsteinen und Tumoren entstehen, eine bakterielle Besiedelung und nachfolgende Infektionen. Auch ältere Männer sind deshalb nicht vor einer Blasenentzündung sicher. Die oft vergrößerte Prostata engt die Harnröhre ein oder drückt gegen die Harnblase, sodass die Blasenentleerung behindert ist.

Kap. 5 Das Abwehrsystem des Körpers

Der Körper verfügt über zahlreiche Schutzmechanismen zur Abwehr von Infektionserregern. Es gibt sowohl mechanische Barrieren, einfache chemische Abwehrstoffe als auch komplexe biologische Systeme von Zellen und Molekülen, die alle eingesetzt werden, um eindringende Mikroorganismen zu bekämpfen. Das biologische Abwehrsystem höherer Lebewesen wird **Immunsystem** bezeichnet, es soll krankheitserregende Mikroorganismen unschädlich machen und fremde Substanzen aussondern. Es ist außerdem in der Lage, nicht mehr benötigte oder in Wachstum und Stoffwechsel entartete Zellen des eigenen Körpers wie z. B. Tumorzellen zu eliminieren.

Als erste Verteidigungslinie gegen mögliche Krankheitserreger kann ein angepasstes Verhalten angesehen werden, das den Kontakt mit Erregern und die Gefahr von Infektionen reduziert. Die unterschiedlichen Schutzmechanismen des Organismus greifen, abhängig vom Körperteil, in den die Erreger eindringen, manchmal gleichzeitig, manchmal in einer bestimmten Reihenfolge ein.

Nach Überwindung der äußeren Barrieren, die aus physikalischen Hindernissen, chemischen Abwehrstoffen und den Mikroorganismen des Mikrobioms bestehen, kommen die übergeordneten Abwehrmechanismen ins Spiel, die unspezifische und die spezifische Immunabwehr (Abb. 26). Werden die Abwehrmechanismen auch der Übersichtlichkeit wegen getrennt betrachtet, so greifen sie doch an zahlreichen Stellen ineinander und zeigen eine riesige Zahl an Wechselwirkungen und Zusammenhängen.

Verhaltensmuster

Offensichtlich besitzen alle Menschen zur Vermeidung von Infektionen bestimmte Verhaltensmuster, die zum Teil Lernerfahrungen in früher Kindheit darstellen, zum Teil aber auch genetisch verankert sind, also vererbt werden.

In der Vorzeit der Menschheit waren diese psychischen Reaktionen auf bestimmte Reize sicherlich ein Überlebensvorteil in Anwesenheit einer Welt voller Krankheitserreger und Parasiten.

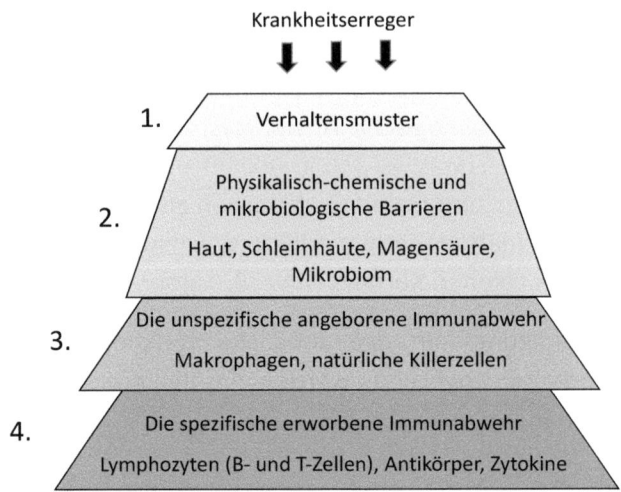

Abb. 26 Schutzbarrieren des Körpers gegen Krankheitserreger

Als ekelhaft empfundene Substanzen wie Kot, Eiter oder Leichen sind oft Brutstätten von pathogenen Keimen und stehen mit Infektionskrankheiten in engem Zusammenhang. Die biologische Funktion des Ekels, der eng mit dem Würge- und Brechreflex verbunden ist, dürfte darin bestehen, vor Krankheiten und Tod durch pathogene Mikroorganismen zu schützen.

Einige Gerüche werden universell als ekelerregend empfunden, vor allem solche, die, wie Verwesung und Fäulnis organischer Substanzen, durch die Zersetzungsaktivität von Mikroorganismen entstehen. Ekelerregende Gerüche können verraten, ob ein potentielles Nahrungsmittel genießbar ist oder nicht. Der Anblick von Würmern und Maden ruft ebenso bei Vielen Ekelgefühle hervor. Die von ungenießbaren Lebensmitteln und üblem Geruch verursachten starken Abneigungsgefühle schützen offensichtlich vor der Aufnahme von verdorbenem Essen und der Gefahr, durch pathogene

Keime in den Lebensmitteln zu erkranken. Auch der Gesichtsausdruck für Ekel ist global existent, vielleicht eine Art von Kommunikation, um andere vor potenziellen Gefahren zu warnen.

Offenbar stecken auch im Schweiß erkrankter Personen chemische Signale, mit denen andere Personen vor Krankheiten gewarnt werden. Forscher fanden heraus, dass Testpersonen den Körpergeruch von Personen umso abstoßender empfanden, desto stärker deren Immunreaktionen war, ein Hinweis auf eine mögliche Infektionskrankheit. Reaktionen auf Verhaltensebene können also dafür sorgen, dass mögliche Erkrankte wie die Quellen von ekelerregenden Gerüchen gemieden werden und damit ein Schutz vor ansteckenden Krankheiten entsteht.

Zwischen dem Nervensystem und dem Immunsystem bestehen enge wechselseitige Beziehungen: Nervenzellen geben Neurotransmitter ab, für die Immunzellen Rezeptoren besitzen. Das Immunsystem erreicht über die Ausschüttung von Signalstoffen wie **Zytokinen** auch das Gehirn. Von diesen wichtigen Botenstoffen der Immunabwehr, die in Gegenwart von Erregern ausgeschüttet werden, ist bekannt, dass sie auch neuronale Aktivitäten anregen und psychische Prozesse wie Verhaltensänderungen hervorrufen.

Gehirn und Immunsystem kommunizieren auch über verschiedene **Hormone** miteinander. Hormone wie Kortison (Kap. 7) regulieren die Aktivität des Immunsystems und können Entzündungsreaktionen abschwächen.

Physikalisch-chemische und mikrobiologische Barrieren

Infektionserreger müssen zuerst die natürlichen Körperbarrieren überwinden, bevor sie dann im Körperinneren oft ideale Bedingungen zur Vermehrung vorfinden.

Besonders die Haut und die Schleimhäute haben die Aufgabe, den Zutritt pathogener Keime zu verhindern. Die Mikroorganismen des Mikrobioms spielen dabei eine erstaunlich wichtige Rolle, bekanntermaßen sind alle Körperoberflächen von Mikroorganismen besiedelt.

Beispielsweise sind die Schleimhäute der Scheide dicht von Bakterien besetzt, ein großer Teil davon sind Milchsäurebakterien. Diese Bakterien bilden im Stoffwechsel Milchsäure als Endprodukt und scheiden die Säure in hohen Mengen aus. Die Milchsäurebakterien besetzen die günstigsten Stellen der Schleimhäute und verhindern zusammen mit dem von ihnen verursachten niedrigen pH-Wert das Eindringen und Einnisten fremder Keime.

Hingegen ist die Harnblase gesunder Personen Teil des sterilen Körpers und frei von Bakterien. Verschiedene Faktoren wie die hohe Konzentration von Salzen und anderen Molekülen und der hohe Harnstoffgehalt verhindern die Ansiedlung und die Vermehrung von Keimen. Der Harnstrom durch die Harnröhre spült außerdem eindringende Keime wieder hinaus.

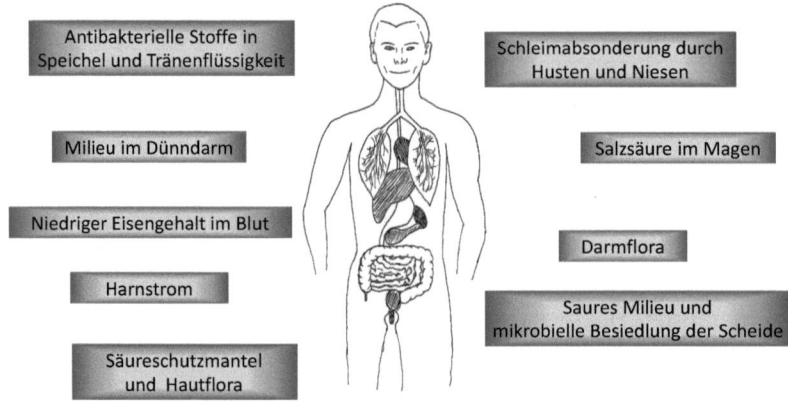

Antibakterielle Stoffe in Speichel und Tränenflüssigkeit

Schleimabsonderung durch Husten und Niesen

Milieu im Dünndarm

Salzsäure im Magen

Niedriger Eisengehalt im Blut

Darmflora

Harnstrom

Saures Milieu und mikrobielle Besiedlung der Scheide

Säureschutzmantel und Hautflora

Abb. 27 Schutzmechanismen des Körpers vor Infektionen

In das Blutsystem infiltrierte Bakterien werden mit weiteren Abwehrmechanismen konfrontiert. So ist der natürliche Eisenspiegel im Blutserum so niedrig, dass gewöhnliche Bakterien sich dort nicht vermehren können. Nur wenigen pathogenen Keimen gelingt es bei einer Blutvergiftung oder Bakteriämie das an Proteine und in den roten Blutzellen festgehaltene Eisen loszulösen, das sie unbedingt zum Wachstum benötigen.

Die Schutzmaßnahmen an der Haut und den Schleimhäuten von Atmungs- und Verdauungswegen sind besonders vielfältig und wirkungsvoll. Wegen der großen betroffenen Flächen können an unzähligen Stellen Infektionserreger auftauchen und versuchen, in das Innere des Körpers zu gelangen.

Haut

Die intakte Haut ist eine für Bakterien, Pilze und Viren undurchdringliche Barriere. Die Oberhaut (Epidermis) ist stark verhornt und undurchlässig für Mikroorganismen. Erst wenn die Hautbarriere durch kleine Risse, Wunden oder Entzündungen gestört ist, kann es zu einer Infektion kommen.

Die Haut ist von einer Vielzahl von Bakterien und einigen Pilzen besiedelt. Diese Kleinstlebewesen bilden die natürliche Hautflora. Das Nährstoffangebot der Hautoberfläche ist jedoch klein und die Verfügbarkeit von Wasser gering. Somit sind viele Bakterien, die nicht zu den Spezialisten der Hautflora (Kap. 3) gehören, in der Vermehrung eingeschränkt. Dem Eindringen von Keimen durch die Haut wirkt das stetige Wachstum der Epidermis entgegen, denn die am stärksten besiedelten Zellschichten werden kontinuierlich abgestoßen.

Das Mikrobiom der Haut besetzt die günstigsten Stellen für Bakterien und verhindert das Einnisten fremder Keime zusammen mit dem sauren pH-Wert der Haut von ca. 5. Die Mikroorganismen der Hautflora leben vielfach von Fetten, die in den Talgdrüsen produziert werden. Sie werden zu Fettsäuren abgebaut, die das Hautmilieu leicht ansäuern. Dies ist für viele pathogene Bakterien ein Wachstumsnachteil.

Außerdem produziert die Haut bzw. das Immunsystem der Haut Abwehrstoffe, Enzyme wie beispielsweise Lysozym und antimikrobielle Peptide (kleine Proteine). Diese Stoffe, auch körpereigene Antibiotika genannt, wie z. B. die **Defensine,** töten effektiv Bakterien ab. Die Peptide durchlöchern (permeabilisieren) die Zellmembran von Bakterien, indem sie sich in die Membran einlagern. Defensine werden von der gesunden Haut genau wie auch von Schleimhäuten ständig produziert.

Sie dienen dem permanenten Schutz. Bei Verwundungen oder Entzündungen wird überdies ein drastischer Anstieg der lokal produzierten Mengen beobachtet.

Ist die Haut verletzt oder das Immunsystem geschwächt, können Bakterien und Pilze in tiefere Hautschichten eindringen und eine Infektion verursachen. Eine häufige Pilzinfektion des Menschen ist der Fußpilz. Bakterien wie z. B. Streptokokken können in die durch den Fußpilz verursachten kleinen Hautverletzungen eindringen und eitrige Entzündungen auslösen. Furunkel entstehen meist durch entzündete Haarfollikel, die das Bakterium *Staphyloccocus aureus* hervorruft.

Atemwege

Bei Atemwegsinfektionen wie Erkältungen, einer akuten Bronchitis oder einer Grippe greifen Erreger die Schleimhäute der Atemwege an. Bei den Infektionen, die oft von Viren wie Erkältungs- oder Influenzaviren ausgelöst werden, wird die Schleimhaut der Atemwegsorgane geschädigt, sodass auch an sich harmlose Bakterien, die die Atemwege besiedeln, die Schleimhautzellen angreifen können.

Die **Schleimhäute** verhindern das Eindringen von krankheitserregenden Viren und Bakterien in die Lunge. Die oberflächlichen Zellen der Schleimhäute werden in einer ständigen Gewebeerneuerung mit der Zeit abgestoßen. Damit wird verhindert, dass sich die Erreger in den Schleimhautzellen in Richtung Körperinneres ausbreiten.

Die Schleimhäute sind mit Schleimdrüsen ausgestattet, die ein Sekret produzieren, das **Mucus** genannt wird. Es überzieht die Schleimhaut wie ein Schutzfilm, hält sie feucht und nimmt Fremdpartikel wie z. B. Bakterien auf, die die Schleimschicht meist nicht durchdringen können. In den Atemwegen wird die Schleimhaut Flimmerepithel genannt. Denn die Zellen sind mit beweglichen Härchen versehen. Diese Flimmerhärchen (Zilien) bewegen sich wellenartig und können Fremdpartikel abtransportieren. Das Sekret wird durch die schlagenden Bewegungen wie auf einem Transportband rachenwärts transportiert.

Im Rachen angelangt werden die im Schleim gebundenen Fremdstoffe hinuntergeschluckt und Keime im Magen abgetötet. Dieser hochspezialisierte Selbstreinigungsmechanismus wird **mukoziliäre *Clearance*** genannt. Wenn die Flimmerhärchen z.b. bei Rauchern oder bei einer Atemwegserkrankung geschädigt und zerstört werden, entsteht vermehrter Husten, der als Ersatz der bronchialen Reinigung dient. Die Luftwege befreien sich dann durch einen plötzlichen Atemstoß von Fremdkörpern und Schleim.

Der Schleim enthält antibakterielle Substanzen unterschiedlicher Wirkweise wie Enzyme (z. B. Lysozym), Defensine sowie das Protein Laktoferrin, das Eisen eng bindet und es damit den Bakterien vorenthält. Außerdem können Immunglobuline (Antikörper) und Interferone anwesend sein, die im Rahmen der Immunantwort abgegeben werden.

Die Zellen, aus denen die Schleimhaut aufgebaut ist, errichten auch eine mechanische Barriere. Die dichte Zellschicht bildet einen kompakten Zellverband, der über spezielle Verbindungen zusammengehalten wird. Bei diesen Nahtstellen handelt es sich um Proteinkomplexe, die die Zellen ähnlich wie Druckknöpfe miteinander verbinden. Diese Proteinkomplexe werden *Tight-junctions* bezeichnet und verhindern, dass Fremdstoffe oder Bakterien zwischen den Schleimhautzellen hindurch in den Körper gelangen können.

Die Abwehrleistung der Schleimhaut hängt allerdings von vielen Umweltfaktoren wie der **Feuchtigkeit**, dem pH-Wert und der Temperatur ab. Zu einer Infektion kann es vor allem dann kommen, wenn die Funktion der Schleimhaut z. B. durch trockene Heizungsluft beeinträchtigt ist. Je trockener die Schleimhäute sind, desto dünner werden sie und bieten eher Angriffsflächen für Erreger. Dies kann auch durch hormonelle Umstellungen hervorgerufen werden. Beispielsweise können in den Wechseljahren (Klimakterium) die Scheiden- und die Mundschleimhaut trockener werden.

Mikroorganismen besiedeln auch alle Schleimhäute der Atemwege und des Verdauungstraktes des Körpers. Ein stabiles Mikrobiom nicht-pathogener Mikroorganismen in den Atemwegen erschwert wahrscheinlich, ähnlich wie im Darm, das Eindringen und die erfolgreiche Vermehrung von Krankheitserregern.

Wie man seit Kurzem weiß, ist auch die Lunge eines gesunden Menschen in keiner Weise steril. Zu jeder Zeit sind Bakterien nachweisbar, die die Lunge besiedeln. Damit gibt es auch ein Lungenmikrobiom, zu dem beispielsweise Bakterien der Gattung *Prevotella* gehören, die im Darm ebenfalls sesshaft sind. Allerdings ist die Anzahl der Mikroorganismen in der Lunge deutlich geringer als im Darm. Vermutlich schützen die Mikrobiom-Organismen die Lunge vor Infektionen, da Krankheitserreger Mühe haben, sich in einem bereits besiedelten Lebensraum zu etablieren. Außerdem muss davon ausgegangen werden, dass die Mikroorganismen der Lunge mit dem Immunsystem in Kontakt stehen, sodass sie als harmlose Keime immunologisch nicht angegriffen werden.

Verdauungstrakt
Durchfallerkrankungen werden von einer Vielzahl von Bakterien, Viren und Protozoen hervorgerufen und zählen zu den häufigsten meldepflichtigen Infektionskrankheiten. Die Erreger werden in der Regel zusammen mit Speisen und Trinkwasser oral aufgenommen und müssen dann in vitalem Zustand in den Darmtrakt gelangen.

Erbrechen und **Diarrhö** sind die bekanntesten Mechanismen, mit denen der Körper dafür sorgt, dass Durchfallerreger und Toxine schnellstmöglich aus dem Körper entfernt werden. Gifte, die von Bakterien schon in der Nahrung gebildet und erst bis zum Magen vorgedrungen sind, können durch Erbrechen ausgeschieden werden. Pathogene Bakterien im Darm und dort gebildete Toxine werden durch Durchfall schnell beseitigt. Andererseits ist es für Krankheitserreger durchaus von Vorteil, wenn Toxine im Darm eine Diarrhö hervorrufen. Durchfall ermöglicht den Keimen, den Organismus wieder zu verlassen und neue Wirte zu finden. Ein flüssiger Stuhl kontaminiert zudem viel effektiver Körperteile und Gegenstände als fester Kot und erleichtert so die Übertragung der Keime auf andere Personen.

Mund und Magen

Bevor Keime in den Darm gelangen, müssen sie aber unbeschadet Mund und Magen passieren. Der im Mund gebildete Speichel enthält bereits keimabtötende Verbindungen wie das Lysozym. Aufgrund der kurzen Verweildauer im Mund überleben aber die meisten Keime. Da im Mund zahlreiche Mikroorganismen sesshaft sind, die zum großen Teil rigide an den Schleimhäuten und Zähnen angeheftet sind, können sich Neuankömmlinge in der Regel nicht festsetzen.

Im Magen erfahren Keime, die sich auf oder in den Nahrungsmitteln befinden, ein extrem saures Milieu. Der Magensaft besteht u. a. aus Salzsäure (HCl) mit einem pH-Wert von etwa 1 bis 2. Belegzellen der Magenschleimhaut produzieren die Säure, bei dem Eintritt von Nahrung in den Magen wird die Sekretion stark erhöht.

Ein Großteil der Mikroorganismen im Essen wird dort in einem zeitabhängigen Prozess von der Säure abgetötet. Nur wenige Bakterien und Viren überleben die Magenpassage und erreichen den Dünndarm. Experimente früherer Zeiten, bei denen Cholerabakterien (*Vibrio cholerae*) von gesunden Freiwilligen eingenommen wurden, zeigten, dass eine Aufnahme von 10^8 bis 10^9 Bakterien notwendig ist, um eine Cholera-Erkrankung auszulösen. Wurde hingegen bei den Probanden die Magensäure neutralisiert, wurde bereits durch eine Infektionsdosis von 10^4 Bakterien eine Erkrankung ausgelöst.

Ähnliche Versuche wurden auch mit Typhus-Salmonellen ausgeführt und bestätigten die Bedeutung der Säurewirkung für die Abtötung von Keimen und Verhinderung der Infektion. In der Regel müssen sich deshalb vor einer Salmonelleninfektion die Bakterien schon im Lebensmittel vermehren, da im Normalfall mindestens zehntausend Salmonellen für eine Infektion zur gleichen Zeit aufgenommen werden müssen. Die Dosis an Keimen, die zur Infektion benötigt wird, ist auch immer von den Nahrungsmitteln abhängig, die gleichzeitig mit den Keimen aufgenommenen werden.

- **Getränke und flüssige Lebensmittel** wie Wasser, Milch oder Suppen verdünnen die Magensäure und verbleiben nur für kurze Zeit im Magen, sodass Keime in den Getränken oft nicht ausreichend inaktiviert werden.

- **Fettreiche Lebensmittel** schirmen die Keime vor der Säure im Magen ab. Gelangen pathogene Mikroorganismen zusammen mit Eigelb oder Kakaobutter in den Magen, sind sie durch diese Substanzen geschützt und können größtenteils lebend in den Darm gelangen. Salmonellenerkrankungen können beispielsweise beim Verzehr kontaminierter Schokolade auftreten, wobei sehr niedrige Keimzahlen (unter 100 Salmonellen) ausreichen.

- Einige Lebensmittel wie z. B. **besonders eiweißreiche Speisen** können Säuren abpuffern. In einigen Fällen erhöhen sie den pH-Wert im Magen auf 4 bis 5, sodass pathogene Keime nicht mehr abgetötet werden.

Einzelne Bakterienarten wie der Magenkeim *Helicobacter pylori* können dank spezieller Anpassungen die Säure neutralisieren und sogar den Magen besiedeln.

Dünndarm und Darmflora

Im Dünndarm müssen sich Bakterien an der Darmschleimhaut, der inneren Auskleidung des Darms, festsetzen, um sich zu vermehren. Dort herrscht ein leicht alkalischer pH-Wert, der das Wachstum zahlreicher Bakterien ermöglicht. Im Dünndarm schaffen es dennoch nur wenige der neu eingedrungenen Keime längere Zeit zu überleben, da verschiedene Barrieren zur Hemmung dieser Mikroorganismen existieren.

- Die **Darmperistaltik**, die Muskelkontraktionen des Darmes, schiebt den Darminhalt Richtung Darmausgang und damit auch all die Bakterien, die sich nicht an der Darmwand anheften können. Bakterien, denen es gelingt, sich im Dünndarm festzusetzen, benötigen für diesen Vorgang spezielle Zellanhängsel, wie beispielsweise Fimbrien (Kap. 3).

- Die Schleimhautzellen des Darms produzieren - wie auch in den Atemwegen - ständig Schleim. Die **Schleimschicht** umschließt die Bakterien und stellt eine für Mikroben schwer zu durchdringende physikalische Barriere dar. Die Schleimbarriere verhindert, dass die Bakterien an die inneren Darmzellen, die Epithelzellen, binden. Einige Bakterien wie die Salmonellen besitzen allerdings so leistungsstarke Flagellen, dass sie sich durch die Schleimschicht bohren können.

- Der Schleim besteht aus verschiedenen Glykoproteinen, den **Mucinen.** Dabei handelt es sich um Eiweißverbindungen mit Seitenketten aus Zuckermolekülen, die in gelöster Form viskose Gele bilden. Die Verbindungen erschweren die Bildung eines Biofilms und damit das Anwachsen der Keime auf der Schleimhaut. Außerdem unterbinden Mucine offenbar den für die Infektion wichtigen Prozess, dass sich Bakterien aneinander heften und Zellaggregate bilden. Damit entziehen sich Bakterien den körpereigenen Abwehrmechanismen, da die Bakterien alsdann z. B. für Antikörper schlecht zu erreichen sind.

- Die **Verdauungsenzyme** im Darm können auch vielen Mikroorganismen Schaden zufügen. Über die Bauchspeicheldrüse werden beispielsweise Proteasen in den Dünndarm abgegeben. Diese Protein-spaltenden Enzyme schädigen besonders grampositive Bakterien. Sie besitzen im Gegensatz zu gramnegativen keine äußere Membran, mit der sie großen Molekülen wie Enzymen den Zugang verwehren können.

- **Gallensäuren** spielen bei der Fettverdauung im menschlichen Körper eine wichtige Rolle und können im oberen Dünndarmtrakt eine hohe Konzentration erreichen. Sie sind in der Leber produzierte Abkömmlinge des Cholesterins, die über die Gallenblase in den Darm gelangen.

  Gallensäuren sind anionische hydrophobe Detergenzien (grenzflächenaktive Stoffe). Sie sind wiederum besonders gegen grampositive Bakterien bakterizid, während gramnegative wie z. B. die Salmonellen relativ resistent sind.

- Die **mikrobielle Besiedlung** des Darms ist ein besonders wichtiger Schutzfaktor vor infektiösen Keimen.

Die Darmflora bildet nämlich einen Biofilm auf der Darmschleimhaut, der das Wegspülen der Bakterien verhindert. Durch die hohe Besiedlungsdichte wird es den neu ankommenden Keimen schwergemacht, sich festzusetzen. Sie werden schnell wieder ausgeschieden, bevor sie sich vermehrt haben. Diese mikrobielle Verhinderung der Darm-Neubesiedlung durch pathogene Keime wird **Kolonisationsresistenz** genannt.

Die Darmbakterien konkurrieren nicht nur um die Andock-Stellen an Epithelzellen, sondern auch um die zum Wachstum der Bakterien notwendigen Nährstoffe. Der Wettbewerb der Mikroorganismen untereinander wird mit harten Bandagen geführt. Toxische Substanzen der ansässigen Darmbakterien können fremde Keime abtöten. Dabei handelt es sich meist um Eiweißverbindungen, sogenannte **Bakteriozine**, die toxisch für Bakterien sind.

Wenn die Vielfalt der Darmflora durch eine Antibiotikabehandlung verringert wird, geht manchmal die Kolonisationsresistenz verloren. Es entstehen Möglichkeiten der Ansiedlung oder Vermehrung pathogener Bakterien (z. B. *Clostridium difficile* im Dickdarm, Kap. 4). Überdies können Darmbakterien Signalstoffe bilden, die die Immunabwehr anregen und trainieren.

Bestimmte Darmbakterien, die auch zu den Clostridien gehören, können vor einer Virusinfektion wie Grippe schützen, wenn sie **Flavonoide** verstoffwechseln. Flavonoide sind sekundäre Pflanzenstoffe (Polyphenole), denen gesundheitsfördernde Wirkungen im menschlichen Körper nachgesagt werden. Sie sind in vielen Obst- und Gemüsesorten vorhanden, sowie in Rotwein, schwarzem und grünem Tee.

Die Clostridien bilden dabei ein Produkt, das im Körper die Interferonbildung verstärkt. Interferone sind Proteine, die bei der Immunantwort auf Virusinfektionen eine Rolle spielen und zum angeborenen Immunsystem gehören.

Das angeborene Immunsystem

Wenn Erreger es schaffen, die oberflächlichen Barrieren zu durchbrechen, werden bestimmte Systeme und Zellen des Immunsystems aktiv, das sogenannte angeborene oder unspezifische Immunsystem. Es besteht bereits zum Zeitpunkt der Geburt und ist die vorderste Verteidigungslinie des Immunsystems beim Eintritt von Krankheitserregern in den Körper. Es erkennt und eliminiert Erreger, unabhängig davon, ob der Körper bereits Kontakt zu ihnen hatte oder nicht, hat jedoch kein immunologisches Gedächtnis.

Die Immunzellen dieses Systems reagieren sehr schnell, in Sekunden oder Minuten nach dem Kontakt mit den Antigenen des Erregers. Sie unterscheiden aber nur sehr begrenzt zwischen fremden, gefährlichen und körpereigenen, harmlosen Mikroorganismen. Das angeborene Immunsystem ist stammesgeschichtlich älter als die erworbene Immunantwort und kommt teilweise schon bei den Bakterien selbst vor, die sich ja auch gegen eindringende Viren wehren müssen.

Die angeborene Immunabwehr des Menschen ist in der Lage, viele Krankheitserreger bereits früh beim Eintritt in den Körper unschädlich zu machen. Wahrscheinlich werden 99 Prozent aller Infektionen über das angeborene Immunsystem erfolgreich bekämpft. Die Strukturen der hieran beteiligten Proteine sind in der genetischen Ausstattung festgelegt und können wahrscheinlich nicht an Veränderungen der Erreger angepasst werden.

Elemente des angeborenen Immunsystems

Bei der angeborenen Immunantwort sind humorale Faktoren und Körperzellen im Einsatz.

Humorale Faktoren (lat. *humor*: Flüssigkeit) stellen in den Körperflüssigkeiten gelöste Moleküle wie beispielsweise die Zytokine oder das Komplementsystem dar. Dabei handelt es sich vor allem um folgende Stoffe:

- **Zytokine** sind Signalstoffe, die die Kommunikation zwischen Immunzellen gewährleisten und Prozesse aktivieren oder deaktivieren. Sie regulieren das Wachstum und die Differenzierung von Zellen. Es gibt viele verschiedene Zytokine mit ganz unterschiedlicher Wirkung. Zu ihnen gehören verschiedene **Interleukine**, die Wachstum und die Differenzierung von Zellen beeinflussen, Interferone und z. B. der Entzündungen fördernde **Tumor-Nekrose-Faktor** (TNF). **Interferone** sind Substanzen, die u. a. die Vermehrung von Viren in Zellen verhindern.

- **Defensine** sind Proteine, die beispielsweise von Immunzellen und der Schleimhaut gebildet werden. Sie können direkt Bakterien abtöten, indem sie deren Zellmembran permeabilisieren.

- Das **Komplementsystem** besteht aus einer Gruppe von etwa 30 Proteinen, die gewöhnlich inaktiv im Blut vorliegen. Bei Kontakt mit Bakterien lagern sie sich auf deren Oberfläche ab. Die Komplementproteine reagieren dann in einer Kettenreaktion, indem sie durch die Abspaltung von Aminosäuren in einen aktiven Zustand gelangen. Als Folge wird die Zellmembran durchlöchert und dadurch die Bakterienzellen abgetötet. Die mit Komplement bedeckten fremden Zellen können auch leichter von phagozytierenden Zellen (Fresszellen) entdeckt und eliminiert werden. Das Komplementsystem wird zur unspezifischen Abwehr gezählt, obwohl es auch von Komponenten der spezifischen Abwehr z. B. von Antikörperkomplexen aktiviert werden kann.

Die humoralen Bestandteile des Immunsystems zirkulieren im Blut, in der Lymphe (lat. lympha: klares Wasser) und in der Gewebsflüssigkeit. Die Substanzen der humoralen unspezifischen Immunabwehr können im Gegensatz zu den Abwehrzellen nicht aktiv an den Ort einer Infektion wandern.

Die **Abwehrzellen** des angeborenen Immunsystems gehören zu den weißen Blutkörperchen (Leukozyten; lat. *leukós*: weiß), die im Gegensatz zu roten Blutkörperchen farblos sind, da sie keinen roten Blutfarbstoff enthalten. Auch die Zellen der angeborenen Immunantwort sind nicht nur im Blut und Lymphe zu finden, sondern im Gewebe ebenfalls. So können sie jederzeit und schnell auf eindringende Krankheitserreger reagieren.

Drei der **vier Zellarten** der unspezifischen Abwehr sind Fresszellen (Phagozyten). In dem Phagozytose genannten Prozess umfließen sie Bakterien und andere Fremdkörper, um sie ins Zellinnere aufzunehmen und dort mithilfe von Radikalen und Enzymen zu zerstören und abzubauen.

- Die **Granulozyten** (lat. *granulum*: Körnchen) befinden sich vorwiegend im Blut und haben eine kurze Überlebensdauer. Sie sind Fresszellen, deren Name von zahlreichen Körnchen im Zytoplasma herrührt. Es handelt sich um Vesikel, die vor allem Enzyme zur Inaktivierung und zum Abbau der Fremdpartikel enthalten. Neben der direkten Bekämpfung von Infektionserregern verstärken Granulozyten Entzündungsreaktionen durch die Freisetzung von Botenstoffen.

- **Monozyten** (gr. *monos*: einzig) sind im Blut zirkulierende Zellen des Immunsystems mit einem großen charakteristischen Zellkern. Sie schalten körperfremde Objekte durch Phagozytose aus, die Aufnahme in die eigene Zelle und anschließende Zerstörung, und können die erworbene Immunabwehr mittels Antigenpräsentation aktivieren.

- Fresszellen wie die **Makrophagen** (gr. *makrós*: groß; gr. *phagein*: essen) entstehen aus Monozyten und sind antigenpräsentierende Zellen. Sie wandern in Gewebe ein, nehmen durch Phagozytose Erreger auf und bauen sie mit Hilfe von Enzymen ab. Sie sind langlebiger als Granulozyten und schütten ebenfalls verschiedene Wirkstoffe aus, die die Immunabwehr steuern.

- Die **natürlichen Killerzellen** zerstören Zellen, die sie als körperfremd bzw. als andersartig erkannt haben, vor allem virusinfizierte Zellen und Tumorzellen. Dafür besitzen sie verschiedene Rezeptoren, mit denen sie an Oberflächenmoleküle anderer Zellen zu binden versuchen, um beispielsweise zwischen infizierten und nicht-infizierten Zellen unterscheiden zu können.

Ein Rezeptor der Killerzellen erkennt einen Komplex aus mehreren Proteinen, der auf fast allen Zellen unseres Körpers vorhanden ist und als MHC (*major histocompatibility complex*) bezeichnet wird. Dieser Komplex schützt die körpereigenen nicht-infizierten Zellen vor der Zerstörung durch Immunzellen.

Erkennung von Mikroorganismen

Das angeborene Immunsystem erfasst, ob sich Mikroorganismen überhaupt im Körper an Stellen befinden, an denen sie nicht sein sollten. Es erkennt allgemeine Klassen der Mikroorganismen, unabhängig davon, ob sie krankheitserregend sind oder nicht.

- **Bakterien** werden anhand von Bausteinen der Zellhülle wie dem Murein (Kap. 3) identifiziert. Gramnegative Bakterien können außerdem an den Lipopolysacchariden (LPS) erkannt werden. Diese Bestandteile der äußeren Membran sind schon lange, über 100 Jahre, als Endotoxin bekannt; sie lösen heftige Immunantworten und Fieber aus. Grampositive Bakterien und Mykoplasmen, pathogene Bakterien ohne eine Zellwand, können an oberflächlich gelegenen Lipoproteinen erkannt werden, aber auch an anderen Proteinen und Lipiden.

- **Pilze** können durch Verbindungen wie Zymosan entdeckt werden, das vor allem in der Zellwand von Hefen vorkommt und ebenfalls Fieber auslöst.

- **Viren** werden oft über ihre Nukleinsäuren anhand der Struktur oder der Reihenfolge der Bausteine (Basen) erkannt, z. B. einzel- oder doppelsträngige RNA sowie kurze virenspezifische DNA-Sequenzen.

- **Protozoen** können beispielsweise an typischen Membranlipiden wie z. B. Glykolipiden erkannt werden.

Die angeborene Immunantwort nutzt dabei aus, dass die Mikroorganismen einige relativ konstante chemische Merkmale oder Muster besitzen, die sie eindeutig von körpereigenen Zellen unterscheiden. Die Immunzellen erkennen diese Erregermerkmale durch **Rezeptoren** (sogenannte *Toll-like* Rezeptoren oder TLRs), die zumeist in der Zellmembran sitzen. Der erste Mustererkennungsrezeptor, das sogenannte Toll-Protein, konnte in den 1980er Jahren in einer Fruchtfliege (*Drosophila melanogaster*) entdeckt werden.

Bei der Entdeckung des Toll-Rezeptors durch die Arbeitsgruppe der Nobelpreisträgerin Christiane Nüsslein-Volhard waren die Forscher so begeistert, dass sie den Rezeptor nach dem deutschen Ausdruck „toll" benannten. Weitere dieser Erkennungsmoleküle in anderen Tieren und im Menschen wurden aufgrund der großen Ähnlichkeit als Toll-artige Rezeptoren bezeichnet.

Bisher wurden 10 unterschiedliche TLRs im menschlichen Erbgut nachgewiesen, die typische Bestandteile von Bakterien, Pilzen, Viren und Protozoen binden können und damit die Präsenz der Mikroorganismen im Körper erkennen.

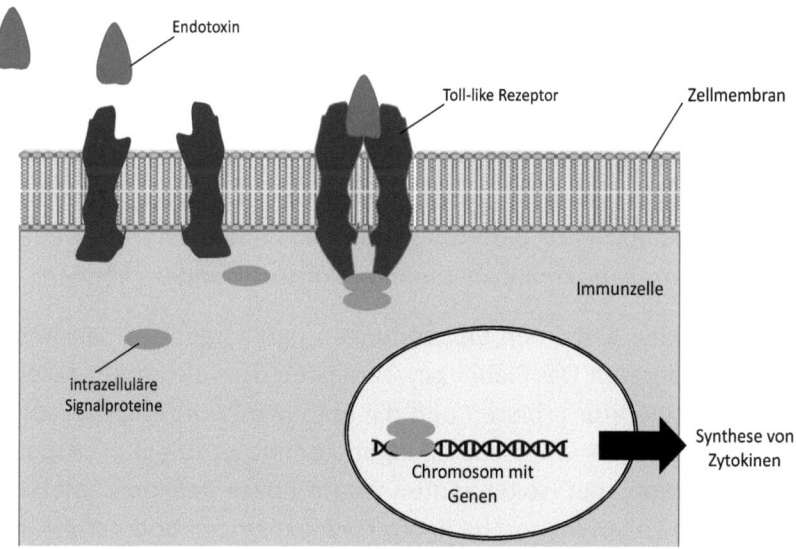

Abb. 28 Erkennung und Verarbeitung von Bakterienbestandteilen durch das angeborene Immunsystem

Ablauf der Immunreaktionen

Nach der Bindung mikrobieller Bausteine bei der Erkennung der Mikroorganismen kommt es zur Aktivierung von Signalketten und Ablesung von Genen im Zellkern, die der Immunabwehr dienen. Es kommt zur Bildung von Proteinen wie Enzymen in den aktivierten Körperzellen und letztlich zu einer Ausschüttung von Signalstoffen wie den Zytokinen. Diese locken nicht nur andere Immunzellen zum Ort der Infektion, z. B. einer Hautwunde, sondern können auch bei Bedarf das erworbene Immunsystem aktivieren.

Angelockt werden zuallererst oft die Makrophagen, die die eingedrungenen Mikroorganismen mithilfe der Phagozytose zerstören und weitere Botenstoffe freisetzen. Dann treffen auch Granulozyten und Monozyten ein. Letztere entwickeln sich vor Ort zu Makrophagen und verstärken die Immunreaktionen.

Das angeborene Immunsystem benutzt als generelle Maßnahme bei Infektionen oder Gewebeschäden den Mechanismus der **Entzündung**. Darunter werden alle an einem bestimmten Ort ablaufenden Reaktionen auf schädliche Reize zusammengefasst, wie Rötung, Schwellung, Überwärmung und Schmerz. Die Entzündung beruht auf der Aktivierung von Immunzellen durch freigesetzte Botenstoffe und dem Einwandern der Abwehrzellen am Ort der Schädigung des Gewebes. Die Rötung und Schwellung erfolgen, da die Blutgefäße erweitert werden und ihre Durchlässigkeit erhöht wird. Dadurch gelangt mehr Blutflüssigkeit in das umliegende Gewebe, sodass auch Immunzellen schnell an den Infektionsort wandern können.

Einige Zytokine aktivieren Entzündungen und sorgen für den Anstieg der Körpertemperatur. Das Fieber gewährleistet, dass die Immunzellen bei optimaler Temperatur arbeiten und die Immunantwort effizient abläuft. Bei Infektionen und Gewebsschädigungen kommt es zu einer unspezifischen Immunreaktion, der sogenannten Akute-Phase-Reaktion. Makrophagen und andere Zellen im geschädigten Gewebe setzen Botenstoffe frei, z. B. Interleukine und Interferone, die über die Blutbahn in die Leber gelangen. Dort stimulieren sie in Anwesenheit des Hormons Kortisol die Synthese verschiedener Akute-Phase-Proteine, zu denen auch das **C-reaktive Protein** gehört, ein klinisch wichtiger Entzündungsparameter.

Einige Zellen der angeborenen Immunantwort sind zur sogenannten **Antigenpräsentation** fähig, eine der wichtigsten Prozesse der Immunabwehr. Die Immunzellen können kleine Moleküle der Mikroorganismen, die bei der Phagozytose, z. B. durch Abbau von Proteinen, entstehen, durch besondere Trägermoleküle auf die eigene Zellmembran transportieren. Nach außen gerichtet können diese Antigene dann anderen Immunzellen gezeigt (präsentiert) werden. Als antigenpräsentierende Zellen können sie anderen Zellen des Immunsystems die Erreger signalisieren, die bekämpft werden sollen. Wenn diese Immunzellen einen zu den Antigenen passenden Rezeptor haben, der als strukturelles Gegenstück wie ein Schlüssel in ein Schloss passt, setzen sie die erworbene (spezifische) Immunabwehr in Bereitschaft.

Das erworbene Immunsystem

Wenn es dem angeborenen Immunsystem nicht gelingt, die eingedrungenen Erreger auszuschalten, kommt es nach einem Zeitraum von vier bis sieben Tagen zu der Antwort des erworbenen Immunsystems. Nur das erworbene (adaptive) Immunsystem ist in der Lage, sich spezifisch auf neue oder veränderte Erreger einzustellen, ihre einzigartigen Strukturen zu erkennen und gezielte Abwehrmechanismen einzuleiten. Dieser Teil der Immunabwehr entwickelt sich im Laufe des Lebens weiter und verändert sich nach jedem Kontakt mit Erregern; es ist lernfähig und individuell verschieden. Das erworbene Immunsystem ist durch Wechselwirkungen der verschiedenen Immunzellen sowie der Ausschüttung einer großen Anzahl unterschiedlicher Signalstoffe, den Interleukinen, eng mit dem angeborenen Immunsystem verzahnt.

Die erworbene Immunabwehr beruht auf einer hohen Spezifität der Reaktionen von Immunzellen und Antikörpern auf Erreger und Antigene. Die Immunzellen erlernen, zwischen körpereigenen und fremden Bestandteilen, z. B. zwischen „guten" Darmbakterien und eindringenden pathogenen Keimen zu unterscheiden.

Das System bildet eine Art Gedächtnis aus, sodass die gleichen Erreger auch nach Jahren wiedererkannt werden und sofort effektiv bekämpft werden. Darauf beruht auch das Konzept des Impfens und damit eine der wichtigsten Säulen der modernen Medizin.

Antikörper

Zu den nicht-zellulären, den **humoralen** Bestandteilen der erworbenen Immunabwehr zählen neben den zahlreichen Signalstoffen vor allem die **Antikörper**. Die Antikörper sind Proteine, die von den B-Lymphozyten gebildet werden. Die Antikörper sind spezifisch gegen Antigene gerichtet, z. B. gegen Oberflächenstrukturen von Mikroorganismen. Ein bestimmtes Antigen induziert bei erstmaligem Kontakt die Produktion von solchen Antikörpern, die von ihrer dreidimensionalen Struktur zu dem Antigen passen, wie ein Schlüssel in ein Schloss, und mit diesem „Fremdstoff" einen Komplex bilden. Zu den Aufgaben gehört das Abfangen von in den Körper eingedrungenen Viren und Bakterien sowie von Stoffen, die bei einer Entzündung im Körper und bei der Zerstörung von Zellen entstehen und dem Körper schaden.

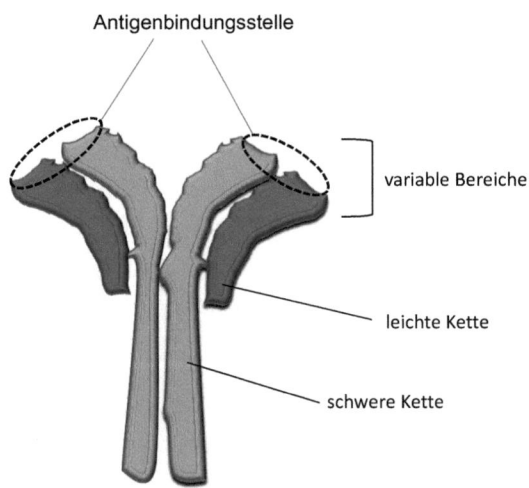

Abb. 29 Antikörper mit Antigenbindungsstelle und variablen Bereichen

Durch die Antikörper-Antigen-Bindung wird das Antigen, das beispielsweise Bestandteil eines Virus ist, blockiert (Neutralisation). Dadurch kann das Eindringen des Virus in eine Zelle oder in ein Gewebe verhindert werden. Antikörper markieren zudem Viren und Mikroorganismen für bestimmte Immunzellen, welche die Keime dann abtöten.

Der im menschlichen Blut vorherrschende Antikörpertyp ist das **Immunglobulin** G (IgG). Dieser Antikörper hat die Form eines „Y" und ist aus jeweils zwei schweren (großen) und leichten (kleinen) Aminosäureketten aufgebaut (Abb. 29). Der größte Teil des Moleküls hat bei allen Antikörpern einen einheitlichen Aufbau aus den gleichen Aminosäuren. Es gibt jedoch auch variable Abschnitte, in denen die Zusammensetzung der Aminosäuren nicht identisch ist und sich von Antikörper zu Antikörper unterscheidet. Diese Bereiche enthalten die Bindungsstellen für die Antigene, die ja auch höchst unterschiedlich sind.

Beim Immunglobulin M (IgM) handelt es sich um einen weiteren Antikörpertyp, bei dem sich einzelne Antikörper zu einer größeren Struktur zusammenlagern. IgM besteht aus fünf Y-förmigen Untereinheiten, die an den langen Enden miteinander verbunden sind (Abb. 30). Da IgM 10 Bindungsstellen für Antigene hat, führen diese Immunfaktoren zu einer gleichzeitigen, besonders guten Bindung mehrerer Antigene. Des Weiteren gibt es noch das Immunglobulin A, das ein Doppelmolekül bildet und auf den Schleimhäuten der Atemwege und des Magen-Darm-Trakts ausgeschüttet wird, sowie die Varianten D, E und G, die alle eigene Aufgaben erfüllen.

Bei einer Infektion durch ein dem Immunsystem unbekanntes Virus (Erstinfektion) erscheinen in der Regel zuerst Immunglobuline vom A-Typ, die direkt in den Schleimhäuten gebildet werden, aber meist eine geringe Spezifität haben. Schon nach wenigen Tagen werden jedoch IgM-Antikörper mit höherer Bindekraft gebildet. Erst einige Tage später erscheinen IgG-Antikörper im Blut. Somit ist eine hohe Konzentration an IgM ein Hinweis, dass eine akute Infektion vorliegt, während die Anwesenheit von IgG eher auf ein zeitlich zurückliegendes Infektionsgeschehen hindeutet.

So können in der Regel frische von älteren Infektionen unterschieden werden. Der Nachweis von IgG-Antikörpern ohne IgM-Antikörper spricht für eine überstandene Infektion.

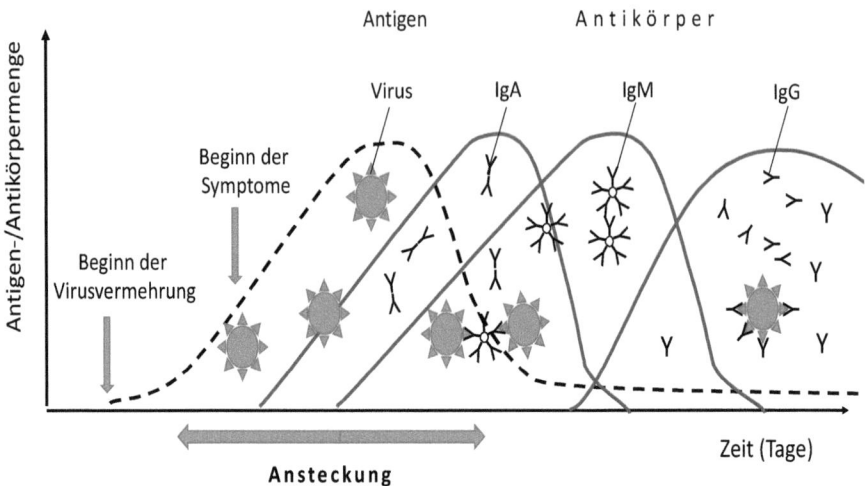

Abb. 30 Antikörperbildung im Verlauf einer Virusinfektion, beispielhaft für Atemwegsinfektion

Zu den **Immunzellen der erworbenen Abwehr** gehören die dendritischen Zellen, die T-Zellen (T-Lymphozyten) und die B-Zellen (B-Lymphozyten).

Die **dendritischen Zellen** (lat. *dendriticus*: verzweigt) haben ihren Namen von den zahlreichen Zellausläufern, die ihnen eine sternchenförmige Gestalt verleihen. Diese Zellen überprüfen die Körperzellen auf Veränderungen der Zelloberfläche, die auf Infektionen der Zellen oder krebsbedingte Prozesse hinweisen. Sie sind wie Makrophagen zur Phagozytose und Antigenpräsentation fähig, haben aber eine entscheidende Funktion in der Aktivierung von T- Lymphozyten. Damit leiten sie in erster Linie die sogenannte zelluläre Immunabwehr ein, die besonders bei Virusinfektionen wichtig ist.

T-Lymphozyten

Die T-Lymphozyten sind für die Erkennung von Viren und den von ihnen infizierten Körperzellen wichtig und spielen eine wichtige Rolle bei der Steuerung der Immunantwort (Abb. 31).

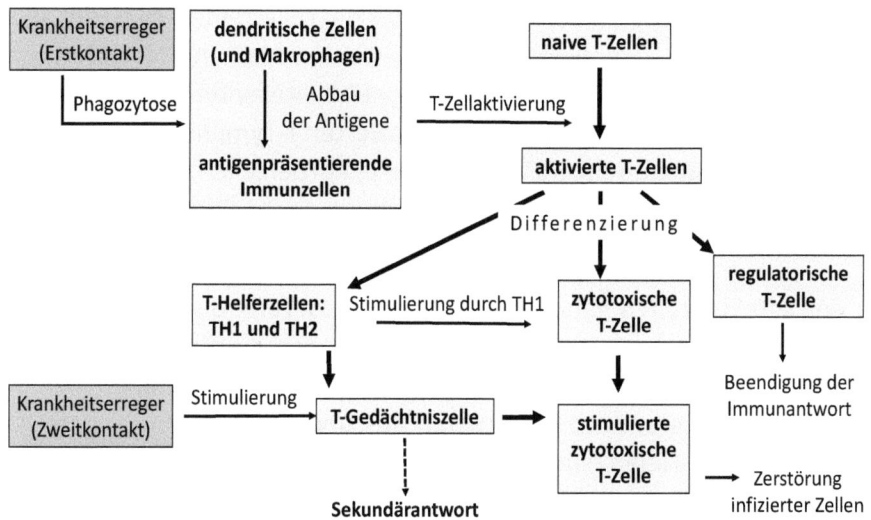

Abb. 31 T-Zell-Immunantwort

T-Zellen besitzen Membranrezeptoren, mit denen sie Antigene und antigenpräsentierende Zellen erkennen. Sie werden im Knochenmark als unreife Zellen gebildet und wandern von dort in den **Thymus**, um auf Antigene geprägt zu werden.

Der Thymus ist eine Drüse des lymphatischen Systems (s. unten) und hat den T-Zellen den Namen gegeben. Dort werden die spezifischen Antigenrezeptoren auf der Zelloberfläche ausgebildet und alle die Zellen ausgemustert, die auf körpereigene Proteine als Antigene reagieren. Im Thymus sterben die allermeisten T-Zellen ab, während nur die Zellen überleben, die Substanzen und Zellen des eigenen Körpers nicht binden können. So werden spätere Autoimmunreaktionen im Organismus verhindert.

151

T-Zellen, die gegen körperfremde Antigene reagieren, dürfen den Thymus verlassen. Diese Lymphozyten werden **naive T-Zellen** genannt, da sie im Immunsystem noch keine aktive Rolle spielen. Sie müssen erst durch einen spezifischen Antigenkontakt stimuliert werden.

Dazu müssen sie im Körper, vor allem in den Lymphknoten, eine antigen-präsentierende Zelle (z. B. eine dendritische Zelle, einen Makrophagen oder auch einen B-Lymphozyten) treffen, die ein Antigen präsentiert, das genau zu ihrem jeweiligen Antigenrezeptor (T-Zellrezeptor) passt. Erst nach diesem Kontakt entstehen die ausdifferenzierten T-Lymphozyten (Effektor-zellen), die von Bakterien und Viren infizierte Körperzellen bekämpfen. Die-ser Prozess wird **T-Zellaktivierung** genannt. Es kommt zu einer starken Ver-mehrung der aktivierten T-Immunzellen, die nicht-aktivierten sterben ab.

Zu den **Effektorzellen** gehören die für die Steuerung der Immunantwort besonders wichtigen **T-Helferzellen.** Sie erkennen die Antigene der anti-genpräsentierenden Zellen, und lösen weitere Immunreaktionen aus. Sie schütten Zytokine an infizierten Orten aus und locken damit andere Im-munzellen an. T-Helferzellen vom Typ 1 (TH1) kurbeln vor allem die Be-kämpfung und Abtötung infizierter Zellen an. T-Helferzellen vom Typ 2 (TH2) stimulieren B- Lymphozyten und fördern die Produktion von Antikö-pern.

Ein weiterer T-Helferzelltyp TH17 wurde erst vor einigen Jahren entdeckt und spielt eine Rolle bei der Regulierung von Entzündungsvorgängen. Bei Allergikern ist die Balance zwischen den TH1- und TH2-Lymphozyten zu-gunsten der TH2-Zellen verschoben. Das Überwiegen der TH2-Antwort gilt als Schlüsselmechanismus des Allergiegeschehens.

Bei der Immunschwäche AIDS wird die wichtige Rolle der T-Helferzellen deutlich. Das Virus, das AIDS verursacht, befällt vor allem T-Helferzellen, wodurch es zu einer starken Abnahme dieses Zelltyps und zu einer ein-schneidenden Behinderung der Immunreaktionen auf andere Infektionser-reger kommt.

Zu den Effektorzellen werden auch die **zytotoxischen T-Zellen** gezählt, die früher T-Killerzellen genannt wurden. Diese Immunzellen können mithilfe ihrer spezifischen Rezeptoren Antigene erkennen, die ihnen infizierte Gewebezellen mithilfe der MHC-Komplexe auf ihrer Oberfläche präsentieren. Werden zytotoxische T-Zellen durch Zytokine von T-Helferzellen (TH1) stimuliert, können sie Proteine bilden, die zum Absterben der als infiziert erkannten Zellen führen.

Wichtige T-Lymphozyten sind auch die **regulatorischen T-Zellen**, die T-reg-Zellen. Sie haben die Aufgabe, die Stimulierung des Immunsystems einzuschränken, überschießende Immunreaktionen zu verhindern und die Immunantwort zu beenden. Die Zellen wurden früher auch Suppressor-T-Zellen genannt. Diese Immunzellen verhindern im gesunden Organismus die Beschädigung intakter Zellen und die Entstehung von Autoimmunkrankheiten. Sie sind auch für die **Immuntoleranz** zuständig, die Eigenschaft des Immunsystems, körpereigene Strukturen oder harmlose Antigene nicht anzugreifen.

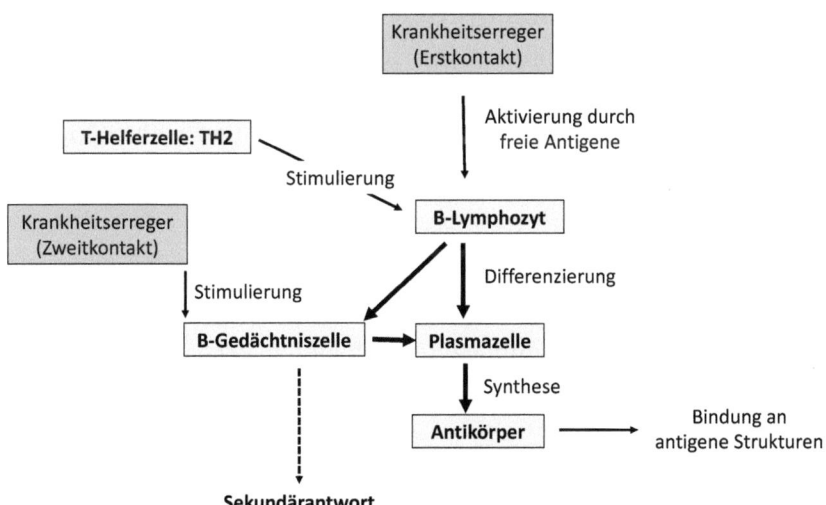

Abb. 32 B-Zell-Immunantwort

B-Lymphozyten

Die B-Lymphozyten sind die neben den T-Zellen die zweite wichtige Einsatzgruppe bei Infektionen. Sie entstehen im Knochenmark (engl. *bone*) und sind nach diesem Ort der Entstehung benannt. B-Zellen besitzen ähnlich wie T-Zellen in der Zellmembran Rezeptoren für genau ein Antigen, das sie spezifisch binden können. Als Folge dieses Kontaktes können die B-Lymphozyten mit Hilfe von Zytokinen zur Vermehrung angeregt werden.

Aus den B-Lymphozyten entstehen überdies die **Plasmazellen**, die Immunglobuline in hohen Mengen bilden und ausschütten (Abb. 32).

Nach Ende des Infektes nimmt die Zahl der Plasmazellen und der T-Effektorzellen schnell wieder ab. Einige der Zellen werden in einem inaktiven Zustand überführt, in dem sie lange Zeit überleben können. Diese **B- und T-Gedächtniszellen** können bei erneutem Kontakt mit dem gleichen Erreger (Antigen) in kurzer Zeit aktiv werden, sich stark vermehren und die sogenannte Sekundärantwort hervorrufen.

Organe und Abläufe des Immunsystems

An der Entstehung der Immunantwort sind nicht nur verschiedene Zellsysteme, sondern auch mehrere Organe im Körper beteiligt. Insgesamt hat das Immunsystem des Menschen eine Masse von zwei und mehr Kilogramm, jedoch sind seine Komponenten im Körper verteilt und überall zu finden.

Lymphatische Organe

Die Körperteile, die das Immunsystem umfasst, heißen lymphatische Organe, die Gesamtheit wird auch lymphatisches System oder Lymphsystem genannt. Dort werden die Lymphozyten gebildet, in verschiedene Zelltypen differenziert und vervielfacht.

Das lymphatische System besteht aus den Lymphgefäßen und den lymphatischen Organen. Die Lymphbahnen verlaufen mehr oder weniger parallel zum Blutgefäßsystem. Das Lymphsystem transportiert die Lymphflüssigkeit, das zahlreiche Lymphozyten enthält, Richtung Herz.

Der Zusammenschluss mehrerer Lymphgefäße erfolgt oft an den Lymphknoten, von denen es im ganzen Körper etwa 600 bis 700 gibt.

Thymus und Knochenmark werden als **primäre Lymphorgane** bezeichnet. Im Knochenmark, einem schwammartigen Gewebe im Inneren der Knochen, werden die meisten Abwehrzellen gebildet. B-Lymphozyten, die während ihrer Ausreifung im Knochenmark auf körpereigene Antigene reagieren, sterben hier schon ab.

Bei der Geburt eines Menschen enthalten viele Knochen rotes **Knochenmark**, das Abwehrzellen und rote Blutkörperchen aus den undifferenzierten und teilungsfähigen Stammzellen bildet. Im Laufe des Lebens wandelt sich dann immer mehr rotes Knochenmark in Fettgewebe um.

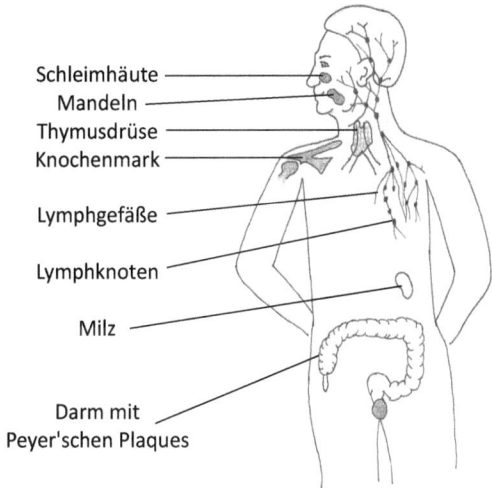

Abb. 33 Die lymphatischen Organe

Der **Thymus** (gr. *thymos*: Lebenskraft) liegt hinter dem Brustbein und über dem Herzen. Hier läuft die Reifung der T-Lymphozyten und die Aussortierung der Zellen ab, die mit den eigenen Körperzellen reagieren können. Ab dem Jugendalter wird der Thymus allmählich verkleinert und in Fettgewebe umgewandelt.

In den **sekundären lymphatischen Organen** wie Lymphknoten, Lymphfollikel der Schleimhäute, Milz, Mandeln und den Peyer'schen Plaques der Darmschleimhaut findet die Aktivierung der Lymphozyten statt. Die ausgereiften, funktionstüchtigen, aber noch naiven T- und B-Lymphozyten wandern nach der Reifung in diese Organe ein. Dort findet bei einer Infektion der Kontakt mit Antigenen statt und bei erfolgreicher Aktivierung erfolgt eine Vermehrung der jeweiligen Lymphozyten. Anschließend werden sie mithilfe von Zytokinen an den Ort der Infektion gelockt.

Das Immunsystem des Darms

Da die Darmwand eine riesengroße Oberfläche zur Außenwelt mit möglicherweise vorhandenen Krankheitserregern darstellt, liegt dort ein dichtes Netzwerk von Lymphknoten und Lymphfollikeln vor. Lymphfollikel sind Ansammlungen von B-Lymphozyten, die sich dort vermehren und zu Immunglobulin-produzierenden Plasmazellen oder zu Gedächtniszellen entwickeln. Vor allem der Dünndarm enthält zahlreiche Anhäufungen von Lymphfollikeln, die Peyer'schen Plaques, die eine zentrale Rolle bei der Infektionsabwehr im Darm spielen.

Das Immunsystem des Dünndarms wird auch Schleimhaut-assoziiertes Lymphgewebe (GALT: *gut-associated lymphoid tissue*) genannt. Es stellt den Großteil aller körpereigenen Immunzellen dar und steht über zahlreiche durch Bakterien gebildete Stoffe mit der Darmflora sowie mit dem Nervensystem in engem Kontakt.

Das Darmimmunsystem produziert größere Mengen Antikörper (meist IgA) als beispielsweise das Blutsystem. B-Lymphozyten schütten Immunglobulin A in den Darmtrakt aus, vor allem um die Bakterien der Darmflora auf Distanz zur Darmwand zu halten. Außerdem werden antibakterielle Stoffe wie die Defensine produziert. Dendritischen Zellen können in die Zellzwischenräume der Darmwand eindringen. Sie bilden lange Ausstülpungen wie Tentakel und nehmen so Kontakt mit den Antigenen im Darminneren auf. Zu dem Darmimmunsystem gehören auch die **M-Zellen**, die in der Dünndarmwand vorkommen. M-Zellen Zellen (engl. *microfold*: Mikro-Falte) sind spezialisierte Epithelzellen. Sie nehmen ständig Bakterien und Antigene aus dem Darmlumen auf und geben sie am anderen Zellende wieder ab, wo sich Lymphozyten, Makrophagen und dendritische Zellen befinden, die diese aufnehmen.

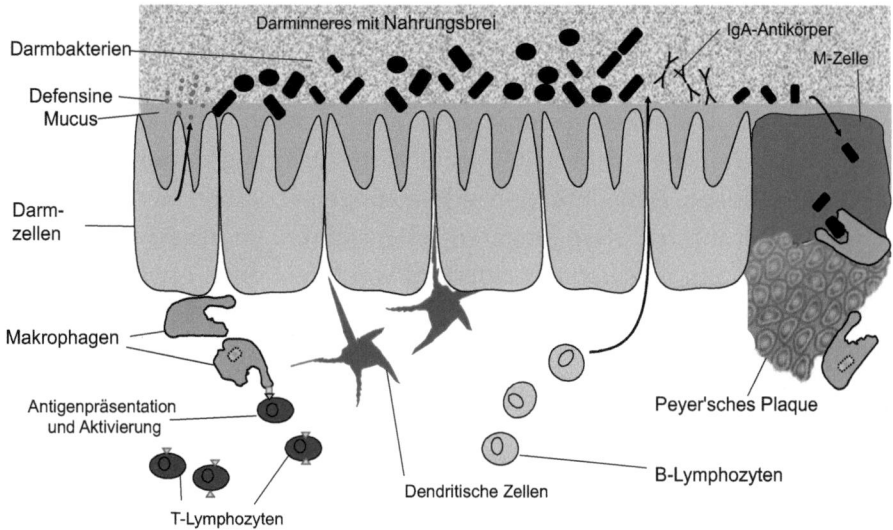

Abb. 34 Das Immunsystem des Darms

Diesen Immunmechanismus machen sich einige pathogene Keime wie Salmonellen, Yersinien und Listerien zur weiteren Ausbreitung im Körper zunutze. Daher sind sie so gefährlich und können eine systemische Infektion auslösen.

Diese Bakterien können über die M-Zellen in die Darmschleimhaut einsickern und gelangen dann weiter in Makrophagen, die sie durch Phagozytose aufnehmen. In denen werden sie jedoch nicht wie andere Mikroorganismen oder Antigene zerstört und abgebaut. Sie können sich aus den Phagozytose-Vesikeln freisetzen und gelangen in das Zytoplasma der Fresszellen, um sich dort zu vermehren. Listerien können beispielsweise tagelang in Makrophagen überleben und sich so mit ihnen im Körper ausbreiten.

Kap. 6 Die Immunabwehr im Alter

Biologisch gesehen ist das Altern ein allmählich einsetzender, fortschreitender Prozess, der zur Schwächung und letztendlich zum Verlust der Körper- und Organfunktionen führt. Es ist bekannt, dass der Alterungsprozess mit zahlreichen Veränderungen des Körpers auf allen Ebenen, von Organsystemen bis zu den Zellen, einhergeht (Kap. 1). Auch vor dem Immunsystem macht das Alter nicht halt, dies wird mit dem Begriff **Immunoseneszenz** beschrieben. Denn Infektionserkrankungen verlaufen im Alter oft wesentlich bedrohlicher als in jüngeren Lebensjahren. Im Allgemeinen ist die Sterblichkeit älterer Personen aufgrund von Infektionen etwa dreimal so hoch wie bei jüngeren Erwachsenen. Beispielsweise sind bei einer Grippewelle etwa 90 % der Toten über 65 Jahre alt. Darüber hinaus schwächt die Immunoseneszenz die Wirksamkeit von Impfungen ab.

Immunoseneszenz

Der mit Immunoseneszenz gemeinte altersbedingte Abbau des Immunsystems ist weiten Bevölkerungsschichten kaum geläufig, was sicherlich mehrere Gründe hat. Das Immunsystem ist kein kompaktes, gut untersuchbares Organ wie z. B. Lunge und Herz. Sein Nachlassen wird nur bei bestimmten Gelegenheiten wie beim Erscheinen neuartiger Erreger sichtbar und auch dann ist oft kein direkter Zusammenhang erkennbar. Das Auftauchen dem Immunsystem unbekannter Coronaviren im Jahr 2019 und die nachfolgende Pandemie haben allerdings das Problembewusstsein dazu schon deutlich geändert.

Die Immunoseneszenz ist mitnichten eine Besonderheit der Spezies Mensch, auch bei zahlreichen Wirbeltieren ist dieses Phänomen nachgewiesen. Allerdings besitzt der Mensch eine Sonderstellung. Er hat ein maximal erreichbares Alter, eine Lebensspanne, von etwa 120 Jahren. Sie wird durch Alterungsprozesse in Zellen und Geweben verursacht, die auch in Abwesenheit von Krankheiten ablaufen. Das wirkliche individuelle Alter beim Tod wird natürlich durch äußere Faktoren wie z. B. Krankheiten, Ernährung und körperliche Fitness beeinflusst. Die durchschnittliche Lebenserwartung in Deutschland hat sich seit dem 19. Jahrhundert erheblich erhöht und belief sich 2020 für Männer auf 79 und für Frauen auf 84 Jahre. Die Lebenserwartung eines Individuums ist somit beim Menschen noch deutlich geringer als die maximale Lebensdauer.

Die **maximale Lebensspanne** ist von Tierart zu Tierart sehr unterschiedlich, von einigen Tagen bis weit über 100 Jahren bei einigen Schildkröten, Walen und Haien. Die durchschnittliche Lebensdauer ist bei Organismen der Tierwelt im Vergleich zur maximalen Lebensdauer noch wesentlich geringer als beim Menschen. Der voreilige Tod durch Fressfeinde, Krankheiten oder Unfälle, den die meisten Tiere in freier Wildbahn erleiden, führt dazu, dass die wenigsten Tierindividuen „alt" werden. Eine altersbedingte Abnahme der Immunfunktionen erfolgt also nur in seltenen Fällen, z. B. bei Zootieren, und hat damit keine Bedeutung für die Evolution der Lebewesen.

Aus evolutionärer Sicht ist das Überleben eines Organismus bis zum Ende seiner reproduktiven Phase wichtig, in der er Nachkommen zeugen kann, die seine Gene weitertragen. In dieser Zeit wirkt die Selektion (natürliche Auslese) und fördert die Verbreitung von Genen, die für die Anpassung an die Umwelt günstig sind. Eine Selektion ist jedoch nicht möglich, die nachteilige Erbanlagen bzw. Eigenschaften ausmerzt, die erst nach der Reproduktionsphase auftreten.

Die meisten Organismen, einschließlich unserer Vorfahren in früheren Zeiten, leben nicht oder nicht viel länger, als die Fortpflanzungsphase andauert. Die Menschen allerdings können heutzutage als sozial lebende Art ihre Reproduktionsphase weit überleben. Ihre Lebenserwartung geht sogar deutlich über das Alter hinaus, bis zu dem die nachkommenden Generationen z. B. mit Fürsorge und Ressourcen unterstützt werden können. Die auf Gesundheit orientierte Lebensweise, der medizinischer Fortschritt und die Auswirkungen des ansteigenden Wohlstands haben die Lebenserwartung in vielen Ländern massiv erhöht.

Die nachteiligen Auswirkungen der Immunoseneszenz treffen also besonders die Spezies Mensch und damit die Individuen, die in moderner Zeit eine längere Lebensphase im Alter besitzen.

Altersgrenze für die Schwächung des Immunsystems

Ab wann beginnt im Leben jedes Einzelnen die Immunoseneszenz, wann beginnt die Anzahl bestimmter Infektionen zu steigen, ihr Verlauf schwerer zu werden und ihr Ausgang häufiger tödlicher zu enden?

Diese Altersgrenze, nach der sich das schwächer werdende Immunsystem merklich auf die Gesundheit auswirkt, wird oft mit 60 oder 65 Jahren angegeben. Für die Coronaviren SARS-CoV-2 zeigen die bisherigen Erkenntnisse, dass das Risiko eines schweren oder tödlichen Verlaufs für Menschen ab diesem Alter deutlich größer ist, aber noch wesentlich stärker in höherem Alter (Abb. 14). Schwere Verläufe der Krankheit nehmen schon bereits ab einem Alter von 50 Jahren zu. Für andere Krankheiten wie die Grippe ist Ähnliches bekannt. Deshalb empfiehlt die Ständige Impfkommission (STIKO), dass Impfungen gegen Grippeerreger, aber auch gegen Pneumokokken ab dem 60. Lebensjahr erfolgen sollen. Allgemein steigt die Sterblichkeit bei Lungenentzündungen sogar schon ab einem Alter von 50 Jahren deutlich an. Auch für die Listeriose kann ein ähnlich starker Anstieg der Erkrankungszahlen bei Älteren dokumentiert werden (Abb. 24).

Die natürlichen Körperbarrieren

Im Alter verringert sich die Eigenschaft von Haut und Schleimhäuten, als Barrieren für den Eintritt von Krankheitserregern zu dienen. Die Alterung der **Haut** begünstigt das Auftreten von Infektionen. Die Haut wird mit den Jahren dünner und trockener und enthält weniger fettlösliche antimikrobielle Peptide wie z. B. Defensine. Wenn die Elastizität nachlässt, wird die Haut anfälliger für Verletzungen und bietet damit Erregern die Möglichkeit, in den Köper einzudringen. Die Durchblutung der Haut lässt ebenfalls nach. Auch das ist bei einer Verletzung von Nachteil, weil die Abwehrzellen nicht mehr so schnell dorthin gelangen können, wo sie benötigt werden.

Bei Atemwegserkrankungen, die im Alter gefürchtet sind und sich im ungünstigen Fall zu Lungenentzündungen entwickeln können, spielt die Aufgabe der **Schleimhäute** als Schutzbarrieren für Viren und Bakterien eine wichtige Rolle. Die Schleimhäute werden mit zunehmendem Alter trockener und die Aktivität der Flimmerhärchen nimmt ab. Die Schleimhäute können sich zudem schlechter regenerieren, sodass der Abtransport von Fremdkörpern durch die Flimmerhärchen erschwert ist. Dadurch steigt das Risiko, dass Erreger haften bleiben, die Schleimhaut schädigen und in den Körper gelangen.

Wenn im Alter Muskelmasse und Muskelkraft geringer werden, wird der für die Reinigung der Atemwege wichtige Hustenstoß schwächer; auch der Hustenreflex kann abnehmen. Bekannt ist ebenfalls, dass die Konzentrationen an antimikrobiellen Faktoren im Speichel geringer werden.

Die Sekretion der **Magensäure** ist bei vielen älteren Menschen reduziert und sinkt in Abhängigkeit vom Alter. Ein Großteil der über 80-Jährigen hat im Magen einen pH-Wert von 6 bis 7 und damit deutlich über 3, was in etwa der Minimalwert zur Abtötung von Keimen darstellt. Damit können pathogene Keime zumindest bei vielen älteren Menschen die Magenbarriere besser passieren und Magen-Darmerkrankungen hervorrufen.

Ein im Alter oder aus anderen Gründen deutlich geschwächtes Immunsystem hat einer Überbesiedelung des Dünndarms durch eigene oder fremde Keime wenig entgegenzusetzen. Durch die Über- bzw. Fehlbesiedelung kann es zu einer Schädigung und zu einer erhöhten Durchlässigkeit der Darmschleimhaut kommen. Bei einer erhöhten **Darmpermeabilität** können nicht nur Nahrungsmittelbestandteile des Darms, sondern auch Bakterienbestandteile wie Lipopolysaccharide (Endotoxin) oder sogar komplette Mikroorganismen die Darmschleimhaut passieren und den Darm verlassen. Gelangen sie in den Blutkreislauf, können sie das Immunsystem unspezifisch stimulieren. Als Folge können lokale Entzündungen der Darmschleimhaut auftreten oder sogar eine Sepsis eintreten.

Auch im Urogenitaltrakt begünstigen altersbedingte Veränderungen eine mikrobielle Besiedlung und die Entstehung von Infektionen. Zu den Veränderungen gehören eine reduzierte Blasenkapazität, ein verminderter Urinfluss und der in der Blase verbleibende Restharn.

Modifikationen im Immunsystem

Die in höherem Alter verringerte Kapazität des Immunsystems, auf Krankheitserreger zu reagieren, lässt sich an vielen Stellen im Abwehrsystem des Menschen beobachten. Vor allem die erworbene Abwehr lässt im Alter nach.

Besonders auffällig als eine Altersveränderung im Immunsystem ist die **Rückbildung des Thymus**, in dem die Reifung und Differenzierung der T-Zellen erfolgt. Die Rückbildung des Thymus beginnt bereits in früher Jugend und führt dazu, dass eine Reifung neuer T-Lymphozyten nur noch in geringem Maße möglich ist. Das funktionell aktive Gewebe im Thymus wird durch Fettgewebe ersetzt. Im Alter von 70 Jahren sind noch etwa 10 % des funktionellen Thymusgewebes vorhanden. Die Folge der Thymusverkleinerung ist, dass von Jahr zu Jahr weniger reife naive T-Zellen den Thymus verlassen und das Repertoire an Antigenrezeptoren, die auf neue Erreger reagieren können, immer kleiner wird. Allerdings gibt es auch noch in hohem Alter kleine arbeitsfähige Thymusreste, die den T-Zell-Pool mit frischen naiven T-Zellen bereichern können.

Vor allem männliche Sexualhormone, die Androgene, beschleunigen offenbar den Thymusabbau. Männer zwischen 20 und 60 haben einen kleineren Thymus als Frauen und produzieren weniger neue T-Zellen. Andererseits ist bekannt, dass Männer oft schwerer als Frauen von Infektionen wie Influenza betroffen sind. Darüber hinaus deuten Untersuchungen darauf hin, dass die im Alter gebildeten naiven T-Zellen in ihren Funktionen eingeschränkt sind. Verkürzte Telomere der Chromosomen führen zu einem Verlust der Teilungs- und Vermehrungsfähigkeit. Telomere sind eine Art von Schutzkappen an den Enden der Chromosomen, die mit jeder Zellteilung kürzer werden, bis sich die Zellen nicht mehr teilen können (Kap. 1).

Gleichzeitig kommt es zu einer Zunahme der ausdifferenzierten T-Effektor-zellen (Kap. 5), die nur noch eine sehr begrenzte Zahl an T-Zellrezeptoren darbieten. Im Laufe des Lebens verändert sich so die Zusammensetzung der Pools der T-Zellen. In den ersten Jahren hat der Körper noch einen hohen Anteil an naiven T-Lymphozyten, die noch niemals mit Antigen in Kontakt waren, sowie einen geringen Anteil an Gedächtniszellen und wenige Effektorzellen (Abb. 35). Die naiven undifferenzierten Immunzellen werden mit steigendem Lebensalter zunehmend durch Gedächtniszellen und Effektorzellen ersetzt.

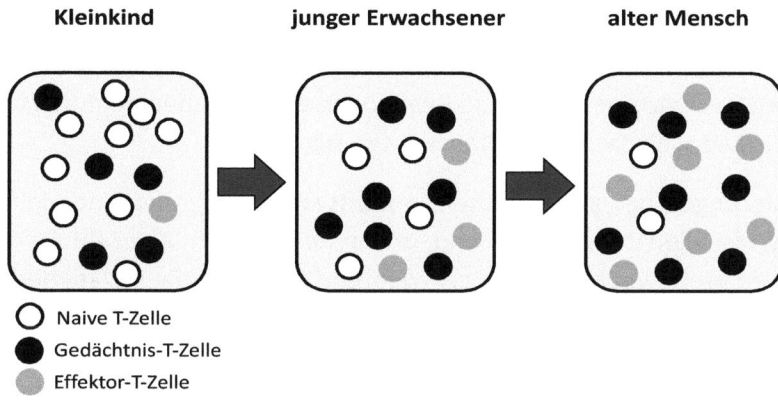

Abb. 35 Altersabhängige Veränderungen der T-Zell-Populationen

Im Alter ist zudem das Gleichgewicht der wichtigen T-Helferzellen, zwischen den TH1- und TH2-Lymphozyten, zuungunsten der TH1-Zellen verschoben. Eine gebremste TH1-Immunantwort kann Infektionen nicht mehr so effektiv bekämpfen und führt unter Umständen auch zu Reaktivierungen latenter Viren wie z. B. von Herpesviren.

B- Lymphozyten werden im Knochenmark gebildet und sterben nach einiger Zeit ab, wenn sie nicht aktiviert werden. In der Jugend hat man noch einen hohen Anteil an naiven, nicht aktivierten B-Lymphozyten. Im Alter geht die Neubildung stark zurück, da das Knochenmark zu Fettgewebe umgebildet wird.

Im Knochenmark sind jedoch die blutbildenden Stammzellen enthalten, die für die Regeneration von Blut- und Immunzellen sorgen. Doch auch diese Stammzellen verlieren im Alter ihre Leistungsfähigkeit und können ihrer Aufgabe der Neubildung von Zellen nicht mehr gut nachkommen. Darüber hinaus reagieren sie auch auf Signalstoffe anders als junge Stammzellen.

Trotzdem bleibt auch bei alten Menschen die Gesamtzahl der B-Zellen relativ stabil. Der Grund dafür ist offensichtlich, dass der menschliche Körper im Alter verstärkt auf alte langlebige B- Zellen zurückgreift, die schon bei früheren Infektionen entstanden sind. Jedoch produzieren sie für aktuelle Infektionen weniger effektive Antikörper. Solche Antikörper haben eine schwächere Bindungskraft (Affinität) für neue Antigene. Die Antikörperbildung nimmt insgesamt im Alter aufgrund des Vorliegens anderer Konzentrationen von Zytokinen ab. Beide Reaktionen des alternden Immunsystems sind auch an schlechteren Impfantworten schuld.

Veränderungen des **angeborenen Immunsystems** im Alter sind vielfältig und bei fast allen Immunzellen und -prozessen zu finden. Die Zahl der Makrophagen im Gewebe ist reduziert, während hingegen die Anzahl der Monozyten im Blut fast unverändert bleibt. Bei Makrophagen wird eine starke Produktion von solchen Interleukinen beobachtet, die Entzündungen fördern (proinflammatorische Verbindungen). Die Fähigkeit der unspezifischen natürlichen Killerzellen, Erreger und infizierte Zellen abzutöten (Zytotoxizität), ist verringert; die Anzahl dieser Zellen nimmt dagegen zu. Bei Granulozyten sind die Funktionen ebenfalls geschwächt, was offensichtlich durch eine erhöhte Anzahl dieser Immunzellen ausgeglichen wird.

Ein positiver Effekt der Immunseneszenz zeigt sich allerdings bei Allergikern, die aufgrund der Abnahme der Effektivität des erworbenen Immunsystems eine Besserung ihres Leidens im Alter erwarten können. Außerdem zeigt sich, dass ältere Patienten bei Organtransplantationen meist weniger ausgeprägte Abstoßungsreaktionen gegen das fremde Organ entwickeln. Die Überlebensraten und die Funktionen des Transplantats sind nach einer Nierenverpflanzung bei älteren Menschen vielfach besser.

Die wichtigsten altersbedingten Veränderungen

Erworbenes Immunsystem

Reduzierung

- Produktion naiver T-Zellen im Thymus

- Anteil naiver T- Zellen

- Anteil naiver B-Zellen

- Anzahl und Funktion regulatorischer T-Zellen

- Anzahl / Funktion von Th2

- Antikörperaffinität

- Antikörperproduktion

Verstärkung

- Anzahl / Funktion von Th1

Angeborenes Immunsystem

Reduzierung

- Zytotoxizität bei natürlichen Killerzellen

- Zytotoxizität bei Granulozyten

Verstärkung

- Aktivität der Makrophagen

- Sekretion von Interleukin-6 und TNF

Inflammaging - Entzündungsaltern

Nicht nur die Abwehr von Infektionserregern ist betroffen, die Immunoseneszenz, die nachlassende Aktivität des Immunsystems, hat weitreichende gesundheitliche Konsequenzen. Die Veränderungen des Immunsystems bei älteren Menschen führen zu einer chronischen Entzündungsreaktion, die mit der Zeit alle Organe des Körpers schädigen kann. Dass im Körper ein ständig erhöhter Entzündungszustand herrscht, wird als **Inflammaging (Entzündungsaltern)** bezeichnet.

Inflammaging ist aus den englischen Wörtern für Entzündung (*inflammation*) und Altern (*aging*) zusammengesetzt. Das Phänomen beruht darauf, dass das Immunsystem im Verlauf seines Alterungsprozesses immer mehr entzündungsfördernde Botenstoffe freisetzt. Dies liegt offensichtlich daran, dass die erworbene, also gegen spezifische Krankheitserreger gerichtete Immunabwehr, in ihrer Aktivität deutlich abnimmt. Vielleicht als Ausgleich dafür nehmen viele eher unspezifische Prozesse des angeborenen Immunsystems zu.

Bei einem relativ neuartigen Erreger wie SARS-CoV-2 steht das Immunsystem des älteren Menschen ohne wirksame Gedächtniszellen und mit wenigen naiven T-Zellen da. Die gezielte Immunantwort des spezifischen Immunsystems kommt deshalb sehr spät, wenn überhaupt. In der Zwischenzeit kämpft vornehmlich das unspezifische Immunsystem gegen die Viren und zerstört dabei nach und nach das Lungengewebe.

Vor allem Makrophagen und andere Fresszellen wie Monozyten, Granulozyten und dendritische Zellen spielen bei der Immunoseneszenz eine wichtige Rolle, jedoch sind sie im Alter weniger leistungsfähig. Sie haben aber nicht nur die Aufgabe, infizierte Zellen zu vernichten, sondern auch defekte Körperzellen zu beseitigen. Da im alternden Körper die Zahl seneszenter, d. h. nicht mehr gut funktionierender Zellen ansteigt, sind die Phagozytose ausübenden Zellen in steter Alarmbereitschaft und Tätigkeit. Dies führt dazu, dass im Organismus mehr **proinflammatorische Zytokine** ausgeschüttet werden, Stoffe wie Prostaglandin E2, Interleukin-6, Interferon-gamma und TNF-alpha.

Dieser Botenstoff-Mix fördert Entzündungen in einer schwachen, aber dauerhaften Form und begünstigt oxidativen Stress (Kap. 1). Dieses Stressphänomen wird durch eine zu starke Bildung freier Radikale in den Körperzellen ausgelöst. Freie Radikale sind Sauerstoff-Verbindungen, die sich in einem instabilen Zustand befinden, sehr leicht mit einer anderen Verbindung reagieren und diesen Elektronen entreißen, wodurch weitere freie Radikale entstehen. Auf der anderen Seite kann beobachtet werden, dass mit fortschreitendem Alter die Konzentration freier Radikale in den Körperzellen und somit auch der oxidative Stress ansteigt.

Die Veränderungen des angeborenen Immunsystems im Alter können somit durchaus eine sinnvolle Anpassung an geänderte Körperfunktionen sein und der Bekämpfung seneszenter Zellen und von oxidativem Stress dienen. Außerdem verbraucht ein so komplexes und im Körper weit verbreitetes Organ wie das Immunsystem, das eine immens hohe Produktion neuer Zellen aufweist, sehr viel Energie und Nährstoffe. Eventuell aus diesem Grund wird es im Alter allmählich zurückgefahren.

Als eine wesentliche Ursache für die Immunseneszenz und des *Inflammaging* gilt die **Antigen-Last** der Erreger, die im Lauf der Lebenszeit auf das Immunsystem einwirken. Dies sind zum einen die zahlreichen Infektionen, die das Individuum durchmacht, aber auch die ständig vorhandenen latenten Infektionen, die Viren verursachen, die ihr Erbgut in Chromosomen einbauen und nahezu unbegrenzt in der Zelle überdauern. Bei den sehr alten, hochbetagten Menschen wird angenommen, dass sie eine Genausstattung besitzen, die zu einer besseren Kontrolle der Entzündungsprozesse und damit zu besonders langem Leben führt.

Eine weitere Erklärung dafür, dass die für das Alter typischen Entzündungsprozesse entstehen, können die Hormonspiegel im Körper sein, die sich im Laufe des Lebens verändern (Abb. 36).

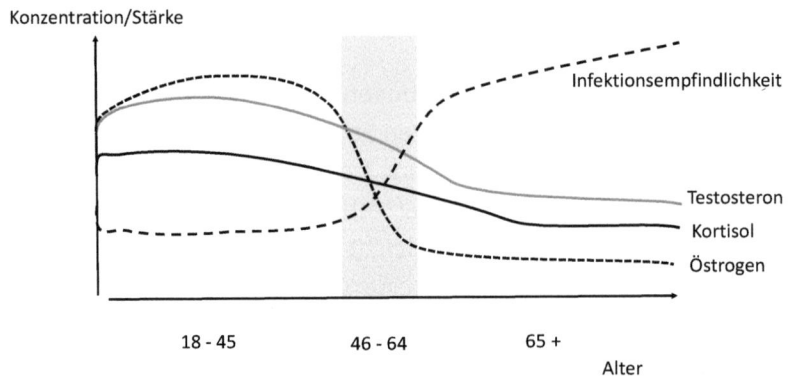

Abb. 36. Hormonspiegelveränderungen bei Erwachsenen

Im Alter nimmt die Menge des vom Körper gebildeten Hormons Kortisol ab. Dieses Stresshormon (Kap. 8) dämpft das Immunsystem und Entzündungsreaktionen. Außerdem ändern sich, noch wesentlich drastischer, die Konzentrationen der Sexualhormone wie die Östrogene und die Androgene wie z. B. Testosteron. Die Hormone, die die Sexualfunktionen steuern, beeinflussen ebenfalls die Infektabwehr, und zwar unterschiedlich für Männer und Frauen (Kap. 8).

Sowohl das männertypische Testosteron als auch das frauentypische Östrogen werden von beiden Geschlechtern produziert und benötigt, allerdings in sehr unterschiedlichen Konzentrationen. Bei Männern wie bei Frauen nehmen die Spiegel der Sexualhormone im Blut mit dem Alter ab, der Östrogenspiegel bei Frauen im Klimakterium sehr plötzlich, und bei Männern der von Testosteron eher langsam.

Das mit zunehmendem Lebensalter allmähliche Nachlassen der Leistungsfähigkeit des Immunsystems hat durchaus weitere gravierende Auswirkungen auf die Gesundheit, nicht nur auf die Anfälligkeit gegenüber Infektionen (Abb. 37).

Gerade der für alte Menschen charakteristische konstante Entzündungszustand, das *Inflammaging*, fördert wahrscheinlich die Entwicklung verschiedenster altersabhängiger Krankheiten, die zu folgenden Krankheitsgruppen gehören:

- Autoimmunerkrankungen wie viele rheumatische Erkrankungen

- Tumorerkrankungen

- chronische Entzündungserkrankungen wie Arteriosklerose und Alzheimer-Erkrankung

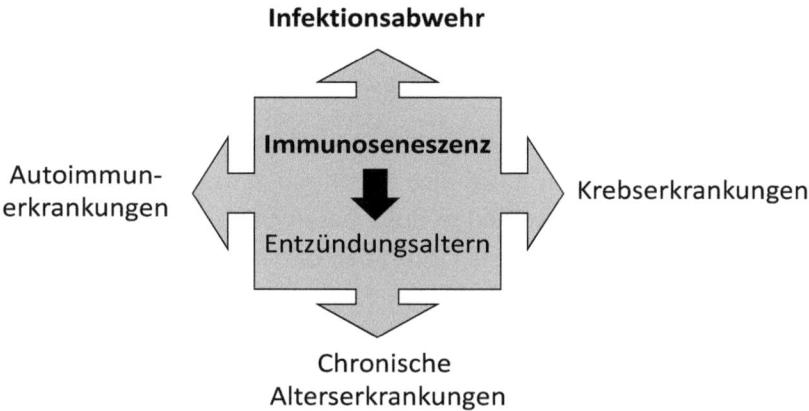

Abb. 37 Bedeutung von Immunoseneszenz und Entzündungsaltern auf die Gesundheit

Autoimmunerkrankungen

Als Autoimmunerkrankungen werden Krankheiten bezeichnet, deren Ursache eine überschießende Reaktion des Immunsystems gegen körpereigenes Gewebe ist. Eine Autoimmunerkrankung, bei der sich das Immunsystem gegen eigene Körperzellen richtet, ist ein Verlust der immunologischen Selbsttoleranz. Normalerweise dürfen weder Antikörper noch T-Lymphozyten durch körpereigene Substanzen (Antigene) zu einer Immunantwort aktiviert werden. Die T-Zellen sollten nach der Reifung im Thymus in der Lage sein, die Erkennungssignale der Körperzellen, die MHC-Antigene, als nicht schädlich zu identifizieren.

Im Alter sind die Immunreaktionen offenbar zunehmend weniger spezifisch und können körpereigene Zellsubstanzen von körperfremdem Material nicht mehr so gut unterscheiden. Die gereiften T-Lymphozyten erkennen bei Autoimmunkrankheiten die körpereigenen Strukturen als fremd und leiten Abwehrreaktionen des Immunsystems ein.

Abgesehen von den T-Lymphozyten spielen von B-Lymphozyten gebildete **Autoantikörper** (gr. *Autós*: selbst) eine wichtige Rolle. Dies sind Antikörper, die körpereigene Substanzen (Antigene) binden und die charakteristisch für Autoimmunerkrankungen sind. Diese Fehlreaktionen des Abwehrsystems können sich ohne Behandlung oft lebenslang und bis zur vollständigen Zerstörung der körpereigenen Gewebe fortsetzen.

Es sind zahlreiche Autoimmunkrankheiten bekannt, von denen einige **rheumatische Erkrankungen** sind, also chronisch entzündliche Allgemeinerkrankungen. Eine entscheidende Rolle bei der Entstehung chronisch entzündlicher Krankheiten spielen offenbar die T-Zellen. Einige, die proinflammatorischen Botenstoffe bilden, fachen die Entzündung an; andere, die regulatorischen T-Zellen dämpfen die Entzündungsreaktion und sorgen dafür, dass das Immunsystem nicht übers Ziel hinausschießt. Bei chronisch entzündlichen Erkrankungen ist die Balance dieser Zellen dauerhaft gestört.

Zu den entzündlich-rheumatischen Krankheiten des Erwachsenenalters gehören mehr als 100 verschiedene Krankheitsbilder. Sie gehen mit Entzündungen unterschiedlicher Körpergewebe einher und zeigen sich vor allem an den Bewegungsorganen. Autoimmunkrankheiten können organspezifisch sein und sich auf bestimmte Organe auswirken: Diabetes mellitus Typ 1 (Bauchspeicheldrüse), Multiple Sklerose (Nervenzellen), Colitis ulcerosa (Dickdarm), Glomerulonephritis (Niere) und die Basedow-Krankheit (Schilddrüse).

Andere Autoimmunkrankheiten sind systemisch und manifestieren sich im gesamten Körper. Häufig richten sich Autoimmunkrankheiten allgemein gegen im Körper vorkommende Gewebe: Schuppenflechte, Psoriasis (Haut,

Gelenke), Churg-Strauss-Syndrom (Gefäße), Myasthenia gravis (Muskeln), Lupus erythematodes (Haut und Gefäßbindegewebe) und rheumatoide Arthritis (Bindegewebe von Gelenken und Sehnen).

Die **rheumatoide Arthritis** (chronische Polyarthritis oder entzündliches Gelenkrheuma) ist die häufigste entzündliche Erkrankung der Gelenke. Die Krankheit ist ein Beispiel für eine Erkrankung, die durch Prozesse der Immunoseneszenz und des Entzündungsaltern begünstigt wird. Die chronische rheumatische Erkrankung tritt in höherem Alter häufiger auf, obgleich sie ihren Anfang schon in jüngeren Jahren nimmt. In Deutschland schätzt man die Zahl der Erkrankten auf 800.000, wobei Frauen dreimal so häufig betroffen sind wie Männer.

Bei einer rheumatoiden Arthritis wandern fehlgesteuerte Immunzellen in das betroffene Gelenk ein und bilden dort entzündungsfördernde Zytokine. Außerdem ist die Funktion von regulatorischen T-Zellen geschwächt, die für die Beendigung von Immunantworten zuständig sind.

Morbus Crohn ist eine chronisch entzündliche Erkrankung des Darms. Sie wird auch als Autoimmunerkrankung angesehen, da die Darmschleimhaut durch eine Immunreaktion gegen die eigene Darmflora geschädigt wird und in einigen Fällen Autoantikörper nachweisbar sind. Die Krankheit ist durch eine Störung der Darmbarriere gekennzeichnet. Die Darmwand bzw. Schleimhaut des Dick- oder Dünndarms ist in hohem Maße durchlässig für Darmsubstanzen und -partikel wie Bakterien.

Bei Morbus Crohn sind wie für verschiedene Autoimmunerkrankungen immunsuppressive Medikamente zur Therapie geeignet.

Einige Autoimmunkrankheiten treten in der Folge von **Infektionen** gehäuft auf. Die Bakterien und Viren führen bei der Infektion zu einer Immunantwort, die sich im späteren Verlauf wandelt und gegen Gewebe des eigenen Körpers richtet. Bei folgenden Autoimmunerkrankungen ist bekannt, dass sich das Risiko der Manifestation nach Infektionen mit gewissen Erregern erhöht.

- Diabetes mellitus Typ 1 (Enteroviren)

- Myasthenia gravis (Hepatitis-C-Viren)

- Lupus erythemathodes (Epstein-Barr-Viren)

- Rheumatisches Fieber, Schuppenflechte (Streptokokken)

Das Guillain-Barré-Syndrom ist eine weitere Autoimmunerkrankung und die zurzeit häufigste Lähmungserkrankung in Europa. Die Krankheit trifft alle Altersgruppen, vor allem aber ältere Erwachsenen zwischen dem 50. und 70. Lebensjahr. Zwei Drittel aller Patienten mit dem Guillain-Barré-Syndrom leiden eine bis zu drei Wochen vorher an einer Atemwegs- oder an einer Magen-Darminfektion. Der bei diesem Syndrom am häufigsten nachgewiesene Erreger ist das Bakterium *Campylobacter* (Kap. 4). Die Immunantwort, die anfangs gegen die Bakterien gerichtet ist, führt später zu einer Autoimmunreaktion gegen Nervenbestandteile. Das Immunsystem reagiert gegen Bestandteile der Myelinscheiden peripherer Nerven, die offensichtlich ähnliche Strukturen wie die Oberflächenantigene der Bakterien aufweisen.

Eine frühe Diagnose und eine gute Prävention von Autoimmunerkrankungen sind auch ökonomisch gesehen von großer Bedeutung. Denn diese Krankheiten stellen nach Infektionskrankheiten und Herz-Kreislauf-Erkrankungen, aber noch vor den Tumorerkrankungen, die drittgrößte wirtschaftliche Belastung unseres Gesundheitssystems dar.

Krebserkrankungen

Die Häufigkeit von Krebserkrankungen hat in den letzten Jahrzehnten in Deutschland und Europa stark zugenommen. Entscheidende Bedeutung für die Zunahme der Häufigkeit (Prävalenz) hat der Anstieg des Anteils älterer Menschen in der Bevölkerung, der bei Männern noch stärker als bei Frauen ausgeprägt ist. Ein großer Anteil der Erhöhung der Gesamthäufigkeit ist in Deutschland auf wenige Krebsarten zurückzuführen. Bei Männern stehen Krebserkrankungen der Prostata und des Dickdarms an vorderer Stelle, bei Frauen Tumorerkrankungen der Brustdrüse und der Lunge.

Dass Menschen in höherem Alter (65 Jahre und älter) besonders häufig an Krebsneuerkrankungen erkranken, ist sicherlich auch den altersbedingten Veränderungen des Immunsystems geschuldet. Die überaus wichtige Rolle der Immunabwehr zeigen Menschen nach Organtransplantationen, deren Immunsystem mit immunsuppressiven Medikamenten gedämpft werden muss, um eine Abstoßung zu verhindern. Sie leiden bis zu dreimal häufiger als andere an Tumoren.

Eine Krebserkrankung entsteht in der Regel, wenn Mutationen im Erbgut auftreten, die unkontrolliertes Wachstum einzelner Körperzellen auslösen. Mutationen in menschlichen Genen können diesen Prozess auf zwei verschiedenen Wegen vorantreiben. Sie können Gene permanent aktivieren, die das Zellwachstum fördern (Wachstumsgene oder Onkogene) oder sie inaktivieren Gene, die das Wachstum verhindern (Kontrollgene). Meist werden beide Wege gleichzeitig beschritten.

Wie kann es zu Mutationen, also Veränderungen am Erbgut, mit der möglichen Folge von Krebserkrankungen kommen? Neben äußeren Faktoren wie Tabakrauchbestandteilen und UV-Strahlung, die sich aber selten im Alter erhöhen, liegt das *Inflammaging* als eine Ursache nahe. In entzündetem Gewebe entstehen beispielsweise freie Radikale, die mit dem Erbmaterial DNA reagieren und Mutationen auslösen können.

Dabei hat das Immunsystem die wichtige Aufgabe, die Entstehung von Krebszellen zu überwachen, um das Auftreten von Tumoren zu verhindern. Es kann davon ausgegangen werden, dass das im Alter nachlassende Immunsystem seine Funktion, entartete Zellen zu eliminieren, nicht mehr ausreichend erfüllen kann. Dies könnte ein wesentlicher Grund der erhöhten Anfälligkeit für Krebs im hohen Alter sein. Denn nicht jede Krebszelle wächst zu einem Tumor heran, viele werden rechtzeitig vom Immunsystem erkannt und beseitigt.

Alte Menschen sind im zunehmenden Maße gefährdet, Tumore zu entwickeln, da das besonders effiziente erworbene Immunsystem in seiner Reaktionsfähigkeit abnimmt.

Zur Überwachung der Tumorentstehung müssen die Immunzellen in der Lage sein, zwischen gesunden Gewebezellen und Krebszellen zu unterscheiden. Die Immunabwehr löst diese Aufgabe folgendermaßen. Die in Krebszellen zahlreich auftretenden Mutationen führen dazu, dass Proteine in veränderter Form gebildet und - wie alle Proteine - mithilfe der MHC-Komplexe auf der Zelloberfläche präsentiert werden. Da diese Protein-Varianten, die auch als Tumorantigene bezeichnet werden, eine andere (neue) Struktur besitzen, werden sie von antigenpräsentierenden Zellen (z. B. dendritischen Zellen) als körperfremd erkannt. Daraufhin werden letztendlich zytotoxische T-Zellen aktiviert, die für diese Antigene einen spezifischen Rezeptor besitzen. Darauffolgend beginnen die T-Zellen, die Zellen mit den verräterischen Tumorantigenen abzutöten.

Manche Tumore können jedoch, unabhängig vom Alter, das spezifische Abwehrsystem überlisten. Sie wandeln sich so um, dass die MHC-Komplexe auf der Oberfläche, die die Tumorantigene anderen Zellen wie ein Ausweis zeigen, nicht mehr gebildet werden. Wenn keine Tumorantigene von der entarteten Zelle präsentiert werden, erkennt das Immunsystem die Krebszelle nicht und es kann zu Wachstum und Vermehrung der bösartigen Zellen kommen.

Tumore breiten sich auch dann besonders aggressiv aus, wenn in der Umgebung des Tumors ein ungünstiges Verhältnis von bremsenden Immunzellen, wie z. B. regulatorischen T-Zellen, und Effektorzellen, wie z. B. zytotoxischen T-Zellen, herrscht. Die tumorabwehrenden T-Zellen werden dann durch die regulatorische T-Zellen gestoppt.

Aufgrund der Erkenntnis, welch wichtige Rolle das Immunsystem bei der Bekämpfung von Krebszellen spielt, wurden in den letzten Jahren neue Strategien entwickelt.

Immuntherapien zielen darauf ab, Tumore mithilfe der körpereigenen Immunabwehr anzugreifen und zu zerstören, indem die T-Lymphozyten des erworbenen Immunsystems spezifisch stimuliert werden. Gerade in den letzten Jahren wurden mit Immuntherapien große Behandlungserfolge erzielt und bei vielen Krebsarten verbessert sich die Prognose deutlich.

Allerdings sprechen ältere Patienten schlechter als jüngere auf Immuntherapien an. Tumor-bekämpfende Immuntherapien sind bei alten Menschen aufgrund der Entwicklung der Immunoseneszenz oft weniger wirksam.

Chronische Entzündungserkrankungen des Alters

Chronische Erkrankungen dominieren das Krankheitsspektrum im fortgeschrittenen Alter. Mehr als die Hälfte der über 65-Jährigen haben zwei oder mehrere chronische Krankheiten gleichzeitig. Die Entstehung und Entwicklung von Krankheiten, die für diese Lebensphase typisch sind, werden mit dem Prozess des *Inflammaging* in Verbindung gebracht.

Der kontinuierliche Entzündungszustand des Körpers aufgrund der geänderten Aktivität des angeborenen Immunsystems verursacht oder zumindest fördert diese Krankheiten; er wirkt sich negativ auf verschiedene, vielfach auftretende Alterskrankheiten aus.

- Die **Alzheimer-Krankheit** ist die häufigste Form der Demenz und eine unheilbare Störung des Gehirns. Offenbar werden im Gehirn der Erkrankten in großem Maße entzündungsfördernde Subtanzen von Immunzellen gebildet. Die Entzündungen des Gehirns sollen nicht nur eine Begleiterscheinung der Alzheimer-Krankheit sein, sondern zum Fortschreiten der Neurodegeneration führen. Beispielsweise ist bekannt, dass entzündungshemmende Medikamente, die zum Beispiel bei Arthritis eingenommen werden, auch das Risiko für eine Alzheimer-Erkrankung reduzieren.

- Bei einer **Arteriosklerose** entstehen in den Arterien an den Gefäßinnenwänden Ablagerungen, die Plaques genannt werden. Die Gefäßwand wird starrer und dicker und die innere Öffnung enger, sodass das Blut nicht mehr so gut durchströmen kann.

  Es kann zu Durchblutungsstörungen und Gefäßverschluss kommen. Das Risiko von Herzinfarkten und Schlaganfällen ist erhöht. Arteriosklerose wird von einer chronischen Entzündungsreaktion begleitet, die Immunzellen des angeborenen und des adaptiven Immunsystems in die betroffenen Gefäße anzieht. Vor allem Makrophagen wandern in die Plaques ein.

- Bei **Diabetes mellitus Typ 2** handelt es sich um eine chronische Stoffwechselerkrankung, die durch einen dauerhaft erhöhten Blutzuckerspiegel gekennzeichnet ist. Die Krankheit hatte früher den Beinamen Altersdiabetes, weil sie meist im höheren Lebensalter auftrat. Der Diagnose von Typ 2 Diabetes geht offenbar eine jahrelange Phase einer milden und chronischen allgemeinen Entzündung voraus. Vermutlich werden in dieser Zeit vermehrt von Immun- und Fettzellen entzündungsfördernde Signalstoffe wie Interleukin-6 ausgeschieden. Hingegen handelt es sich bei Typ-1-Diabetes um eine Autoimmunerkrankung, die oft schon in frühen Jahren ausbricht.

- Die **Osteoporose** ist eine häufige Alterserkrankung des Knochengerüstes. Eine Störung im Knochenstoffwechsel führt dazu, dass die Knochen dünner und poröser werden und anfällig für Frakturen (Brüche) sind. Eine chronische Entzündung, ausgelöst durch proinflammatorische Zytokine, fördert wahrscheinlich die Entstehung einer Osteoporose.

- **Sarkopenie** ist der degenerative Abbau der Skelettmuskulatur im Alter. Chronische Entzündungen beschleunigen diese Gewebealterung.

Kap. 7 Medikamente und Therapien

Die Altersgruppe der über 60-Jährigen ist in Deutschland der Hauptabnehmer von Medikamenten. Da mit zunehmendem Alter Erkrankungen und auch gesundheitsschädigende Einflüsse bestimmter Lebensgewohnheiten häufiger auftreten, nehmen viele ältere Menschen regelmäßig Medikamente ein, meistens nicht nur ein Präparat, sondern verschiedene Mittel gleichzeitig (Multimedikation). Bei Senioren wirken jedoch Medikamente oft anders als bei jüngeren Menschen. Arzneimittel wirken überdies je nach Geschlecht verschieden, Wirkstoffe werden unterschiedlich schnell aufgenommen und anders vom Körper verarbeitet. Außerdem kann die Kombination verschiedener Präparate zu ungewollten Wechselwirkungen führen.

Immunsuppressive Medikamente

Durch die nachlassenden Immunfunktionen im Alter kommt es zwangsläufig zu einer größeren Anfälligkeit für Infektionen sowie zu einer höheren Wahrscheinlichkeit, Tumore zu entwickeln. Durch Medikamente, die das Immunsystem schwächen oder die Abwehrbereitschaft einzelner Organe und Gewebe herabsetzen, kann diese kontinuierlich verlaufende Altersentwicklung verstärkt werden. Deshalb ist es wichtig, dass die **Medikation älterer Menschen** an die Immunoseneszenz angepasst wird. Bei notwendiger Einnahme von Medikamenten, die das Immunsystem dämpfen, müssen zuerst alle anderen Möglichkeiten zur Infektionsabwehr wie Impfungen und Hygienemaßnahmen (Kap. 11) ergriffen werden. Auch im Falle einer Infektion mit SARS-CoV-2 ist ein höheres Risiko einer schweren Erkrankung zu erwarten. Allgemein wird jedoch empfohlen, eine effektive immunsuppressive Therapie beizubehalten und dafür das Risiko einer Infektion durch konsequente Maßnahmen der Isolierung zu dezimieren.

Medikamente, die das Immunsystem direkt schwächen, werden **Immunsuppressiva** genannt.

Je nach Wirkungsmechanismus des Medikaments können die Anzahl der Granulozyten, der natürlichen Killerzellen oder der B- bzw. T-Lymphozyten reduziert werden.

Die Dämpfung des Immunsystems durch pharmakologisch wirksame Stoffe wird Immunsuppression genannt. Hingegen bezeichnet der Begriff **Immunmodulation** sowohl positive als auch negative Veränderungen des körpereigenen Abwehrsystems durch Medikamente. Die positive Immunmodulation, die auch Immunstimulation genannt wird, bezweckt die Erhöhung der natürlichen Immunreaktionen, die z. B. bei der Behandlung von Infektionskrankheiten sinnvoll sein kann.

Immunsuppressive Medikamente führen neben ihrem eigentlichen Anwendungszweck in der Regel immer zu einer Schwächung der Abwehr von Infektionserregern und auch zu weiteren Nebenwirkungen. Die Wirksamkeit und langfristige Verträglichkeit der Immunsuppressiva kann durch Kombination der Medikamente aus den verschiedenen Wirkstoffgruppen deutlich verbessert werden. Die Dosierung der Einzelsubstanzen kann dann verringert und damit das Risiko der Nebenwirkungen reduziert werden.

Die Wirkung und die Nebenwirkungen von immunsuppressiven Medikamenten sind allerdings bei älteren Menschen nicht immer vorhersagbar, da sich viele Körperfunktionen und auch der Stoffwechsel im Alter verändern. Leider sind Patienten mit einem Alter von 75 Jahren in den Zulassungsstudien für die Medikamente zahlenmäßig stark unterrepräsentiert oder sogar gänzlich ausgeschlossen. Auch erfordern im Alter häufige Begleiterkrankungen (Komorbiditäten), wie sie z. B. bei Patienten mit entzündlich rheumatischen Erkrankungen üblich sind, die Verabreichung unterschiedlicher Medikamente mit daraus resultierenden Wechselwirkungen.

Die **Pharmakokinetik** von Immunsuppressiva, d. h. die Konzentrationsabnahme eines Arzneimittels im Organismus, ist im Alter wie bei fast allen Medikamenten verändert. Die Aufnahme aus dem Darm, die Ausscheidung in der Niere und die Stoffwechselumsetzungen in der Leber sind in der Regel reduziert.

Kortison und kortisonähnliche Medikamente

Unter Kortison (Cortison) wird eine Reihe von chemisch eng verwandten Stoffen verstanden, die auch unter anderen Bezeichnungen bekannt sind. **Glukokortikoide, Glukokortikosteroide, Kortikoide, Kortikosteroide** (kurz: Steroide) sind diese Sammelbegriffe für die strukturell ähnlichen Wirkstoffe. Diese Gruppe von Stoffen hat entzündungshemmende, antiallergische und immunsuppressive Effekte.

Bei den Glukokortikoiden unterscheidet man körpereigene (endogene) Hormone und synthetische Medikamente. Die endogenen Glukokortikoide werden in der Rinde der Nebennieren produziert. Dieses kleine Organ befindet sich im oberen Drittel der Nieren und ist der Bildungsort vieler weiterer lebenswichtiger Hormone (z.B. Adrenalin, Kap. 8). Dort wird auch das als Stresshormon bekannte Kortisol hergestellt. Als Ausgangssubstanz der Synthese wird Cholesterin benötigt, eine Steroidverbindung aus mehreren aromatischen Ringen. Aus Kortisol entsteht dann weiter im Körper Kortison. Kortison ist ein körpereigenes lebenswichtiges Hormon, das das Immunsystem dämpft und dadurch, als negative Eigenschaft, die Infektanfälligkeit erhöht.

Die Kortikoide haben im Körper zahlreiche Wirkungen. Sie beeinflussen den Glukosestoffwechsel, daher der Name „Glukokortikoide", aber auch den Fett- und Eiweißstoffwechsel sowie den Mineralstoff- und Wasserhaushalt.

Auf Zellebene können Glukokortikoide die Genexpression verändern, d. h. die Abrufung von genetischen Informationen zur Bildung neuer Proteine. Die Hormone beeinflussen diesen Prozess in der Regel über einen Rezeptor, ein Protein mit einer Bindungsstelle für die Hormonstoffe. Es gibt Körperzellen mit einem Membranrezeptor, an den Glukokortikoide, die in sehr hohen Dosen gegeben werden, rasch binden und dann eine sehr schnelle Zellreaktion starten.

Zumeist jedoch gelangen die Substanzen durch die Zellmembran in das Zytoplasma der Zelle und binden dort an den spezifischen intrazellulären Glukokortikoid-Rezeptor.

Anschließend wandert dieser Komplex in den Zellkern und dockt dort an Bereiche der DNA an, die das Ablesen von Genen steuern. Als Folge kommt es danach entweder zum verstärkten Ablesen bestimmter Gene (Transkription) oder zur Unterdrückung dieses Vorgangs. Kortikoide greifen so in die Proteinsynthese von Zytokinen ein und unterdrücken deren Bildung. Dadurch hemmen sie die Aktivierung von Lymphozyten.

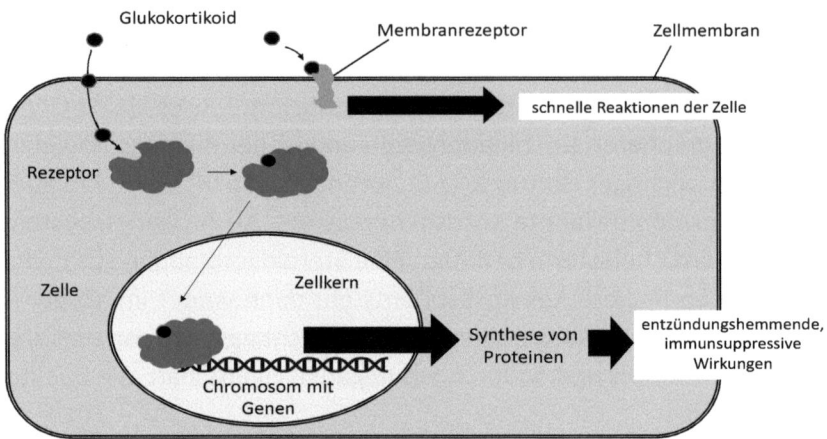

Abb. 38 Zelluläre Reaktionen von Glukokortikoiden

Kortikoide sind heutzutage aus der medizinischen Behandlung nicht mehr wegzudenken. Sie werden bei zahlreichen Erkrankungen erfolgreich eingesetzt:

- chronisch entzündliche Darmerkrankungen (Morbus Crohn, Colitis ulcerosa)

- Hautkrankheiten (Ekzeme, Schuppenflechte, Neurodermitis)

- Allergien und Asthma

- Autoimmunerkrankungen (rheumatoide Arthritis, Multiple Sklerose)

Viele dieser Erkrankungen wurden durch Kortisol und seine synthetischen Derivate überhaupt erst behandelbar. Medikamente wie Prednisolon, Prednison, Dexamethason, Betamethason, Fluocortolon oder Triamcinolon, chemische Weiterentwicklungen der natürlichen Glukokortikoide, werden eingesetzt. Sie sind oft wesentlich stärker als das körpereigene Kortisol, Prednisolon ist beispielsweise vierfach stärker.

Kortikosteroide werden auch zur Behandlung von rheumatischen Gelenkerkrankungen eingesetzt, bei denen die Immunabwehr sich gegen die eigenen Gelenke richtet. Kortison-Präparate unterdrücken bei Rheuma-Patienten das Abwehrsystem und schwächen gleichzeitig die Entzündungen ab. Der Wirkstoff blockiert die Bildung proinflammatorischer Stoffe und wirkt so einer überschießenden Immunabwehr des Körpers entgegen.

In der ersten Zeit nach **Transplantationen** werden Kortikoide in hohen Dosierungen verabreicht. Da bei einer hoch dosierten, langfristigen Therapie mit Kortikoiden häufig Nebenwirkungen auftreten, wird in den Monaten nach der Transplantation die Anfangsdosierung schrittweise reduziert.

Bei langfristiger und hoch dosierter Anwendung, die in seltenen Fällen erfolgt, können erhebliche systemische Nebenwirkungen auftreten. Dazu zählen unter anderem:

- Abbau der Skelettmuskulatur

- Einlagerungen von Wasser im Gewebe (Ödeme)

- erhöhte Knochenbrüchigkeit (Osteoporose)

- Störungen der Wundheilung

- Verdünnung der Haut

- Psychische Störungen, Depressionen, Stimmungsveränderungen

- Magenschmerzen und Magengeschwüre, ausgelöst durch eine Überproduktion von Magensäure

Eine weitere Nebenwirkung immunsuppressiver Steroide sind erhöhte Blutzuckerwerte, eventuell kann sogar eine Diabetes-Erkrankung entstehen. Da die Medikamente aber auf Abwandlungen des körpereigenen Hormons basieren, sind Glukokortikoide bei richtiger Anwendung und Kontrolle von großem Nutzen und arm an Nebenwirkungen. Das Auftreten von Nebenwirkungen hängt stark von der Therapiedauer, von der Dosierung und der Applikationsart ab. Bei kurzfristiger Behandlung, unter vier Wochen, werden selten Nebenwirkungen verzeichnet. Werden Kortikoide lokal und äußerlich gegeben, treten systemische Nebenwirkungen kaum auf.

Glukokortikoide wie **Dexamethason** werden inzwischen auch bei Infektionen eigesetzt, die überschießende Immunreaktionen auslösen. Bei einigen Menschen fallen die Immunreaktionen auf Viren, wie z. B. auf die COVID-19 hervorrufenden Coronaviren, extrem heftig aus. Die Immunzellen zerstören nicht nur Viren, sondern auch Körperzellen wie die, die die Lungenbläschen auskleiden. Ein völlig ungebremstes Immunsystem kann das Blut zum Verklumpen und den Körper in eine fatale Lage bringen. Mit einer genau dosierten Glukokortikoid-Therapie kann es gelingen, die überschießenden Immunreaktionen in den Griff zu bekommen, ohne das Immunsystem radikal zu unterdrücken.

Calcineurinhemmer

Calcineurin ist ein Enzym, das in bestimmten Immunzellen wie den T-Zellen vorkommt. Dort ist es wichtig für die Signalweiterleitung, um die Immunantwort zu fördern. Calcineurin aktiviert ein Protein, einen sogenannten Transkriptionsfaktor. Demzufolge kann dieser Faktor im Zellkern die Transkription (Umschreiben von DNA in RNA) von diversen Genen stimulieren, die zur Synthese von Interleukinen und anderen wichtigen Immunproteinen führt. Dadurch wird die Immunantwort der aktivierten T-Lymphozyten eingeleitet bzw. verstärkt. Diese Prozesse in T-Zellen werden durch die Calcineurinhemmer inaktiviert.

Zu den Hemmstoffen zählen Cyclosporin A (auch Ciclosporin genannt), das direkt an das Calcineurin bindet, sowie Tacrolimus.

Mögliche Nebenwirkungen der Medikamente sind Störungen der Nierenfunktionen, erhöhter Blutdruck, Magen-Darm-Beschwerden und Übelkeit. Viele dieser Nebenwirkungen sind abhängig von der Dosis.

Die Medikamente, die die Aktivierung der T-Zellen verhindern, sind vor allem in der Transplantationsmedizin von großer Bedeutung. Ihr erstmaliger Einsatz in der Vergangenheit bewirkte, dass die Überlebenszeit der Patienten deutlich länger wurde. Abgesehen davon werden diese Medikamente auch bei Autoimmunerkrankungen eingesetzt.

Zellteilungshemmer (Zytostatika)

Im Rahmen der Immunreaktionen werden im Körper verstärkt neue Zellen gebildet. Wirkstoffe aus der Gruppe der Zellteilungshemmer verhindern, dass sich Immunzellen teilen und vermehren. Zu dieser Gruppe gehören Azathioprin, Mycophenolsäure, Mycophenolatmofetil, Cyclophosphamid, Azathioprin, Methotrexat, Everolimus und Sirolimus. Einige der Zellteilungshemmer wie Everolimus und Sirolimus werden auch erfolgreich als Zytostatika in der Krebsbehandlung eingesetzt. Auch in der Krebstherapie ist die Hemmung der Zellteilung, diesmal von Krebszellen, ein wichtiges Therapieziel.

Werden Zytostatika außerhalb der Krebstherapie als Immunsuppressiva verwendet, werden jedoch wesentlich geringere Konzentrationen eingesetzt, die dann von weniger Nebenwirkungen begleitet werden. In niedriger Dosierung (Tiefdosistherapie) eignet sich beispielsweise **Methotrexat** (MTX) als Immunsuppressivum zur Behandlung von Autoimmunerkrankungen wie rheumatoide Arthritis, Psoriasis, Morbus Crohn und Multiple Sklerose. Als Zytostatikum wird es in einer Hochdosistherapie bei verschiedenen Lymphomen und Tumoren eingesetzt.

Auch Zellteilungshemmer weisen je nach Präparat Nebenwirkungen auf. Neben der Erhöhung der Infektanfälligkeit zählen dazu Magen-Darm-Beschwerden und eine Abnahme von Blutzellen.

Monoklonale Antikörper

Künstlich hergestellte Antikörper, sogenannte *Biologicals,* werden ebenfalls zur Immunsuppression genutzt. Es handelt sich dabei um monoklonale Antikörper, die durch gentechnisches Arbeiten hergestellt werden.

Bei einer gewöhnlichen Immunreaktion, z. B. gegen ein Virus, werden unterschiedliche Antikörper im Körper gebildet, die gegen verschiedene Bereiche bzw. Strukturen des Virus gerichtet sind. Diese Antikörper stammen von all den B-Zellen, die im Laufe der Immunantwort aktiviert worden sind. Gentechnisch hergestellte monoklonale Antikörper sind völlig identisch; sie erkennen auf dem Antigen nur einen einzigen Bereich, an den sie binden. Sie werden mit einer Technologie hergestellt, bei der die antikörperbildenden Immunzellen mit einer Krebszelllinie verschmelzt (fusioniert) werden. Dadurch entstehen unsterbliche Zellen, die praktisch permanent Antikörper einer einzigen Spezifität produzieren. Monoklonale Antikörper werden schon sehr häufig in der medizinischen Diagnostik und in zunehmendem Maße auch in der Therapie von Krankheiten verwendet.

Immunsuppressive Antikörper, wie z. B. Basiliximab, Infliximab, Adalimumab oder Rituximab (...mab steht immer für *monoclonal antibody*), binden an Proteine von Immunzellen und führen dadurch zu einer Hemmung. Es gibt Antikörper, die eine Stimulation der T-Zellen blockieren und die T-Zellen sogar weitestgehend zerstören können. Monoklonale Antikörper werden bei bestimmten Autoimmunerkrankungen eingesetzt, auch in der Transplantationsmedizin werden verstärkt solche Verbindungen eingesetzt. Mögliche Nebenwirkungen einer Antikörpertherapie sind in erste Linie eine deutlich erhöhte Infektanfälligkeit, die aufgrund der Zerstörung von Abwehrzellen eintritt, sowie allergieartige Überempfindlichkeitsreaktionen gegen die Hemmstoffe.

Infektionsbegünstigende Medikamente wie Protonenpumpenhemmer

Ältere Menschen leiden häufig an **Sodbrennen** oder an der **Refluxkrankheit**. Sodbrennen tritt dann auf, wenn Magensäure in die Speiseröhre gelangt und die Schleimhaut reizt.

Im Magen hat die Säure vor allem die Funktion, die Keime im Nahrungsbrei abzutöten, und der Magen ist gut gegen die saure Flüssigkeit geschützt. Ist die empfindliche Schleimhaut der Speiseröhre dem Angriff des sauren Magensafts länger ausgesetzt, kann sie sich entzünden und sichtbare Schäden entwickeln. Als Refluxkrankheit (gastroösophageale Refluxkrankheit) wird ein gesteigerter und krankhafter Rückfluss des sauren Mageninhaltes in die Speiseröhre bezeichnet. Personen mit einer Refluxkrankheit leiden unter Sodbrennen und Schmerzen hinter dem Brustbein; die Symptome zeigen sich besonders in liegender Stellung.

Ab einem Alter von etwa 50 Jahren treten die Symptome des Sodbrennens verstärkt auf. Im Alter eintretende Veränderungen der Organe und Körperfunktionen sowie der Lebensgewohnheiten begünstigen die Entstehung der Beschwerden.

- Viele Senioren ruhen sich auch tagsüber öfters im Liegen aus. Im Liegen befinden sich der Magen und die Speiseröhre auf einer Höhe, sodass Magensäure leichter in die Speiseröhre gelangen kann.

- Die Speicheldrüsen produzieren mit voranschreitendem Alter nicht mehr so viel Speichel, der im Magen die Säure teilweise neutralisieren kann. Speichel hilft gegen den Rückfluss von Magensäure in die Speiseröhre, die wieder heruntergespült und verdünnt bzw. neutralisiert wird.

- Auch eine zu geringe Trinkmenge oder bestimmte Medikamente können einen Speichelmangel bzw. Sodbrennen verursachen.

- Mit steigendem Lebensalter wird die Muskulatur geschwächt und abgebaut. Das trifft auch für den Schließmuskel zwischen Magen und Speiseröhre (Ösophagussphinkter) zu. Wird dieser Muskel schwächer, kann es leichter zum Reflux von Magensäure kommen.

Protonenpumpenhemmer sind zurzeit die wirksamsten Medikamente, die die Säurebildung im Magen vermindern. Sie sind nach ihrer Wirkweise benannt. Protonenpumpenhemmer hemmen ein Enzym in der Magenwand, die Protonenpumpe, das an der Bildung von Magensäure (Salzsäure) beteiligt ist. Die Säureblocker, wie z. B. Omeprazol und Pantoprazol, werden bei Sodbrennen und der Refluxkrankheit häufig verschrieben. Die Stoffe können die Magensäureproduktion um bis zu 98 % hemmen. Die Medikamente werden auch bei Magen- oder Zwölffingerdarmgeschwüren sowie *Helicobacter pylori*-Infektionen im Magen eingesetzt. Darüber hinaus werden die Säureblocker auch häufig als Magenschutz zusätzlich zur Behandlung mit bestimmten anderen Medikamenten wie Schmerzmitteln eingesetzt, die den Magen reizen.

Protonenpumpenhemmer gehören zu den in Deutschland am häufigsten verordneten Medikamenten, etwa jeder Sechste nimmt diese Arzneimittel. Darüber hinaus können sie auch rezeptfrei in der Apotheke gekauft werden. Eine Alternative zu diesen Medikamenten sind sogenannte H2-Rezeptorblocker (Antagonisten) wie z.B. Ranitidine. Diese Arzneimittel gegen Sodbrennen verringern ebenfalls die Magensäure, jedoch weniger stark. Zellen der Magenschleimhaut geben Histamin ab, das in benachbarten säurebildenden Zellen die Produktion von Magensäure stimuliert. H2-Antagonisten blockieren die Aufnahme von Histamin durch den H2-Rezeptor und hemmen so die Magensäuresekretion.

Protonenpumpenhemmer und andere Säureblocker werden zudem oft ohne medizinische Notwendigkeit langfristig oder sogar dauerhaft angewendet. Bei der Refluxkrankheit ist oft lediglich eine kurzzeitige Anwendung medizinisch sinnvoll. Da bei alten Menschen die Säureproduktion im Magen sowieso abnimmt, ist eine weitere medikamentöse Reduzierung der Magensäure bei dieser Personengruppe gesundheitlich durchaus bedenklich. Die Medikamente haben auch allgemeine Nebenwirkungen wie Übelkeit, Durchfall, Kopfschmerzen, Verstopfung und Hautausschlag.

Wer Protonenpumpenhemmer einnimmt, leidet allerdings häufiger an leichten und schweren Magen-Darminfektionen. Bei älteren Menschen, die ja oft eine äußerst geringe Säurebildung im Magen haben (Kap. 6), können pathogene Keime deshalb leicht in vitalem Zustand den Magen passieren, in den Darm gelangen und Infektionen auslösen.

Zu den Infektionserregern, die bei Einnahme der Medikamente den nicht mehr sauren Magen überleben, gehören Bakterien, die in Deutschland oft zu Magen-Darminfektionen führen. *Campylobacter* ist der bei uns häufigste über Lebensmittel übertragene Erreger (Kap. 2); der Einsatz von Protonenpumpenhemmern erhöht das Risiko einer Erkrankung durch diesen Keim um das Zehnfache. Auch für Salmonellen gibt es Belege, dass das Infektionsrisiko bei Personen, die Magensäurehemmer nehmen, deutlich erhöht ist. Das Robert Koch-Institut empfiehlt immunsupprimierten Menschen sogar, auf die eigene Zubereitung von Geflügelfleisch ganz zu verzichten, da es zu einem hohen Anteil mit *Campylobacter* und Salmonellen kontaminiert ist. Diese Empfehlung kann sicherlich auf ältere Menschen mit gebremster Magensäurebildung übertragen werden.

Die Langzeitanwendung eines Protonenpumpenhemmers erhöht nicht nur das Risiko für bakterielle, sondern auch für Virusinfektionen des Magen-Darmtrakts. In einer Studie erhöhte sich das Risiko bei älteren Menschen in der Altersgruppe von 65 bis 74 Jahre um mehr als das Doppelte, während bei unter 44-Jährigen der Unterschied zwischen den Gruppen mit und ohne Säurehemmer nicht signifikant war.

Ein Magen mit einem aufgrund der reduzierten Säurebildung höheren pH-Wert bietet offensichtlich verschiedenen Bakterien die Möglichkeit, ihn zu besiedeln und sich dort zu vermehren. Darunter scheinen auch pathogene Keime zu sein, die über die Atemwege in die Lunge gelangen können und dort eine Lungenentzündung hervorrufen. Auf jeden Fall zeigen mehrere Studien, dass Menschen, die Protonenpumpenhemmer einnehmen, ein erhöhtes Risiko haben, an einer Lungenentzündung zu erkranken.

Die Säureblocker können auch Infektionen durch *Clostridium difficile* (Kap. 4) begünstigen. Diese Bakterien siedeln sich im Dünndarm an und lösen heftige Durchfallerkrankungen aus, besonders dann, wenn nach einer Einnahme von Antibiotika die Darmflora instabil ist. Mit dem Essen eingebrachte Clostridien haben im Magen eine größere Überlebenschance, wenn dort kein stark saures Milieu herrscht, beispielsweise bei Einnahme der Magensäurehemmstoffe.

Bei Magen-Darm-Erkrankungen werden oft **Durchfallmedikamente** wie beispielsweise Loperamid eingesetzt. Die Ursachen von Diarrhö sind aber vielfältig. Neben Infektionen mit Bakterien, Viren oder Protozoen können auch Medikamente, Nahrungsmittelunverträglichkeiten oder -allergien, Reizdarm, Morbus Crohn, Colitis ulcerosa, Divertikulitis, Tumorerkrankungen oder psychische Belastungen verantwortlich sein. Loperamid gehört zu den Opioiden, opiumähnlichen Wirkstoffen, wirkt aber nur im Darm. Bei Durchfall zeigen diese Wirkstoffe einen lähmenden Effekt auf die glatte Muskulatur des Darms. Die Darmmuskulatur sorgt für die Peristaltik, also wellenförmige Muskelkontraktionen, die den Speisebrei weitertransportieren. Die Medikamente hemmen oder verlangsamen diese vom vegetativen Nervensystem gesteuerten Darmbewegungen, sodass keine Krämpfe mehr auftreten.

Die Medikamente verhindern jedoch bei bakteriellen Infektionen (z. B. durch Salmonellen und *Campylobacter*-Bakterien) die Ausscheidung der Erreger. Zumindest haben die pathogenen Bakterien im Darm mehr Zeit sich zu vermehren, sodass die Infektion länger verlaufen kann und die Symptome, vor allem bei längerer Medikamenteneinnahme, verstärkt werden. Auf keinen Fall sollte Loperamid bei blutigen Diarrhöen, die oft durch EHEC-Bakterien verursacht werden, eingenommen werden. Loperamid ist genauso bei allen schweren Krankheitsbildern mit Fieber und bei Durchfällen, die im Zusammenhang mit Antibiotikatherapien entstehen, zur Behandlung ungeeignet.

Immunsuppressive Therapien

Da es in der Regel nicht möglich ist, bestimmte Abwehrreaktionen gezielt zu unterdrücken, kommt es bei immunsuppressiven Therapien zu einer Dämpfung des Immunsystems insgesamt. Dadurch wird auch der Schutz vor Infektionserregern vermindert. Desto höher die Dosierung der Therapien ist, desto anfälliger wird der Patient für Infektionen durch Bakterien, Viren und andere Krankheitserreger (sowie für Krebserkrankungen). Für eine Behandlung mit Immunsuppressiva gibt es vor allem vier Einsatzgebiete:

- Autoimmunerkrankungen

- Organtransplantationen

- Chemotherapien bei der Behandlung von Krebserkrankungen

- Allergien

Therapie von Autoimmunerkrankungen

Bei Autoimmunerkrankungen (Kap. 6) ist der Einsatz von immunsuppressiven Medikamenten von der Art der Erkrankung abhängig, da die Ursachen der Erkrankung sehr unterschiedlich sein können. Beispielsweise tritt bei einigen Autoimmunerkrankungen ein Mangel an regulatorischen T-Zellen auf bzw. die Eigenschaften dieser Zellen sind verändert, ohne dass die genaue Ursache dafür bekannt ist.

Die Erkrankungen können daher nur symptomatisch mit entzündungshemmenden und immunsupprimierenden Medikamenten behandelt werden. Bei der rheumatoiden Arthritis, Multiplen Sklerose, Myasthenia gravis, Colitis ulcerosa, Schuppenflechte, Gefäßentzündungen (Vaskulitiden), Morbus Crohn und Lupus erythematodes können die unerwünschten Immunreaktionen in der Regel durch eine immunsuppressive Therapie erfolgreich eingeschränkt werden.

Viele Autoimmunerkrankungen wie MS (Multiple Sklerose) verlaufen in Schüben. Wenn ein Entzündungsschub herrscht, wird eine starke Medikation vorgenommen, verbunden mit einer starken Supprimierung des Immunsystems. Die akuten Schübe bei MS lassen sich mit einer Glukokortikoid-Therapie häufig mildern und verkürzen.

In der Remissionsphase, in der die Krankheitssymptome nachlassen, kann das Immunsystem mit deutlich leichteren Wirkstoffen abgeschwächt werden, um einen neuen entzündlichen Schub zu verhindern oder zu verzögern. In dieser sogenannten Basistherapie werden im allgemeinen Medikamente eingesetzt, die eine Langzeitwirkung haben und aktiv in einen Krankheitsverlauf eingreifen. Bei der Multiplen Sklerose zählen dazu Beta-Interferone und Glatirameracetat. Die oft dauerhafte immunsuppressive Basistherapie führt zu einem hohen Infektionsrisiko.

Organtransplantationen

Bei Organtransplantation wird ein passendes intaktes Organ von einem Spender auf einen anderen Menschen übertragen. Folgende Organe können mit Erfolg transplantiert werden: Niere, Leber, Herz, Lunge, Pankreas und Dünndarm. Nach einer erfolgreichen Organtransplantation ist die lebenslange Einnahme von immunsuppressiven Medikamenten erforderlich, damit das Spenderorgan vom Körper des Empfängers nicht abgestoßen wird. Nach Transplantationen treten Immunreaktionen des Empfängerorganismus gegen das Transplantat auf. Das Immunsystem des Empfängers erkennt das neue Organ als körperfremdes Gewebe und bekämpft es. Die notwendige lebenslange Immunsuppression, um das transplantierte Organ zu erhalten, erhöht die Gefahr, an einer Infektion zu erkranken und evtl. zu sterben.

Um die Lebensqualität der Transplantationspatienten zu sichern, müssen selektive und gut verträgliche Medikamente gegen die Abstoßungsreaktionen eingesetzt werden. Die immunsuppressive Therapie wird in zwei Abschnitte eingeteilt. In den ersten Wochen nach der Transplantation, in der Induktionstherapie, werden mehrere Medikamente in relativ hoher Dosis verabreicht, da dann die Gefahr einer Abstoßungsreaktion am größten ist. Eventuell beginnt die immunsuppressive Therapie sogar schon vor der Transplantation. Nach einer gewissen Zeit, beispielsweise drei Monaten nach der Organtransplantation, kann die hohe Dosis reduziert und als Erhaltungstherapie mit weniger Medikamenten fortgeführt werden.

Da es direkt nach der Transplantation zu einer besonders starken Schwächung des Immunsystems kommt, muss in dieser Zeit der Kontakt mit Erregern so weit wie möglich verhindert werden. Darauf muss auch besonders bei der Nahrungsaufnahme geachtet werden.

Die Immunsuppressiva zielen vor allem darauf ab, die Vermehrung und die Aktivierung von T-Lymphozyten zu unterdrücken. Die Verhinderung von Abstoßungsreaktionen darf jedoch die Immunabwehr des Patienten nicht mehr als nötig belasten. Regulatorische T-Lymphozyten (T-reg-Zellen) spielen eine wichtige Rolle bei der Verhinderung der Abstoßungsreaktionen und schützen das übertragene Organ vor aktiven zerstörerischen T-Zellen.

Auch eine immunsuppressive Therapie kann nicht immer Abstoßungsreaktionen verhindern. Dann wird versucht, diese mit hochdosierten immunsupprimierenden Medikamenten und Antikörpern auszuschalten. Ohne Gegenmaßnahmen würden die Abstoßungsreaktionen zum Verlust des transplantierten Organs führen.

Bei Abstoßungsreaktionen sind verschiedene Arten bekannt.

Die **hyperakute Abstoßung** ist besonders bei Nierentransplantationen gefürchtet und führt zur sofortigen Entfernung des transplantierten Organs. Sie tritt oft innerhalb von Minuten nach der Transplantation ein. Sie wird durch Antikörper verursacht, die zum Zeitpunkt der Transplantation im Empfänger bereits zirkulieren und sich gegen Blutgruppenantigene oder gegen die Antigene des Transplantats selbst richten.

Frühestens einige Tage nach der Transplantation kann eine **akute Abstoßung** einsetzen.

Sie wird meist durch T-Lymphozyten des Empfängers verursacht, die in das Transplantat eindringen und auf die Proteine reagieren, die sich unterscheiden. Auch vom Empfänger gebildete Antikörper gegen Antigene des gespendeten Transplantates können beteiligt sein. Diese Form der Abstoßung kann meistens durch Immunsuppressiva behandelt werden.

Die **chronische Abstoßung** kann noch längere Zeit nach der Transplantation entstehen. Verantwortlich sind chronische Entzündungen der Gefäßwände im Transplantat, die zur Verengung der Gefäße und Durchblutungsmangel des Gewebes führen. Die zugrundeliegenden immunologischen Prozesse sind nicht vollständig geklärt. Auch eine höhere Dosierung immunsuppressiver Medikamente ist bei einer chronischen Abstoßung wenig wirksam.

Behandlung von Krebserkrankungen

Bei der Behandlung von Krebserkrankungen wird ebenfalls eine Immunsuppression durchgeführt, um die Krebszellen besser austilgen zu können. Hier ist die Immunsuppression eine unerwünschte Nebenwirkung der Chemotherapie.

Medikamente, die wie die Zytostatika bei einer **Chemotherapie** eingesetzt werden, wirken gegen Krebszellen und hemmen ihre Vermehrung. Gesunde Zellen sind ebenfalls betroffen, weil die Wirkstoffe auch bei ihnen die Zellteilung stören können. Die Verabreichung von Zytostatika, wirkt sich vor allem auch auf die Immunzellen aus, die sich häufig teilen. Die Bestrahlung zur Behandlung von Krebserkrankungen, die **Strahlentherapie**, beeinträchtigt ebenfalls die Bildung von Zellen im Knochenmark und kann die Vermehrung von Immunzellen verhindern. Dies trifft vor allem auf Patienten mit Metastasen oder Tumoren in den Knochen zu, auch ansonsten lässt sich eine Mitbestrahlung des Knochenmarks oft nicht vermeiden.

Kann im Rahmen einer Krebsbehandlung durch die übliche chemotherapeutische Behandlung eine komplette Krankheitsrückbildung nicht erreicht werden, kommt eine Hochdosis-Chemotherapie in Frage.

Einer Stammzelltransplantation geht ebenfalls meist eine Hochdosis-Chemotherapie voraus.

Bei Leukämien und anderen Erkrankungen des blutbildenden Systems wie dem Non-Hodgkin-Lymphom wird die **Stammzelltransplantation** als Therapie genutzt. Die Transplantation von Blutstammzellen wird auch als Knochenmarktransplantation bezeichnet. Durch die Übertragung von gesunden Blutstammzellen soll das erkrankte Blutsystem komplett ersetzt werden. Im Knochenmark sind die Blutstammzellen, die Vorläuferzellen der Blutzellen, zu finden, die sich in die verschiedenen Blut- und Immunzellen entwickeln können.

Bei einer **Hochdosis-Chemotherapie** ist die Dosis der Zytostatika wesentlich höher, damit auch extrem widerstandsfähige Krebszellen abgetötet werden. Mit Hilfe der hochdosierten Chemotherapie, oft in Kombination mit einer Bestrahlung, wird neben den erkrankten Zellen das gesamte Knochenmark der Patienten zerstört. Diese der Transplantation von Blutstammzellen vorangehende Behandlung, die die komplette Immunabwehr zerstört, wird Konditionierung genannt.

Nach Abschluss der Hochdosis-Chemotherapie werden dem Patienten gesundes Knochenmark oder Stammzellen übertragen, die das zerstörte Knochenmark wiederaufbauen.

Es gibt **allogene und autologe Stammzelltransplantationen**. Die Blutstammzellen sind allogen, wenn sie von einem Spender stammen oder autolog, wenn sie vom Patienten selbst kommen. Bei einer allogenen Stammzelltransplantation müssen die Gewebemerkmale auf der Oberfläche der Blutzellen von Spender und Patient übereinstimmen oder sich zumindest sehr stark ähneln, um die Gefahr einer Abwehrreaktion des gespendeten Knochenmarks gegen den Organismus des Patienten zu minimieren. Da die antigenen Gewebemerkmale je zur Hälfte von den beiden Elternteilen vererbt werden, sind Familienangehörige oft gute Spender.

Nach der Zelltransplantation wandern die Blutstammzellen in die Knochen, siedeln sich dort an und beginnen neue funktionstüchtige Blut- und Immunzellen zu bilden. Es dauert etwa drei Wochen, bis das fremde Knochenmark angewachsen ist, und erst dann erholt sich das Immunsystem langsam.

Diese erste Zeit nach der Stammzelltransplantation wird von einer ausgeprägten Immunschwäche begleitet und die Patienten müssen strenge Maßnahmen der Hygiene und des Infektionsschutzes einhalten. Diese Maßnahmen werden für die Empfänger autologer Stammzellen für etwa drei Monate und für die Empfänger allogener Stammzellen für die gesamte Dauer der Einnahme von immunsuppressiven Medikamenten empfohlen. Auch danach bleibt eine leichte Abwehrschwäche noch einige Monate lang bestehen.

Krebsbehandlungen wie Chemo- oder Strahlentherapie schädigen häufig auch die sich schnell teilenden Zellen der Schleimhaut. Eine **Schleimhautentzündung** oder Mukositis kann nicht nur im Mund- und Rachenraum, sondern im gesamten Verdauungstrakt auftreten. Von der Darmschädigung geht ein erhöhtes Infektionsrisiko aus, vorwiegend treten endogene Infektionen auf. Die Durchlässigkeit der Darmwand wird erhöht, indem die Epithelzellen des Darms zerstört werden. Somit können Bakterien und Bakterienbestandteile wie Endotoxin in den Körper gelangen und die vorhandenen Entzündungen verstärken.

Alte Menschen vertragen eine onkologische Chemotherapie oder Immuntherapie oft schlechter als junge Patienten. Die zum Abbau der Zytostatika wichtigen Organe Leber und Niere sind geschwächt und der Stoffwechsel ist langsamer. Bei der Wahl einer altersgerechten Krebstherapie muss auch berücksichtigt werden, dass die im Alter häufigen Begleiterkrankungen den Therapieverlauf maßgeblich beeinflussen können. Eine Strahlentherapie sollte bei schweren Herzerkrankungen vermieden werden, die Schädigungen der Leber- und Nierenfunktion erfordern eine angepasste Dosierung der Krebsmedikamente.

Allergien und Asthma

Die Anzahl der allergischen Erkrankungen, wie z. B. Heuschnupfen, Neurodermitis und Lebensmittelallergien, hat in den letzten Jahrzehnten stark zugenommen. Zu den häufigsten allergieauslösenden Stoffen (Allergenen) zählen:

- Pollen

- Lebensmittel

- Hausstaubmilben oder Insekten

- Schimmelsporen

- Tierhaare

- Medikamente

Die Allergene werden entweder oral aufgenommen, eingeatmet oder direkt über die Haut aufgenommen. Auch bei Allergien kann eine Dämpfung der Immunabwehr sinnvoll bzw. eine immunsuppressive Therapie erforderlich sein. Denn allergische Symptome entstehen, weil das Immunsystem auf bestimmte Stoffe überreagiert.

Bei den meisten Allergien kommt es beim **ersten Kontakt** mit einem Allergen zur sogenannten Sensibilisierung. Dabei werden vom humoralen Immunsystem (Kap. 5) besonderer Antikörper gegen die Allergene gebildet, und zwar die Immunglobulin E (IgE). Von Allergikern werden diese Antikörper in großen Mengen produziert und ausgeschüttet.

Bei einem späteren, erneuten Kontakt erkennen diese Antikörper das Allergen und setzen eine Immunreaktion in Gang. Die IgE-Moleküle binden an die Oberflächen von speziellen Zellen der Körperabwehr, den Mastzellen. Diese beginnen darauf hin, Entzündungsstoffe, die sie im Zellinneren in großen Mengen gelagert haben, freizusetzen, insbesondere **Histamin**.

Vor allem dieser Stoff löst die typischen allergischen Beschwerden aus, wie z. B. Rötung der Haut, Juckreiz, Schwellungen oder bei Asthmatikern Atemnot.

Bei einigen Allergien, wie dem Kontaktekzem (z. B. Nickelallergie), kommt es nicht zu einer Bildung von Antikörpern, hier sorgt die zelluläre Immunabwehr der T-Lymphozyten für die Immunreaktion.

Eine durch eine allergische Reaktion verursachte Entzündung kann auf die tieferen Atemwege übergehen und **Asthma** auslösen. 90 Prozent aller Asthmaerkrankungen sind allergiebedingt. Die Betroffenen reagieren beispielsweise auf Pollen, Kot von Hausstaubmilben oder Tierhaare mit einem Asthmaanfall. Bei Asthmatikern herrscht eine fortwährende Entzündungs- und Abwehrbereitschaft in den unteren Atemwegen. Das macht ihre Bronchien äußerst empfindlich, sodass sie auf bestimmte Auslöser oder Reize überreagieren. Bei einem Asthmaanfall ziehen sich die Bronchien zusammen, die Schleimhäute in den Bronchialwänden schwellen an und es kommt zu einer krampfartigen Verengung der Atemwege.

Bei Allergien und insbesondere Asthma werden häufig **Kortison-Präparate** angewandt. Bei allergischen Hautreaktionen können kortisonhaltige Cremes genutzt werden. Kortison zählt bei lebensbedrohlichen allergischen Reaktionen wie dem anaphylaktischen Schock oder schweren Asthmaanfällen zu den unverzichtbaren Medikamenten. Bei Asthma bronchiale erfolgt die Aufnahme des Kortisons in der Regel durch ein Spray, um die Entzündungsaktivität in den Bronchien zu verringern. In hohen Dosen wirken die Präparate außerdem krampflösend auf die Bronchien.

Die inhalative Therapie (durch Einatmung des Wirkstoffs) ist selbst über einen langen Zeitraum unproblematisch. Aufgrund der lokalen Anwendung ist bei Asthmasprays die Wahrscheinlichkeit äußerst gering, dass Kortison in größeren Mengen in den Blutkreislauf gelangt.

Werden die immunmodulierenden Medikamente von Asthma-Patienten inhaliert oder nur lokal auf der Haut aufgetragen, hat die Behandlung wahrscheinlich so gut wie keine immunsuppressive Wirkung. Die Substanz wirkt nur dort, wo sie aufgebracht wird. Darum besteht auch wahrscheinlich kein erhöhtes Risiko für eine Infektion mit SARS-CoV-2 oder einen schwereren Verlauf einer COVID-19-Erkrankung.

Diese Gefahren sind hingegen bei einer Behandlung mit Tabletten oder Spritzen vorhanden, bei der sich der Wirkstoff im ganzen Körper verteilen kann. Auch wenn die meisten Asthma-Patienten mit einer inhalativen Kortison-Therapie gut versorgt sind, gibt es einige Fälle, in denen Kortison-Tabletten oder -Spritzen empfohlen werden. Hierbei gelangt das Kortison in den Blutkreislauf und es werden vermehrt Nebenwirkungen beobachtet.

Kap. 8 Einwirkungen auf die Infektionsabwehr

Dass zu viel Stress krank machen kann, ist zahlreichen Menschen bewusst. Mittlerweile ist auch wissenschaftlich gut belegt, dass Stress, negative Gefühle wie Angst und Ärger sowie physische und psychische Belastungen die Abwehrkräfte schwächen und die Infektanfälligkeit erhöhen können. Das Verhalten und Emotionen steuernde zentrale Nervensystem steht mit dem Immunsystem in enger Verbindung; es gibt eine wechselseitige Beeinflussung der Psyche und des Abwehrsystems. Der Kontakt in Richtung Immunsystem erfolgt zu einem großen Teil über Hormone. Die Immunzellen andererseits produzieren Botenstoffe, die Interleukine, die dem Gehirn signalisieren, wie aktiv das Immunsystem ist und ob beispielsweise eine Infektion im Körper ausgebrochen ist.

Hormone und Stress

Das Hormonsystem regelt die Kommunikation zwischen weit voneinander entfernt liegenden Organen, indem Hormone als Botenstoffe in das umliegende Gewebe bzw. in das Blut abgegeben werden. Die Hormone können aufgrund ihrer Struktur an spezifische Rezeptoren binden und diese aktivieren. Die Zellen, die diese Rezeptoren besitzen, reagieren dann z. B. mit der Ablesung von Genen und der Synthese neuer Proteine. Dadurch steuern die Hormone die Aktivität der Zielorgane.

Das Hormonsystem ist neben dem Immunsystem auch eng mit dem vegetativen Nervensystem verknüpft, das aus Sympathikus, Parasympathikus und Darmnervensystem besteht und z. B. Atmung und Verdauung steuert.

Die Aktivität des Immunsystems wird durch verschiedene Hormone beeinflusst, wobei Kortisol, Noradrenalin und Adrenalin eine wichtige Rolle spielen. Diese Hormone, auch Stresshormone genannt, werden in den Nebennieren gebildet, die aus der außen liegenden Nebennierenrinde und dem inneren Nebennierenmark bestehen. Über die sogenannte **Stressachse**, die vom Gehirn bis zu den Nebennieren geht, wird die Freisetzung der dort produzierten Hormone bewirkt. Die Koordinationszentrale im Gehirn ist der Hypothalamus als Teil des zentralen Nervensystems. Er übermittelt Signale an die nahe gelegene Hirnanhangsdrüse (Hypophyse), die mit der Bildung von Hormonen antwortet, die sich über das Blut verbreiten und die nächste Ebene des Hormonsystems ansprechen, die Nebennieren. Hier regen sie die Freisetzung weiterer spezifischer Hormone an, die ebenfalls über das Blut ihr Ziel erreichen. Diese Botenstoffe nun helfen bei Stress, den gesamten Organismus auf Angriff oder Flucht einzustellen, um Bestleistungen zu erbringen. Die Stresshormone sind eine Komponente unserer evolutionären Überlebensstrategie, die den menschlichen Körper in Stresssituationen schnell leistungsfähig machen soll.

Neben der Ausschüttung von Hormonen sendet der Hypothalamus auch Impulse über das vegetative Nervensystem. Das Nebennierenmark reagiert z. B. auf Signale des Sympathikus mit einer Adrenalinausschüttung. **Adrenalin** hat eine allgemein auf Körpersysteme anregende und stimulierende Wirkung und lässt z. B. den Blutzuckerspiegel und den Blutdruck steigen. Aber auch auf verschiedenen Zellen des Immunsystems befinden sich Rezeptoren für Adrenalin, sodass diese Zellen von dem Hormon in ihrer Aktivität beeinflusst werden.

Ein zumindest für die Körperabwehr genauso wichtiges Hormon ist **Kortisol**, das in der Nebennierenrinde gebildet wird. Es beeinflusst den Blutdruck und aktiviert die Abbauvorgänge des Stoffwechsels, um dem Körper in Stresssituationen die notwendige Energie zur Verfügung zu stellen. Auf das Immunsystem hat es eine dämpfende Wirkung. Bei akuten psychischen und physischen Herausforderungen und Belastungen ziehen höhere Kortisol-Konzentrationen im Blut Ressourcen vom Immunsystem ab, um die Stressreaktionen Kampf oder Flucht zu ermöglichen. Kortisol unterdrückt vor allem die zelluläre Immunabwehr. Das Hormon vermindert die Aktivität der natürlichen Killerzellen und der T-Helferzellen. Die Aktivität der Makrophagen, die bei Kontakt mit Keimen die Immunantwort einleiten, ist ebenso verringert, sodass langfristig Infektionen leichter entstehen können.

Kortisol hat - wie die in der Struktur ähnlichen und als Medikamente einge-setzten Glukokortikoide (Kap. 7) - neben der immunsuppressiven auch eine entzündungshemmende Wirkung. Bei Entzündungen kommt es zu einer Aktivierung von Immunzellen und dem Einwandern der Zellen an den Ort der Gewebsschädigung. Die Wirkung von Kortisol erklärt sich u. a. aus der Hemmung der Synthese von Eikosanoiden, wichtigen Signalstoffen von Entzündungen. Sowohl vorübergehender akuter Stress als auch lang an-dauernde Belastungen verändern in unterschiedlicher Form die Funktionen des Immunsystems.

- **Akuter Stress** hat einen durchaus positiven Einfluss auf die Infektab-wehr. Die Lymphozyten, die Fresszellen und die natürlichen Killerzellen steigen in der Anzahl oder werden aktiver. Unter akutem Stress ver-stärkt unser Immunsystem vor allem die unspezifische Abwehr. Aus evolutionärer Sicht dient dies vielleicht dazu, den Körper unserer Vor-fahren vor eindringenden Keimen zu schützen, wenn bei Kampf oder Flucht Wunden oder andere Verletzungen entstanden. Außerdem müssen zerstörte Zellen von den Fresszellen beseitigt werden.

  Akuter Stress kann dazu führen, dass der Magen zu viel Säure produ-ziert, die in die Speiseröhre aufsteigt und dort Sodbrennen und andere Symptome hervorruft. Eine verstärkte Magensäurebildung hat den Vorteil, dass Keime im Magen besser inaktiviert werden (Kap. 5). In Stresssituationen, wie z. B. bei Angst vor Prüfungen, wird die Verdau-ungstätigkeit eingestellt, Durchfall sowie Erbrechen können auftreten, wodurch auch Bakteriengifte und krankheitserregende Keime aus dem Körper entfernt werden.

- Bei langhaltendem **chronischem Stress** wird Kortisol in erhöhtem Maße ausgeschüttet. Dauerstress beeinträchtigt sowohl die spezifische als auch die unspezifische Immunabwehr. Die Zahl der Immunzellen sinkt generell, die natürlichen Killerzellen und die T-Lymphozyten sind weniger aktiv. Deshalb erhöht chronischer Stress die Anfälligkeit für In-fektionen. Bekanntermaßen bricht eine Infektion durch Herpes simplex-Viren, die kleine Bläschen an Lippen und Mund verursachen, gerade bei geschwächten Abwehrkräften und in stressigen Zeiten aus. Wunden heilen deutlich langsamer unter andauerndem Stress. Außerdem können bei chronischem Stress Darmbeschwerden wie die Entwicklung eines Reizdarmes begünstigt werden. Dauergestresste Menschen reagieren überdies schlechter auf eine Impfung als ausgeglichene.

Psychosoziale Belastungen im Alter

Der ältere Mensch ist vielen psychischen Herausforderungen ausgesetzt, die über eine Erhöhung des Kortisolspiegels das Immunsystem schwächen können. Die Sinnesleistungen wie das Schmecken und Riechen von Speisen, das Hören von Gesprächen in größeren Gruppen, das Lesen von Zeitungsartikeln und die Mobilität sind mit zunehmendem Lebensalter oft eingeschränkt und eine Belastung für das soziale Leben. Dadurch können auch Ängste und Unsicherheiten, wie z. B. beim Gehen, ausgelöst werden und die Konzentrationsfähigkeit sowie das Vertrauen in die Selbstwirksamkeit leiden. Möglicherweise können die kognitiven und sozialen Fähigkeiten aufgrund von Demenzen abnehmen.

Soziale Vereinsamung, z. B. durch die Verluste von Nahestehenden, kann die psychische Gesundheit beeinträchtigen und ebenfalls eine Abnahme von Leistungen des Immunsystems bewirken. Die körperlichen Kräfte können u. a. durch mangelnde Fortbewegung schwinden, z. B. aufgrund von Schmerzen bei den Bewegungsabläufen. Außerdem führt ein schrittweiser Funktionsverlust bei vielen älteren Menschen zu zunehmender Bedürftigkeit und Unterstützung sowie evtl. Pflege.

Eine Krankheit kann ein tiefer Einschnitt und eine extreme Bedrohung sein; ein Leben mit Krankheiten kann mit großen psychischen Belastungen verbunden sein. Die Anpassungsfähigkeit kann zusätzlich durch die veränderte Lebenssituation herausgefordert werden, wenn nach Beendigung des Arbeitslebens bei einem kleineren Einkommen eine Verschlechterung des sozialen Status droht.

Oft nehmen Senioren bestehende Probleme im Vergleich zu jüngeren Menschen viel stärker als bedrohlich wahr. Diese Herausforderungen und Belastungen des Älterwerdens führen zu einer Schwächung der Körperabwehrkräfte und lassen das Risiko für Infektionskrankheiten steigen. Außerdem können bei Älteren leichter chronische Stresssituationen entstehen.

Ein gesunder Mensch reguliert sich nach einer akuten Stresssituation wie Schlaflosigkeit oder depressiver Verstimmung selbst, ein älterer geschwächter Mensch ist oft überlastet. Ein ständig wiederholtes Hochfahren der Abwehrsysteme des Körpers bei chronischem Stress kann das Immunsystem aus dem Gleichgewicht bringen. Auch eine Blutdruckerhöhung, Herzrhythmusstörungen und Beeinträchtigungen des Blutzucker- sowie Fettstoffwechsels können die Folgen der Überbelastung sein.

Über die psychosozialen Folgen von Isolations- und Quarantänemaßnahmen während des Corona-Lockdowns in Deutschland ist bisher wenig bekannt. Die psychosoziale Gesundheit älterer Menschen hat sich während der COVID-19-Lockdowns 2020 und 2021 offenbar bei vielen nicht gravierend verschlechtert. Dennoch haben zahlreiche alte Menschen, genau wie jüngere, Angst vor Ansteckung, Erkrankung und Tod.

Ältere Menschen in Pflegeheimen sind hohen psychischen Belastungen ausgesetzt, sie leiden in Zeiten der Kontakteinschränkungen verstärkt unter Einsamkeit. Bei vielen Älteren führt die Angst, sich anzustecken, zu Rückzug und totaler Isolation. Die ständigen alarmistischen Informationen zur Infektionskrankheit können entmutigen und der Verlust an gesellschaftlichen und familiären Aufgaben und Kontakten zu negativen Stimmungen und Depressivität führen.

Während psychische Lasten oft zu einer dauerhaft hohen Ausschüttung des Stresshormons Kortisol führen und somit das Immunsystem schwächen, gibt es andererseits psychische Faktoren, die das Immunsystem positiv beeinflussen. Zu ihnen werden eine optimistische Lebenseinstellung, ein hohes Selbstwertgefühl und gute soziale Bindungen gezählt.

Altersbedingte Belastungsfaktoren können durch eine Reihe von Maßnahmen gelindert werden, z. B. durch Schmerztherapien, Nutzung tragfähiger Sozialkontakte in Familien- und Freundeskreisen, korrigierte Seh- und Hörminderungen, Unterstützung bei Mobilitätsdefiziten z. B. durch Rollatoren oder Treppenlifte.

Verschiedene Verfahren zur beständigen Senkung der Konzentrationen von Stresshormonen im Körper können zu einer Stärkung des Immunsystems beitragen:

- Entspannungstechniken wie Yoga, Meditation und autogenes Training

- regelmäßige Saunagänge

- wiederholende Anpassungen an den Kältereiz z. B. bei Kneippkuren

Waldspaziergänge verringern ebenfalls die Ausschüttung von Stresshormonen wie Kortisol und Adrenalin im Organismus, wodurch z. B. Herzfrequenz und Blutdruck sinken. Im Wald ist die Luft reich an bioaktiven Substanzen. Insbesondere sind es Terpene, die mit dem Ziel, Schädlinge, Pilze und Bakterien abzuwehren, der Kommunikation zwischen den Pflanzen dienen. In den ätherischen Ölen von Nadelbäumen wie Kiefer, Fichte oder Tanne sind besonders viele Terpene enthalten.

Terpene werden von Bäumen über die Blätter, Nadeln und die Borke abgegeben und können auch aus dem Boden entweichen. Bei einem Aufenthalt im Wald (Waldbaden) werden Terpene über die Atmung oder die Haut aufgenommen. Es konnte gezeigt werden, dass dadurch die Zahl und Aktivität der natürlichen Killerzellen im Blut deutlich ansteigt, sodass von einer Stärkung des Immunsystems ausgegangen werden muss.

Jahreszeiten und Geschlecht

Die Hormonausschüttung beim Menschen ist nicht nur vom Stresszustand abhängig. Sie ist auch stark jahreszeitlichen Schwankungen unterworfen; dies trifft auch für Kortisol zu. Das Immunsystem scheint sowohl durch die Temperatur als auch durch die Tageszeitlänge beeinflusst zu werden. Tausende Gene des Menschen sind im Jahresverlauf unterschiedlich aktiv. Die jahreszeitlichen Schwankungen in der Genaktivität sind bei Menschen, die entfernt vom Äquator leben, stärker ausgeprägt als bei Menschen, die aufgrund ihres Wohnortes nicht übermäßig den Jahreszeiten ausgesetzt sind.

Unter den **jahreszeitlich aktiven Genen** sind zahlreiche, die an der Immunabwehr beteiligt sind. Im Winter sind offenbar mehr Gene für die Produktion entzündungsfördernder Substanzen aktiviert als im Sommer. Diese Substanzen erhöhen die Abwehrbereitschaft des Immunsystems und schützen den Körper vor Krankheitserregern. Gerade in der kalten Jahreszeit sind wir besonders anfällig für pathogene Bakterien und Viren, Grippe und Erkältungsinfekte treten besonders häufig auf. Für umhüllte Viren (Kap. 3), wie z. B. die Influenza- und Coronaviren, ist bekannt, dass ihre Lipidhülle in kalter Umgebungsluft eine gelartige Struktur ausbildet, die sie stabiler und unempfindlicher gegenüber Umwelteinflüssen macht.

Verschiedene Faktoren begünstigen in der heutigen Zeit ebenso den Ausbruch von Atemwegsinfektionen in den Wintermonaten. Beispielsweise halten wir uns häufiger in geschlossenen Räumen auf, in denen wir manchmal Krankheitserregern in hohen Konzentrationen ausgesetzt sind. Außerdem sorgt die Heizung im Winter für trockene Luft in den Innenräumen. Wenn die Schleimhäute dadurch austrocknen, können Erreger wesentlich leichter über die Atemwege eindringen und uns infizieren.

Bei **Frauen** werden seltener schwere Coronavirus-Infektionen als bei **Männern** beobachtet. In vielen Ländern beträgt der Anteil der Männer an den COVID-19-Sterbefällen etwa 60 Prozent. Auch bei Grippeerkrankungen und grippalen Infekten werden Männer offenbar häufiger schwer getroffen als Frauen und öfter wegen einer Influenza ins Krankenhaus überwiesen.

Darüber hinaus werden nach einer Grippeimpfung deutlich mehr Antikör-per im Blut bei Frauen als bei Männern gefunden. Grippeimpfungen sind auch insofern bei Frauen effektiver, da beobachtet wird, dass bei Geimpf-ten relativ mehr Männer als Frauen dennoch schwer erkranken und sogar sterben. Die allgemein stärkere Immunabwehr von Frauen hat allerdings auch den Nachteil, dass Autoimmunkrankheiten (Kap. 6) öfters als bei Män-nern vorkommen. So sind Frauen häufiger von Krankheiten wie Systemi-scher Lupus, Multiple Sklerose und Rheumaerkrankungen betroffen.

Es wird angenommen, dass Frauen aufgrund des Einflusses von Sexualhor-monen eine etwas bessere Erregerabwehr als Männer haben. Das haupt-sächlich von Frauen produzierte Östrogen drosselt offensichtlich ein wich-tiges Enzym (Caspase-12), das Entzündungen und damit Abwehrmaßnah-men gegen Erreger verhindert. Während das Hormon Östrogen so die schützenden Immunreaktionen fördert, hat das männliche Hormon Testos-teron eher den gegenteiligen Effekt.

Zudem befinden sich viele Gene, die für Immunfunktionen wichtig sind, auf dem X-Chromosom. Da Frauen davon zwei und Männer nur eines besitzen, ist wahrscheinlich, dass bei Frauen die Genprodukte verstärkt in den Zellen gebildet werden. Die bessere Immunantwort der Frauen auf Infektionen könnte in der Evolution einen wichtigen Überlebensvorteil bei der Fort-pflanzung darstellen. Über die Muttermilch werden so auch intensiv Anti-körper weitergegeben und die gestillten Säuglinge effektiv vor Infektionen geschützt.

Hormone können jedoch nicht allein den Unterschied der Geschlechter in der Immunabwehr erklären, denn dann müsste dieser Schutz bei Frauen nach der Menopause beendet sein. Dass dies aber offenbar nicht der Fall ist, wird daran deutlich, dass auch in der Altersgruppe über 50 Jahren deut-lich mehr Männer an verschiedenen Infektionen sterben. Ein ungesunderer Lebensstil und häufigere Vorerkrankungen bei Männern müssen als wei-tere Risikofaktoren in Betracht gezogen werden.

Sport, körperliche Aktivität und Übergewicht

Sportliche Aktivität, Training und körperliche Belastung können das Immunsystem sowohl positiv als auch negativ beeinflussen, was vor allem von der Dauer und Intensität der sportlichen Belastung abhängt. Bei leichtem Ausdauertraining werden immunstimulierende Effekte beobachtet und das Infektionsrisiko verringert. Atemwegsinfektionen treten beispielsweise bei Ausdauertrainierten mit einem mäßigen Trainingsumfang im Vergleich zu Untrainierten seltener auf. Training im Hochleistungsbereich oberhalb der anaeroben Schwelle oder mehrstündiger Ausdauersport können das Immunsystem jedoch schwächen und die Infektanfälligkeit besonders für Atemwegserkrankungen erhöhen (Abb. xx).

Beim Sport werden wie bei jeder körperlicher Belastung Stresshormone im Körper freigesetzt. Das Hormon Adrenalin veranlasst eine Erhöhung der Anzahl der Immunzellen im Blut. Natürliche Killerzellen, die als Abwehrzellen des angeborenen Immunsystems (Kap. 5) virusinfizierten Zellen und auch Tumorzellen vernichten, vermehren sich dann sehr schnell. Gleichzeitig werden auch andere Abwehrzellen wie Granulozyten, Monozyten, T- und B-Lymphozyten aktiver. Zur Verhinderung zu starker Entzündungsreaktionen produziert der Organismus gleichzeitig das Hormon Kortisol und andere entzündungshemmende Botenstoffe. Nach der Belastung findet eine rasche Abnahme der Immunzellen im Blut statt, sodass bei Ausdauerbelastungen bis zu einer Stunde die Ausgangswerte bald wieder erreicht werden.

Bei starker körperlicher Belastung tritt das sogenannte *open window*-Phänomen ein. Die stark angestiegenen Zahlen von Lymphozyten und natürlichen Killerzellen sinken auch wieder schnell, jedoch deutlich unter ihren Ausgangswert und die Immunzellen sind offenbar auch in ihrer Funktion beeinträchtigt. In dieser Nachbelastungsphase, die mehrere Stunden andauern kann, können Krankheitserreger den Organismus leichter angreifen.

Im Hochleistungssport kann es bei zu umfangreichem Training im anaeroben Bereich, in dem sich Laktat im Blut stark anreichert, zu sehr viel längeren Erholungszeiten für das Immunsystem kommen.

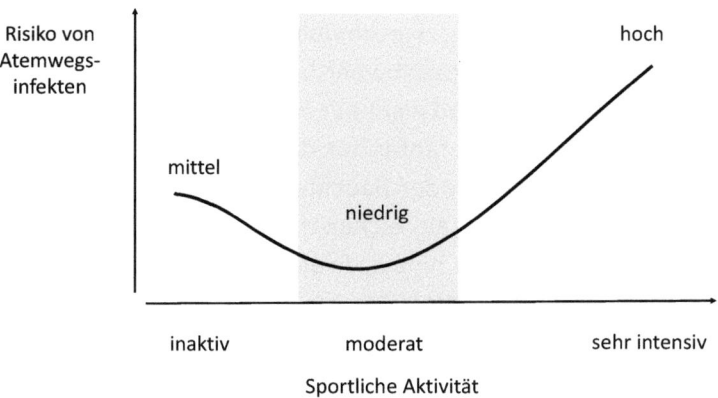

Abb. 39 Einfluss der sportlichen Aktivität auf das Infektionsrisiko

Aktivitäten wie mehrstündige Ausdauerbelastungen bei Marathon, Triathlon gelten als Beispiele für eine starke Belastung des Immunsystems. Grundsätzlich sind deshalb Sportarten und Trainingseinheiten empfehlenswert, die ältere Menschen nicht an das absolute Belastungslimit bringen. Bei Freizeit-Sportlern sind aber Atemwegserkrankungen, im Vergleich zu Untrainierten, deutlich seltener.

Eine Reihe von Untersuchungen mit älteren Menschen zeigen, dass durch Training auch bei ihnen das Immunsystem langfristig gestärkt wird. Ältere Ausdauersportler haben im Vergleich zu Kontrollgruppen bessere Lymphozyten-Werte, eine höhere Interferon-Produktion und niedrigere Werte des Entzündungsmarkers CRP.

Adipositas

Auch **starkes Übergewicht** hat einen großen Einfluss auf die Immunabwehr und erhöht das Risiko für schwere Krankheitsverläufe, wie z. B. bei COVID-19-Erkrankungen zu sehen ist. Eine Abnahme des Körpergewichts bei adipösen Personen reduziert das Infektionsrisiko, wozu eine Kombination von Sport und Ernährungsumstellung zweckmäßig ist. Den Zusammenhang zwischen Fettleibigkeit und Infektionsabwehr beleuchten neue Erkenntnisse. Denn Fettzellen (Adipozyten) sind nicht nur Energiespeicher für den Körper und damit wichtige Energielieferanten für das Immunsystem. Das Fettgewebe, besonders das viszerale oder Bauchfettgewebe, ist auch ein endokrines Gewebe, ein Produzent zahlreicher Hormone und Botenstoffe. Das Fettgewebe beherbergt darüber hinaus diverse Zellen des angeborenen sowie des erworbenen Immunsystems.

Die Fettzellen beeinflussen die Funktionen und Aktivitäten der Immunzellen. Sie produzieren Zytokine und antimikrobielle Peptide, also Stoffe, die bei der Infektionsbekämpfung hilfreich sind. Das Unterhautfettgewebe hat somit eine Schutzfunktion bei Hautinfektionen. Schon bei normalgewichtigen Personen besteht ein großer Teil des Körpers aus Fettzellen, bei stark übergewichtigen vergrößert sich das Fettgewebe jedoch stark. Dann steigt die Menge der hier gebildeten Botenstoffe, die mit dem Immunsystem kommunizieren, immens an. Fettzellen stellen dieselben Entzündungsbotenstoffe wie Immunzellen her und lösen bei Übergewichtigen einen chronischen Entzündungszustand aus. Dieser kann das Entzündungsaltern oder *Inflammaging* (Kap. 6) noch wesentlich verstärken.

Das Überfluten des Körpers mit entzündungsfördernden Botenstoffen wird nicht nur für Krankheiten wie Diabetes und Arteriosklerose verantwortlich gemacht. Es wird auch für das Immunsystem schwieriger, auf Infektionen im Körper gezielt zu reagieren. Außerdem erhöht sich das Risiko, an Krebs zu erkranken, stark. Die chronische Aktivierung durch proinflammatorische Zytokine hemmt vor allem den Teil des Immunsystems, der erworben wird und Erreger spezifisch bekämpft, weshalb Infektionen schwerer verlaufen können.

Übergewicht schwächt das Immunsystem auch deswegen, weil Fettzellen Organe wie Thymus, Knochenmark und Milz, in denen Abwehrzellen gebildet werden, besiedeln und die Immunzellen verdrängen. Deshalb ist es auch nicht verwunderlich, dass stark Übergewichtige auf Impfungen wie z. B. Grippeimpfungen schwächer reagieren.

Schlaf und zirkadiane Rhythmen

Die Abwehrkräfte des Körpers stehen im engen Zusammenhang mit der Dauer und Qualität des Schlafes. Das Schlafbedürfnis wächst klar bei vielen Infektionserkrankungen. Verantwortlich dafür sind Botenstoffe wie Interleukine, die bei Infektionen verstärkt freigesetzt werden.

Ausreichender Schlaf hat einen positiven Einfluss auf das Immunsystem und verstärkt die Abwehr von Krankheitserregern. Schon ein geringfügiger Schlafmangel kann das Immunsystem schwächen und z. B. Erkältungsviren können den Körper leichter infizieren. Bei Schlafstörungen ist die Ausschüttung des Stresshormons Kortisol nachts erhöht. Studienteilnehmer mit wenig Schlaf hatten außerdem erhöhte Mengen an Botenstoffen wie Interleukin-6 im Blut, die chronische Entzündungsreaktionen im Körper begünstigen (Kap. 6), sowie des C-reaktiven Proteins (CRP, Entzündungsmarker).

Der Schlaf fördert die Bildung des Immungedächtnisses sowie die Ausprägung des erworbenen Immunsystems, wobei die nächtlichen Hormonkonzentrationen von Bedeutung ist. Offenbar sind es vor allem die T-Lymphozyten, deren Aktivität durch Schlaf unterstützt wird. T-Zellen haben die Aufgabe, die von Krankheitserregern befallenen Körperzellen anzugreifen und zu zerstören. Gedächtnis-T-Zellen nehmen beispielsweise als Antwort auf guten Schlaf bzw. Tiefschlaf zahlenmäßig zu. Wenn wir tagsüber dann auf einen dem Immunsystem schon bekannten Erreger stoßen, leiten diese Zellen eine schnelle Immunreaktion ein.

Ob es nach einer Infektion zum Ausbruch der Erkrankung kommt und wie schwer diese verläuft, hängt nach neueren Forschungen auch wesentlich vom Zeitpunkt der Ansteckung ab.

Der Körper besitzt eine innere Uhr, die die physiologischen Vorgänge in allen Zellen steuert und mit der Umwelt synchronisiert. Nicht nur Hormone, auch viele andere Stoffe werden im Tagesverlauf nicht konstant gebildet, sondern stark unterschiedlich. Die Ausschüttung des Stresshormons Kortisol erreicht z. B. am Morgen seinen Höhepunkt.

Zirkadiane Rhythmen wie der Schlaf-Wach-Rhythmus bestimmen mit, wie gut sich beispielsweise Viren im Körper vermehren können. Bei Mäusen und in Zellkulturen wurde beobachtet, dass sich Influenza- und Herpesviren zehnmal schneller vermehrten, wenn sich die Tiere zu Beginn ihrer Ruhephase infizierten. Offensichtlich benötigt das Immunsystem die Schlafphase, um sich zu regenerieren und notwendige Reparaturarbeiten durchzuführen, die die Abwehr wieder in eine durchgreifende Lage versetzen. Die Studienergebnisse sind auch eine Erklärung dafür, warum Menschen wie Schichtarbeiter, die einen gestörtem Tagesrhythmus haben, oft anfälliger für Viruserkrankungen sind.

Die Beibehaltung eines gleichbleibenden und stabilen zirkadianen Rhythmus ist ebenfalls ein Mittel, das Immunsystem zu stärken und Infektionen abzuwehren.

Krankheiten, die das Immunsystem dämpfen

Grundsätzlich können bei Infektionskrankheiten besonders schwere Verläufe entstehen, wenn Krankheitserreger im Körper das Abwehrsystem belasten und andere Erreger dies ausnutzen. Beispielsweise beruhen viele Sterbefälle nach Infektionen mit Influenzaviren nicht auf der Viruserkrankung selbst, sondern auf nachfolgenden Infektionen, sogenannten Sekundärinfektionen, die auch Superinfektionen genannt werden. Häufig treten Infektionen durch Bakterien auf, die sehr viel schwerer als die Primärerkrankung ablaufen können.

Zu Sekundär- oder Superinfektionen kann es aus zwei Gründen kommen:

* Die **Eintrittsbarrieren** für Erreger in den Körper sind durch den Primärinfekt geschädigt. Pathogene Bakterien können sich beispielsweise

auf der durch Influenzaviren vorgeschädigten Schleimhaut der Atemwege ansiedeln und in Körperzellen eindringen. Ist die Schleimhaut der Atemwegsorgane stark geschädigt, können zudem Bakterien der eigenen Schleimhautflora sich stark vermehren und eindringen.

- Durch die Primärinfektion wird das **Immunsystem** geschwächt. Vor allem virale Ersterreger können wesentliche Abwehrreaktionen unterdrücken, die das Immunsystem bei einer Infektion mit Bakterien benötigt. Eine wichtige Rolle spielt dabei die Erhöhung des Spiegels von Stresshormonen wie Kortisol, da der Schaden, den beispielsweise Grippeviren am Lungengewebe anrichten, im Körper eine Stressantwort auslöst.

Atemwegserkrankungen

Die Auswirkungen der Sekundärinfektionen bei grippekranken Personen hängen stark vom allgemeinen Gesundheitszustand der Patienten ab. Schwere lebensgefährliche Erkrankungsverläufe betreffen vorwiegend Menschen, die über 60 Jahre alt sind. Mehr als 95 % der Todesfälle bei Grippeerkrankungen gehen offenbar auf Sekundärinfektionen mit Bakterien zurück, die zu einer Lungenentzündung führen. Die Influenzaviren zersetzen durch ihre massive Vermehrung die äußerste Schicht der Atemorgane und schaffen damit für Bakterien günstige Bedingungen.

Die angeborene Immunabwehr des Menschen erkennt anhand des Erbmaterials, dass Viren eingedrungen sind. Daraufhin werden die Fresszellen in der Lunge, besonders die Makrophagen, in ihrer Aktivität durch Signalstoffe heruntergefahren, sodass sie weniger Bakterien durch Phagozytose aufnehmen und zerstören können. Das Immunsystem ist somit auf Viren festgelegt und im Falle einer bakteriellen Infektion geschwächt.

Eine Virusinfektion wie die Influenza erhöht deshalb nicht unbedingt die Anfälligkeit für weitere Virusinfekte. Obgleich das Immunsystem geschwächt wird und Bakterien leichteres Spiel haben, gilt dies nicht gleichermaßen für andere Viren.

Stattdessen gibt es in einigen Fällen offenbar eine Konkurrenz der verschiedenen Viren, die als Ergebnis eine Sekundärinfektion erschwert. Wenn Atemwegszellen mit **Rhinoviren**, typischen Erkältungsviren, befallen werden, bilden die infizierten Zellen verstärkt antivirale Botenstoffe. Insbesondere **Interferone** werden freigesetzt und gelangen in die Nachbarzellen. Diese wiederum ergreifen Schutzmaßnahmen und erschweren es auch anderen viralen Erregern, die Zellen zu infizieren.

Es ist wahrscheinlich, dass auch **Coronaviren** durch Interferone gehemmt werden, die bei einer Infektion durch Influenza- und Erkältungsviren gebildet werden. Rhinoviren können offenbar die Entstehung von Grippewellen und COVID-19-Ausbrüchen eine Zeit lang hinauszögern. Verbreiten sich die Erkältungsviren massenhaft in der Bevölkerung, treten beispielsweise keine Grippeepidemien auf, bzw. erst später nach Verschwinden der Rhinoviren.

Auch bei Infektionen mit dem COVID-19-Coronavirus kommt es oft zu weiteren Infektionen mit bakteriellen Krankheitserregern. Die Sekundärinfektionen bei Covid-19-Patienten haben offenbar sogar einen Einfluss auf das Überleben der Patienten. Eine Auswertung von Krankenhauspatienten in Wuhan zeigt, dass die Hälfte aller verstorbenen Covid-19-Patienten eine Sekundärinfektion mit Bakterien oder sogar Pilzen hatte.

Masern
Nicht nur Krankheitserreger, die bei alten Menschen besonders oft zuschlagen, zeigen das Phänomen, das Abwehrsystem außer Kraft zu setzen. Viren, die besonders stark dem Immunsystem zusetzen, sind die Masernviren, die heutzutage aufgrund der frühkindlichen Impfungen erfreulicherweise selten auftreten. Die Masernvirusinfektion ruft eine vorübergehende Immunschwäche von mindestens 6 Wochen hervor, manchmal sogar von zwei bis drei Jahren. Bekannt ist, dass Masernviren über einen Rezeptor in menschliche Zellen eindringen, der auf aktivierten B- und T-Zellen, auf Makrophagen und dendritischen Zellen zu finden ist. Somit können sich die Viren in

einer Vielzahl von Immunzellen des angeborenen und des erworbenen Immunsystems vermehren und deren Aktivität beeinträchtigen.

Häufig treten nach einer Masernvirusinfektion bakterielle Infektionen wie Mittelohrentzündungen, Lungenentzündungen und in einigen Fällen auch eine Enzephalitis auf, eine akute Entzündung des Gehirns. Letztere ist mit bleibenden Schäden des Zentralen Nervensystems verbunden und kann zum Tod führen. Von den Viren werden auch ernsthafte Störungen des Immungedächtnisses verursacht.

Nach dem Abklingen der klinischen Masernerkrankung bleiben die Defekte der Immunzellen bestehen und tragen zu einer niedrigen Immunität auch gegen frühere Infektionen oder Impfungen bei.

AIDS

Bei dem erworbenen Immunschwäche-Syndrom AIDS zerstören HIV-Erreger (humane Immundefizienz-Viren) schrittweise bestimmte Typen der Lymphozyten, die eine wichtige Rolle bei der körpereigenen Immunabwehr spielen. Das HI-Virus schwächt das Immunsystem, indem es in T-Helferzellen eindringt, deren Funktion zerstört und sich in ihnen vermehrt. Je weniger T-Helferzellen vorhanden sind, desto weniger ist das Immunsystem in der Lage, den Körper vor Krankheitserregern zu schützen.

Die Symptome und Komplikationen der HIV-Infektion sind eigentlich Folgen dieser Sekundärinfektionen und nicht der HIV-Infektion selbst. Die Behandlung der Sekundärinfektionen ist deshalb bei Ausbruch der AIDS-Erkrankung das vordringliche therapeutische Ziel.

Diabetes

Nicht nur Infektionen können das Immunsystem schwächen und den Boden für ernsthafte Infektionserkrankungen bereiten. Auch andere Krankheiten, oft solche, von denen besonders die Älteren betroffen sind, haben negative Auswirkungen auf das Abwehrgeschehen und erhöhen das Infektionsrisiko.

Die im Alter sehr häufige chronische Krankheit Diabetes erhöht für zahlreiche andere Krankheiten das Risiko, daran ebenfalls zu erkranken. Als Folgeerkrankungen können die Blutgefäße, aber auch Organe wie Herz, Niere, Gehirn und Augen geschädigt werden.

Darüber hinaus leiden Menschen mit Diabetes vermehrt an Infekten und Entzündungen. Vor allem Infektionen der Atemwege, Lungenentzündungen, Harnweg-, Weichteil- und Hautinfektionen treten häufiger als bei Gesunden auf. Diabetiker haben oft Infektionen, die durch Bakterien oder Pilze verursacht werden. Aber auch Virusinfektionen sind eine vielfach unterschätze Gefahr für Menschen mit Diabetes. Beispielsweise steigt während einer Influenzaepidemie die Sterblichkeit unter Diabetikern stark an. Die Erfolge der Therapien bei infizierten Diabetikern sind oftmals dürftig; die Infektionen dauern deutlich länger und haben oft Komplikationen.

Die hohe Infektanfälligkeit von Diabetikern hat mehrere Ursachen. Sie beruht zum Teil auf der Schädigung von Geweben und Organen, die durch den hohen Blutzuckerspiegel ausgelöst wird, und zum Teil auf einer Schwächung bzw. Veränderung der immunologischen Abwehrprozesse.

Zu Schädigungen der kleinen Blutgefäße und nachfolgend zu einer verminderten Gewebedurchblutung kommt es bei einer schlechten Blutzuckereinstellung. Die verringerte Durchblutung führt zu einer mangelhaften Sauerstoffversorgung des Gewebes, was wiederum Folgen für die Prozesse der Heilung und Gewebserneuerung sowie für die dort stattfindenden Immunreaktionen hat. Häufig entwickelt sich gleichzeitig eine chronische Schädigung der peripheren Nerven, sodass kleinere Verletzungen unbemerkt auftreten können.

Aus solchen **Verletzungen**, die am häufigsten am Fuß auftreten, können bei Eintritt von Keimen schnell problematische Wunden bis hin zu Infektionen der umliegenden Knochen werden. Hinzu kommt, dass eine hohe Glukosekonzentration in den oberen Hautschichten die Ansiedlung von Bakterien wie z. B. des Eitererregers *Staphylococcus aureus* oder von Pilzen wie z. B. von *Candida*-Hefen erleichtert.

Bei Diabetikern mit **hohen Blutzuckerwerten** werden zusätzlich zu den direkten Schädigungen die Immunantworten auf die Erreger gehemmt. Ist der Blutzuckerspiegel langfristig erhöht, reagiert das menschliche Immunsystem mit einer geringen, aber chronischen Entzündungsreaktion. Im Fettgewebe befinden sich Makrophagen, die zusammen mit den Fettzellen entzündungsfördernde Signalstoffe abgeben. Der Entzündungszustand schädigt die Betazellen im Pankreas, sodass nicht mehr genügend Insulin gebildet und ausgeschüttet wird, um den Zuckerspiegel zu senken.

Auf die Zellen des Abwehrsystems hat der hohe Blutzuckergehalt ebenfalls einen Einfluss. Die Makrophagen und andere Fresszellen sind bei erhöhter Glukosekonzentration in ihrer Funktion deutlich eingeschränkt und die Phagozytose ist reduziert. Die im Blut zirkulierenden Monozyten bilden, verglichen mit gesunden Personen, weniger von den Interleukinen, die bei Kontakt mit Bakterienantigenen die Abwehr stimulieren. Auch die natürlichen Killerzellen zeigen Defekte in ihren Aktivitäten.

Bei hohen Glukosekonzentrationen im Blut und in den Gewebeflüssigkeiten werden Proteine **glykosyliert**, d. h. Zuckermoleküle werden angeheftet. Dadurch können sich die räumlichen Strukturen von Proteinen ändern, die als Signalmoleküle in immunologischen Reaktionen eine große Bedeutung haben. Dann kommt es zu Störungen in der Kommunikation der Zellen und den Leistungen des Immunsystems.

Es gibt Hinweise, dass auch Antikörpern von einer Glykosilierung betroffen sein können, sodass deren Effizienz verringert sein kann. Ein hoher Blutzucker hemmt außerdem das Komplementsystem, das als Teil der unspezifischen Abwehr einen wichtigen Beitrag bei der Bekämpfung eingedrungener Bakterien spielt.

Deshalb ist nicht verwunderlich, dass die Leistungsfähigkeit des Immunsystems von Diabetikern von der Höhe des Blutzuckerspiegels abhängig ist. Eine präzise Kontrolle des Blutzuckerspiegels scheint Menschen mit Diabetes Typ-2 vor Infektionen zu bewahren.

Diabetiker mit gut eingestelltem Blutzuckerspiegel und ohne vorhandene Spätfolgen haben hinsichtlich Wundinfektionen nach Operationen ein ähnliches Risiko wie Personen ohne Diabetes. Patienten mit schlechter Blutzuckereinstellung und Stoffwechsellage haben aber deutlich öfter Infektionen der Bronchien, Lunge, Haut oder der Harnwege.

Bekommen Diabetiker eine Infektionskrankheit, kann diese wiederum den Stoffwechsel weiter durcheinanderbringen und den Blutzuckerspiegel erhöhen. Wenn das Immunsystem Erreger wie z. B. Viren bekämpft, werden Stresshormone freigesetzt, unter anderem Adrenalin. Das Hormon sorgt dafür, dass die Leber vermehrt Glukose ins Blut abgibt. Auch bei Fieber steigt der Blutzuckerspiegel oft an.

Chronische Niereninsuffizienz

Bei einer chronischen Niereninsuffizienz können die Nieren das Blut nicht mehr ausreichend reinigen. Zu den häufigsten Ursachen des Nierenversagens zählen Diabetes mellitus, Bluthochdruck, Entzündungen der Niere sowie einige Autoimmunerkrankungen. Das chronische Nierenversagen kann sich über lange Zeit entwickeln, die erheblichen Funktionsstörungen der geschädigten Nieren sind erst in den letzten Stadien bemerkbar. Eine Dialysebehandlung ist notwendig, um die Wasserausscheidung und die Blutreinigung zu ersetzen.

In dieser terminalen Phase kommt es auch zu einer Immunschwäche und die Patienten sind deutlich anfälliger für schwere Infektionen.

So haben beispielsweise Menschen mit Niereninsuffizienz ein erhöhtes Risiko, an einer Pneumokokken-Infektion zu erkranken. Bei Patienten mit chronischem Nierenversagen wurde ein durchschnittlich 5,4-fach höheres Risiko für eine Lungenentzündung festgestellt, im Vergleich zu gesunden Menschen. Das Risiko, an einer Lungenentzündung zu erkranken bzw. daran zu versterben, wurde in einer weiteren Studie bei Menschen mit fortgeschrittener Einschränkung der Nierenfunktion bis auf das 15fache höher bestimmt.

Nach Herz-Kreislauf-Krankheiten bilden Infektionen, zumeist septischer Art, bei Menschen mit Nierenversagen die zweithöchste Todesursache. Auch der Schutz nach Impfungen z. B. gegen Pneumokokken ist bei Dialysepatienten relativ gering. Jedoch sprechen sie recht gut auf eine Impfung gegen Grippeviren an.

Die Schwächung des Immunsystems steht in Zusammenhang mit der bei Niereninsuffizienz entstehenden Urämie, dem vermehrten Auftreten harnpflichtiger Substanzen im Blut (Urin im Blut). Die Urämie führt durch die Häufung toxischer und nichttoxischer Substanzen zu Störungen zahlreicher biochemischer und physiologischer Funktionen im Organismus, auch von immunologischen.

Durch die Substanzen im Blut und in den Gewebeflüssigkeiten werden vor allem Zellen der unspezifischen Immunabwehr wie Granulozyten und Monozyten geschädigt, die fremde Keime schlechter aufnehmen (phagozytieren) und abtöten können.

Des Weiteren sind das Vermehrungspotenzial der T-Zellen und deren Interleukin-Produktion beeinträchtigt, und damit das erworbene Immunsystem. Die Schädigung der Nieren kann zu einem starkem Eiweißverlust über den Urin führen. Es gehen Serumproteine wie Albumine und Immunglobuline (Antikörper) verloren, letzteres führt augenscheinlich ebenfalls zur Abnahme der Leistung der Immunabwehr.

Neben den Immunsystem-schwächenden Aspekten zeigen Patienten mit chronischer Niereninsuffizienz zusätzlich eine übermäßige Aktivierung von Immunzellen, sichtbar anhand der vermehrten Produktion von pro-entzündlichen Zytokinen. So entsteht ein systemischer Entzündungszustand im gesamten Körper, der wiederum zu einem erhöhten Risiko für Arteriosklerose und somit zu Krankheiten des Herz-Kreislauf-Systems wie Herzinfarkten führt. Kardiovaskuläre Erkrankungen sind bei Menschen mit einer chronischen Niereninsuffizienz für die Mehrzahl aller Todesfälle verantwortlich.

Vorerkrankungen

Vorerkrankungen sind Krankheiten, die dazu führen, dass bestimmte Infektionskrankheiten öfters auftreten oder schwerer verlaufen, ohne dass das Immunsystem direkt geschädigt sein muss. Die **chronischen Alterskrankheiten**, die zumeist nicht heilbar sind und Organsysteme schädigen können, sind oft Vorerkrankungen. Im Alter nehmen die chronischen Krankheiten zu, die bei einer Infektion den Krankheitsverlauf ungünstig beeinträchtigen können. Viele alte Menschen leiden zudem an mehr als einer Krankheit (Multimorbidität).

Nicht nur bei Älteren sind Vorerkrankungen bittere Realität. Im Jahr 2018 hatten 26 Prozent der Gesamtbevölkerung in Deutschland mindestens eine Vorerkrankung. Mit höherem Alter steigt der Anteil stark an und erreicht bei den über 80-Jährigen einen Anteil von 80 Prozent. Abb. 40 zeigt, welche Vorerkrankungen altersunabhängig in der Bevölkerung im Einzelnen vorhanden sind, wobei zu berücksichtigen ist, dass viele Betroffene gleichzeitig an mehreren Vorerkrankungen leiden.

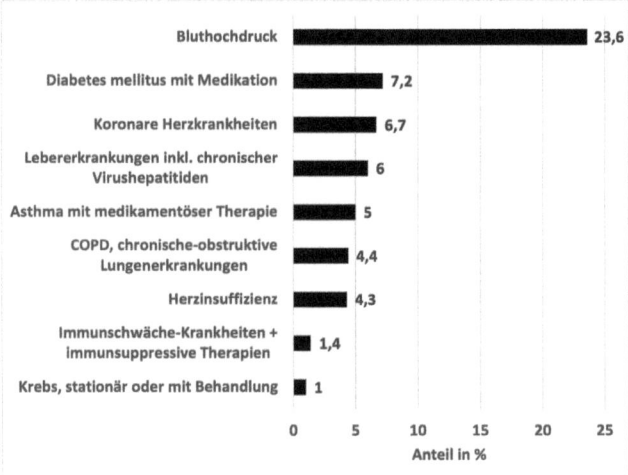

Abb. 40 Vorerkrankungen mit erhöhtem Risiko für Infektionskrankheiten und deren Verbreitung in Deutschland (Anteil an der Gesamtbevölkerung, 2018)

Vorerkrankungen können lebenswichtige Organe schädigen, wie im Falle von koronaren Herzerkrankungen, Bluthochdruck, Lungenerkrankungen, chronische Lebererkrankungen, Diabetes mellitus und Krebserkrankungen. Das Robert Koch-Institut beschrieb, dass Patientengruppen mit diesen Vorerkrankungen auch ein erhöhtes Risiko für schwere Verläufe bei der Coronavirus-Krankheit COVID-19 haben.

Die in Deutschland häufigste Vorerkrankung, die ein erhöhtes Risiko für Infektionen mit sich bringt, ist der **Bluthochdruck** (Hypertonie); etwa 20 bis 30 Millionen Menschen sind davon betroffen. Wenn der Blutdruck dauerhaft zu hoch ist, kommt es längerfristig zu Schäden an den Gefäßen und zu einer ungünstigen Beeinflussung des Herzens, welches auf die Überlastung reagiert. Das kann in der Folge zu schweren **Herz-Kreislauferkrankungen** führen. Nach einem Herzinfarkt oder bei einer chronischen Herzschwäche gefährden Infektionen in starkem Maße die Gesundheit. Außerdem können schwerwiegende Lungenentzündungen, wie sie bei einer Infektion mit Corona- oder Influenzaviren auftreten, das Herz stark belasten. Es muss dann vermehrt pumpen, um alle Organe ausreichend mit sauerstoffreichem Blut zu versorgen.

Krankheiten wie **Diabetes mellitus Typ 2** können sowohl das Immunsystem unterdrücken als auch durch Organschädigung Infektionen Vorschub leisten. Bei Diabetes-Erkrankten kann es im Laufe der Krankheit zu Schädigungen der Gefäße und Nerven kommen (z. B. diabetische Polyneuropathie). Diabetes mellitus führt nicht nur zu einer vermehrten Infektanfälligkeit; Infektionen bei Diabetikern sind oft schwerer und Komplikationen bringen eine erhöhte Sterblichkeit mit sich. Ein geringeres Risiko für einen schweren Verlauf von Infektionen mit SARS-CoV-2 und anderen Erregern haben aber solche Diabetiker, deren Blutzuckerwerte gut eingestellt sind und die keine oder nur sehr leichte Folgeerkrankungen haben.

Chronische Lungenerkrankungen sind bei älteren Menschen häufig vorhanden. Sind die Atemwege stark vorgeschädigt, werden schwere Verläufe bei Atemwegsinfektionen begünstig.

Zu den Vorerkrankungen der Lunge zählen vor allem Asthma, die chronisch obstruktive Lungenerkrankung COPD, das Lungenemphysem und die chronische Bronchitis. Asthma ist eine chronische Atemwegserkrankung, die zu einer Verengung der Atemwege und zu anfallsweise auftretenden Symptomen wie Husten und Luftnot führt. In Deutschland gibt es etwa 8 Millionen Asthmatiker, d. h. etwa jeder zehnte Einwohner ist betroffen. Bei Menschen mit einem schlecht kontrollierten Asthma erhöht sich das Risiko einer ernsten Infektionserkrankung. Bei einem kontrollierten Asthma, wenn der Patient keine Symptome und eine normale Lungenfunktion hat, wird in der Regel eine milde Infektion erwartet (Kap. 7).

Das Robert Koch-Institut listet chronisch Leberkranke als Risikogruppe für schwere COVID-19-Verläufe auf. Es ist jedoch nicht sicher, ob bei **Lebererkrankungen** generell ein höheres Risiko besteht. Menschen mit einer Leberzirrhose sind durch schwere und tödliche Verläufe von COVID-19 gefährdet, auch bei Patienten mit nicht-alkoholischen Fettlebererkrankungen sieht man offenbar häufiger schwere Verläufe. Andererseits ist bei einer Infektion der Atemwege eine Vorschädigung der Lunge sicherlich gefährlicher als die der Leber. Menschen mit chronischen Nierenerkrankungen und Dialysepatienten haben ebenso oft einen schweren Verlauf der COVID-19-Erkrankung und sterben häufiger.

Durch Infektionen stark gefährdet sind auch **Krebspatienten**, denn die Therapien schwächen das Immunsystem (Kap. 7). Menschen, die mit Chemotherapie oder auch Bestrahlung behandelt werden, müssen vorsichtig sein, um jegliche Art von Infektionen zu vermeiden.

Das Risiko für einen schweren Verlauf bei COVID-19 und bei anderen Infektionen wie der Grippe unterscheidet sich erheblich nach der Art der Vorerkrankung und nach den Organen, die geschädigt bzw. von den Krankheitserregern angegriffen werden. Eine chinesische Studie ergab, dass Patienten mit der Atemwegserkrankung COPD ein 2,7-fach erhöhtes Risiko hatten, hospitalisiert und beatmet zu werden oder zu sterben. Das Risiko dafür war bei Bluthochdruck nur 1,6-fach erhöht.

Kap. 9 Antibiotika, die erlahmende Wunderwaffe

Im September 1928 kehrt der schottische Bakteriologe **Alexander Fleming** aus den Sommerferien in sein Labor am St. Mary's Hospital in London zurück. Er ahnte wahrscheinlich nicht, dass er in diesem Moment durch eine mehr oder weniger zufällige Entdeckung eine neue medizinische Ära einleiten würde. Die Entdeckung eines natürlichen Vorgangs zwischen Schimmelpilzen und Bakterien sollte das Zeitalter der Antibiotika begründen und damit den Sieg über die verheerendsten Infektionskrankheiten einleiten. Gerade einmal gut 90 Jahre ist es her, dass die Entdeckung von Penicillin zur Rettung unzähliger Menschen in aller Welt führte.

Alexander Fleming hatte im Ersten Weltkrieg die Erfahrung gemacht, dass in den Schützengräben mehr Soldaten an Wundinfektionen starben als unmittelbar durch den Beschuss aus Gewehren und Kanonen. Nach dem Krieg machte er es sich zur Aufgabe, nach Mitteln zu suchen, die den gefährlichen Infektionserregern Einhalt bieten. Schon einige Jahre vor der legendären Rückkehr aus den Sommerferien machte der Mikrobiologe eine wichtige Beobachtung.

Antibiotika, die Entdeckung einzigartiger Wirkstoffe

Alexander Fleming untersuchte **Bakterienkulturen** mit dem Ziel, Hemmstoffe zu finden. Bakterien (Kap. 3) wachsen auf Nährböden, die mit spezifischen Nährstoffen wie Zuckern und Salzen versorgt sind, die die Mikroorganismen zum Leben und zum Wachstum brauchen. Damit die Böden fest werden, gibt man **Agar** hinzu, ein pflanzliches Geliermittel, das aus Algen gewonnen wird. Der Nährboden wird durch Erhitzen steril (keimfrei) gemacht und danach in Kunststoffbehälter (Petrischalen) gegossen, in denen er beim Abkühlen geliert und fest wird. Werden dann Bakterien auf die Agaroberfläche aufgegeben, entstehen aus jeder Bakterienzelle oft in wenigen Stunden sogenannte Kolonien, aus Millionen von Zellen gebildete Ansammlungen, die mit dem Auge sichtbar sind.

Diese Methode der Züchtung von Bakterien gibt es schon seit 150 Jahren in der Mikrobiologie; die Nährböden werden Nähragar oder Agarplatten genannt.

Fleming kam auf die Idee, etwas Nasensekret auf seine Bakterienkulturen zu träufeln und war erfolgreich. Die Bakterien lösten sich innerhalb kurzer Zeit auf. Es musste also einen bakterienabtötenden Stoff im Nasensekret geben. Fleming isolierte daraufhin ein Enzym, das er „**Lysozym**" nannte. Er fand dieses Protein auch in der Tränenflüssigkeit, im Schweiß und im Hühnereiweiß. Heute weiß man, dass Lysozym die Zellwand von Bakterien angreift. Das Enzym kann Bakterien abtöten, wirkt aber leider bei vielen krankheitserregenden Keimen nicht optimal.

Als sich Fleming 1928 in den Sommerurlaub verabschiedete, räumte er vielleicht sein Labor nicht richtig auf. Auf jeden Fall ließ er die Bakterienkulturen einfach stehen, an denen er arbeitete. Er züchtete gerade Bakterien, die **Staphylokokken** genannt werden (wissenschaftlicher Name: *Staphylococcus aureus*). Sie sind normalerweise harmlose Bewohner der menschlichen Schleimhäute, aber unter bestimmten Bedingungen auch Krankheitserreger, Verursacher von Wundinfektionen, Furunkeln oder auch Lebensmittelvergiftungen.

Auf einem mit Staphylokokken beimpften Agar-Nährboden war nach den Ferien zufällig eine Pilzspore gefallen und eine Schimmelpilzkolonie gewachsen, die er aufgrund seiner Bildung von blau-grünen Pilzsporen leicht erkannte. Und dann fiel Fleming etwas Merkwürdiges auf, dem er auch Beachtung schenkte, wofür er später mit dem Nobelpreis geehrt wurde. In der Nachbarschaft des Pilzes waren keine Bakterienkolonien vorhanden, die Bakterien hatten sich dort offensichtlich nicht vermehren können.

Fleming erfasste, dass der Schimmelpilz eine Substanz produziert und in die Agarplatte ausscheidet, die eine Wachstumshemmung bei Bakterien hervorruft. Sie wirkt auf fast alle Bakterien und sie wirkt ausschließlich auf diese Gruppe der Organismen, da sie eine Struktur zerstört, die nur bei Bakterien zu finden ist (die Mureinschicht der Zellwand, Kap. 3).

Es handelt sich bei dem Schimmelpilz in Flemings Petrischale um die Pilzart *Penicillium notatum* (heutiger Name: *Penicillium chrysogenum*), deswegen wird der Stoff heute **Penicillin** genannt. Die gesamte Gruppe Bakterien-angreifender Stoffe erhielt den Namen „Antibiotika".

Flemings Beobachtungen und Veröffentlichungen fanden zunächst wenig Beachtung. Andere Forscher erkannten jedoch, dass Penicillin selbst gegen aggressive, normalerweise todbringende Bakterien wirkt. Die Pilzstoffe waren auch besser als die Sulfonamide, die in den 30er Jahren des 20. Jahrhundert als antibakterielle Mittel eingesetzt wurden. Viele Anstrengungen dienten nun dem Ziel, den Stoff in ausreichenden Mengen zu produzieren. Dazu war es notwendig, einen Pilzstamm zu finden, der Penicillin in größeren Mengen bildet. Zahlreiche Bodenproben wurden untersucht und die darin gefundenen Schimmelpilze gezüchtet. In Amerika gelang es zudem, die Antibiotika-produzierenden Pilzstämme in großem Maßstab zu züchten, und zwar als Flüssigkulturen mithilfe flacher Glasgefäße, die den Pilzen Kontakt zu Luft und damit zu Sauerstoff gewährten.

Erst in der Zeit des Zweiten Weltkriegs wurde der Wirkstoff in größeren Mengen und in Reinform gewonnen (isoliert). Im Jahr 1941 wurden die ersten Patienten damit behandelt und Penicillin erzielte den Durchbruch. Das Antibiotikum rettete in der zweiten Hälfte des 20. Jahrhunderts Millionen von Menschenleben. Heilbar wurden bakterielle Infektionen wie Scharlach, Syphilis, Gonorrhö und Wundstarrkrampf sowie viele Lungenentzündungen, gegen die Ärzte vorher machtlos waren.

Die ersten Antibiotika wie Penicillin waren Stoffwechselprodukte von Pilzen und damit biologischen Ursprungs. Auch einige Bakterien können Antibiotika produzieren. Heutzutage werden viele Antibiotika zum Teil oder vollständig chemisch synthetisiert; aber fast immer sind von Mikroorganismen gebildete Verbindungen die Vorlage.

Von den 700 bis 800 Tonnen Antibiotika, die pro Jahr in der Humanmedizin verbraucht werden, fallen ungefähr 85 Prozent im ambulanten Bereich an, der Rest wird in Krankenhäusern eingesetzt.

Verglichen mit anderen europäischen Staaten, in denen zum Teil mehr als doppelt so viele Antibiotika verordnet werden, gehört Deutschland zu den Ländern mit einem eher niedrigen Antibiotikaverbrauch. Im Veterinärbereich werden auch hohe Mengen an Antibiotika eingesetzt, der Gesamtverbrauch konnte aber deutlich reduziert werden, von ca. 1700 Tonnen im Jahr 2011 auf etwa 800 Tonnen im Jahr 2015.

Beunruhigend ist vor allem, dass in Deutschland vermehrt Reserveantibiotika ärztlich verordnet werden. Dies sind bestimmte Antibiotika, die nur bei Infektionen mit resistenten Erregern angewandt werden sollen und die zum Teil schwere Nebenwirkungen haben können. Beispielsweise ist der Anteil der Verschreibung von Cephalosporinen sowie Fluorchinolonen in den letzten Jahren deutlich gestiegen. Amoxicillin, ein Breitbandantibiotikum aus der Wirkstoffgruppe der β-Laktam-Antibiotika, zu denen auch Penicillin gehört, ist in Deutschland zwar das meistverordnete Antibiotikum, an zweiter Stelle folgt schon das Reserveantibiotikum Cefuroxim(axetil), eine Cephalosporin-Verbindung.

Bei den Bewohnern von Pflegeheimen, die älter als 80 Jahre sind, werden neben β-Laktam-Antibiotika (ca. 34 %) vorwiegend Fluorchinolone (ca. 31%) eingesetzt.

Antibiotikaresistenzen

Von Anfang an wurde der Antibiotikaeinsatz von der Entstehung resistenter Keime begleitet. Bakterien tauchten auf, die nicht mehr durch die Antibiotika gehemmt oder zerstört werden. Zahlreiche Keime sind heute resistent gegen Penicillin G, das erste therapeutisch eingesetzt Antibiotikum. Dies führte dazu, dass der Grundstoff chemisch modifiziert wurde und weiter Penicillinverbindungen entwickelt wurden. Jedoch kommt es immer wieder zu sogenannten Kreuzresistenzen, wenn Antibiotika eine ähnliche chemische Struktur besitzen. Keime, die eine Resistenz gegen Penicilline entwickelt haben, sind gleichzeitig auch gegen andere Antibiotika wie z. B. Cephalosporine unempfindlich, die eine ähnliche Struktur besitzen.

Die Erfolge des Penicillins, aber auch das Auftreten von Resistenzen führten zur Suche und Entdeckung vieler weiterer Antibiotika wie Streptomycin, Chloramphenicol oder Tetracyclin.

Die meisten Antibiotika erwiesen sich schon kurze Zeit nach ihrer Entdeckung als unwirksam gegen manche Erreger. Einige Krankheitserreger wurden sogar gleichzeitig gegen mehrere ganz unterschiedliche Antibiotika unempfindlich und als **multiresistente Erreger** bekannt. Der Vorgang der Resistenzentwicklung ist eine natürliche Entwicklung und ein anschauliches Beispiel der von Charles Darwin aufgezeigten Evolution.

Durch den Einsatz von Antibiotika entsteht ein **Selektionsdruck**. Antibiotika-empfindliche Bakterienzellen können sich nicht weiter vermehren. Nur Bakterienstämme, die eine Resistenz gegenüber dem Antibiotikum besitzen, überleben, können sich weiter vervielfältigen und ausbreiten. Aufgrund der raschen Teilung und Generationenfolge von Bakterien (z. T. alle 20 Minuten) werden die an ihre Umwelt angepassten resistenten Bakterien ausgelesen (selektiert) und bilden die Grundlage für spätere Generationen. Hinzu kommt, dass Gene, die die Resistenz vermitteln, zumeist auf Plasmiden (Kap. 3) lokalisiert sind, die relativ leicht an andere Bakterien der gleichen Art und manchmal auch an andere Bakterienarten weitergegeben werden können.

Der breite Einsatz der Antibiotika in der **Humanmedizin** begünstigt die Zunahme von resistenten Bakterien. Jedweder Gebrauch von Antibiotika konfrontiert zahlreiche Bakterien mit den Hemmstoffen und kann die Bildung von Resistenzen fördern. Antibiotika werden oft ohne Notwendigkeit verschrieben, bei Virusinfektionen sind sie prinzipiell nutzlos. In vielen Ländern werden Antibiotika auch direkt auf der Ladentheke verkauft. In der **Tierzucht und -medizin** werden jedes Jahr große Mengen Antibiotika eingesetzt und eine steigende Zahl antibiotikaresistenter Stämme gefunden. Seit 2006 ist es in der Europäischen Union zumindest verboten, Antibiotika als leistungsfördernde Futterzusatzstoffe in der Tiermast zu verwenden.

Die Antibiotika selbst und resistente Bakterien gelangen in erster Linie durch fäkale Ausscheidungen von Menschen und Tieren in die Umwelt. Antibiotika-resistente Bakterien sind in Kläranlagen und in Abwässern von Krankenhäusern reichlich zu finden, wo die Entwicklung von resistenten Keimen weiter voranschreiten kann.

Ein Beispiel für einen multiresistenten Erreger ist **MRSA** (Abk. für Methicillin-resistente *Staphylococcus aureus*), eine Variante des weit verbreiteten Körperkeims, der schon von Alexander Fleming gezüchtet wurde. MRSA ist nicht nur gegen das Antibiotikum Methicillin resistent, sondern gegen nahezu alle penicillinartigen Substanzen (β-Laktame) und auch gegen andere Antibiotika-Klassen. MRSA ist weltweit verbreitet; den Keimen kommt überdies eine große Bedeutung als Verursacher **nosokomialer Infektionen** (Krankenhausinfektionen) zu. In Krankenhäusern können sie beispielsweise tödlich verlaufende Infektionen nach Operationen hervorrufen. Bei Nutztieren kommt ein spezifischer MRSA-Stamm vor, der zur Besiedlung (symptomlos) und zu Infektionen (Erkrankungen) bei landwirtschaftlich tätigen Personen führen kann.

Für junge gesunde Menschen ist der Kontakt zu multiresistenten Bakterien, wie z. B. zu Staphylokokken vom MRSA-Typ, in der Regel ungefährlich. Es kommt in der Regel nicht zu einer Infektion und somit zu einer Erkrankung. Werden resistente Bakterien bei einer Person nachgewiesen, die nicht erkrankt ist, spricht man von einer **Besiedlung** oder **Kolonisation**. Die besiedelten Personen können jedoch die Keime auf andere Menschen übertragen, natürlich auch auf ältere Menschen, mit denen sie in engem Kontakt stehen.

Ein erhöhtes Risiko für Infektionen mit resistenten Bakterien haben insbesondere Menschen mit einem schwachen Immunsystem, Kinder mit einer unreifen Immunabwehr und ältere Menschen, bei denen das Immunsystem nachlässt. Bei diesen Gruppen treten resistente Erreger etwas häufiger auf als in der Allgemeinbevölkerung.

Infektionen mit resistenten Erregern sind zwar an und für sich nicht viel anders oder gefährlicher als Infektionen mit Antibiotika-sensitiven Keimen. Doch sie lassen sich meist schwieriger behandeln, weil nur noch wenige Antibiotika wirken, und können einen komplizierteren Verlauf nehmen. Antibiotika haben überdies bei **älteren Menschen** häufiger und schwerere Nebenwirkungen als bei Jüngeren. Dazu gehören vor allem Störungen des Magen-Darm-Trakts mit Übelkeit, Blähungen und Diarrhö, Bauchschmerzen und Geschmacksstörungen. Denn die menschliche Darmflora wird ebenfalls durch die Antibiotika angegriffen und das Wachstum der Bakterien gefördert, die gegen das Antibiotikum resistent sind.

Zurzeit sind in vielen europäischen Ländern bereits 70 Prozent der Bakterien, die Infektionen in Krankenhäusern verursachen, gegen mindestens ein Antibiotikum resistent. Mehrfachresistenzen nehmen immer weiter zu, sodass zahlreiche Infektionsfälle nicht mehr oder sehr schwierig therapierbar sind. In der EU sterben jedes Jahr geschätzt über 30.000 Menschen an den Folgen von Infektionen mit resistenten Keimen. Die Vereinten Nationen warnen, dass die Todeszahlen in die Höhe schnellen, falls nicht gehandelt werde.

Im Laufe der letzten Jahre haben immer mehr **Pharmafirmen** darauf verzichtet, neue Antibiotika aufzuspüren und bis zur Marktreife zu entwickeln. Schon die Entwicklung eines neuen Antibiotikums kostet mehrere Hundert Millionen Euro. Das Risiko, dass die Forschung ohne Erfolg bleibt, ist für die Unternehmen sehr hoch. Dazu kommt, dass trotz langer Entwicklungszeit eine Zulassung des Mittels oft, z. B. wegen Nebenwirkungen, nicht realisiert werden kann. Bei erfolgreicher Zulassung kommen dann weitere Ausgaben für Herstellung, Vertrieb und Vermarktung hinzu.

Neue Antibiotika sind auch deshalb für Pharmaunternehmen nicht profitabel, da sie im Vergleich zu Medikamenten gegen chronische Erkrankungen in der Regel nur kurz - wenige Tage lang - eingesetzt werden. Zudem sollten neu entwickelte Antibiotika nur beschränkt verwendet werden, und zwar dann, wenn herkömmliche Antibiotika nicht mehr anschlagen.

Meist sollen sie als Reserveantibiotika ausschließlich im Notfall eingesetzt werden, damit sie ihre Wirkung nicht so schnell verlieren. Wenn solch ein neues Antibiotikum auf den Markt ist, dauert es dennoch nicht lange, bis die ersten Resistenzen auftreten.

Viele Gesichtspunkte sprechen dafür, dass das goldene Zeitalter der Antibiotika sich dem Ende zuneigt. Als Konsequenz daraus sollten wir uns bemühen, die uns verbliebenen antibiotischen Stoffe besser und zielgenauer zu nutzen und vor allem den Gesamtverbrauch zu reduzieren. Wir müssen vor allem alle Möglichkeiten der Vermeidung von Infektionskrankheiten nutzen, sei es durch Impfungen (Kap. 4), sei es im Bereich Ernährung und Hygiene (Kap. 10 und 11).

Antibiotikaeinsatz und Altenpflegeeinrichtungen

Für Bewohner von Altenpflegeeinrichtungen besteht grundsätzlich ein hohes Infektionsrisiko, und zwar aufgrund der altersbedingten Verschlechterung des Immunsystems sowie nachlassender Organfunktionen. Das sehr hohe Lebensalter vieler Heimbewohner und die notwendige umfängliche Versorgung pflegebedürftiger Menschen sind weitere Faktoren, die Infektionen verschlimmern.

Nicht zuletzt führt auch die heutzutage oft frühe Verlegung von Patienten aus dem Krankenhaus zurück in Pflegeheime zu Kontakt mit gefährlichen Krankheitserregern und dem Ausbruch von Infektionskrankheiten in Pflegeeinrichtungen.

Die Versorgung mit Lebensmitteln, medizinische Pflegemaßnahmen sowie Freizeit- und Gruppenaktivitäten tragen entscheidend zum Erhalt der geistigen und körperlichen Fähigkeiten der Heimbewohner bei. Sie bergen aber auch das **Potenzial für Übertragungen** von Infektionserregern zwischen den Bewohnern und Betreuern. Je höher die individuelle körperliche oder geistige Beeinträchtigung ist, desto enger ist der Kontakt zu Pflegepersonal und umso leichter kann es zur Übertragung von Erregern kommen.

Je häufiger invasive (in den Körper eindringende) Maßnahmen wie das Anlegen von Gefäßkathetern, Blasenkathetern und Ernährungssonden vorgenommen werden, desto mehr werden den Erregern geeignete Eintrittspforten in den Körper verschafft.

Auch **Sepsiserkrankungen** werden aufgrund der steigenden Anzahl sehr alter und durch Vorerkrankungen geschwächter Heimbewohner immer häufiger; jährlich erkranken insgesamt etwa 150.000 Menschen in Deutschland an einer Sepsis. Dabei handelt es sich um ein lebensbedrohliches Multiorganversagen, das durch eine lokale Infektion mit Krankheitserregern ausgelöst wird. Eine Sepsis entsteht durch das Eindringen von pathogenen Erregern in den Blutkreislauf, wobei das Immunsystem aufgrund einer Schwächung oder Störung nicht in der Lage ist, die lebensbedrohliche Situation zu verhindern.

Die Komplikation kann durch eine Vielzahl verschiedener Erreger, in der Regel Bakterien, ausgelöst werden. Kommt es zu einer Sepsis durch Bakterien, so ist das Mortalitätsrisiko mit bis zu 30 Prozent sehr hoch. Bei Bewohner von Altenpflegeeinrichtungen, die eine Sepsis haben, entwickelt diese sich in 70 bis 80 Prozent der Fälle aus Harnwegsinfektionen, Atemwegsinfektionen oder Haut- und Weichgewebsinfektionen. Besondere Bedeutung haben offenbar Harnwegsinfektionen (Kap. 4), die bei alten Menschen zu den häufigsten bakteriellen Infektionen zählen und bei denen sehr oft Antibiotika verschrieben werden.

Antibiotika sind zur Therapie der Infektionskrankheiten, die durch Bakterien verursacht werden, in Altenpflegeeinrichtungen heutzutage unverzichtbar. Infektionsausbrüche in Altenpflegeheimen zeichnen sich durch hohe Erkrankungsraten und Mortalitätsraten aus. Bei den epidemisch auftretenden Infektionen überwiegen Erreger, die den Atmungs- und den Magen-Darmtrakt besiedeln und angreifen. Da Senioren häufiger und oftmals schwerer an Infektionen als jüngere Menschen erkranken, ist der Einsatz von Antibiotika in Altenpflegeeinrichtungen besonders hoch.

Bei der **Auswahl** eines Antibiotikums sind zahlreiche Kriterien zu berücksichtigen, zum Beispiel altersbedingt veränderte Organfunktionen und mögliche Neben- und Wechselwirkungen, die Senioren besonders belasten. Antibiotika können für alte Menschen ungünstige Nebenwirkungen entfalten, wie z. B. Schwindel und Verwirrtheit. Fluorchinolone haben bei Patienten im höheren Alter schwere Nebenwirkungen und werden bei leichten bis mittelschweren Harnwegs- und Atemwegsinfektionen nicht empfohlen. Mit wenigen Ausnahmen können aber die gängigen Antibiotika auch bei alten Menschen eingesetzt werden. Bei der Behandlung von Infektionen ist es wichtig, dass Patienten Antibiotika konsequent und korrekt einnehmen. Da viele ältere Menschen an mehreren Erkrankungen gleichzeitig leiden, ist es nicht selten, dass täglich drei oder mehr Arzneimittel genommen werden (Polymedikation). Daraus ergeben sich in verstärkter Weise Probleme bezüglich Interaktionen und Nebenwirkungen.

Besiedlungen und Infektionen mit Antibiotika-resistenten Keimen treten häufig in Einrichtungen auf, in denen kranke und immungeschwächte Menschen betreut werden, also in Krankenhäusern und Pflegeheimen. Bei alten Menschen in Pflegeheimen werden häufiger **multiresistente Bakterien** nachgewiesen als bei alten Menschen, die sich zu Hause selbst versorgen. Die Ursachen dafür ergeben sich neben dem vermehrten Einsatz von Antibiotika in Alteneinrichtungen vor allem aus dem Tatbestand, dass Heimbewohner sehr häufig in Kliniken stationär aufgenommen werden und dort mit resistenten Erregern in Kontakt kommen. Untersuchungen zeigten, dass die bakterielle Besiedlung der Bewohner und die Resistenzeigenschaften der Keime wesentlich vom Hygienestandard sowie von den personellen und organisatorischen Gestaltungen der Einrichtungen abhängen.

Welche Konsequenzen allein eine **Besiedlung** des Körpers mit multiresistenten Keimen für die Heimbewohner hat, ist bis heute unklar. Viele der als resistent bekannten Bakterien sind Bestandteile der normalen Körperflora. Sie besitzen zwar genetische Anlagen, die ihnen Resistenzen gegenüber Antibiotika verleihen, sind aber dadurch nicht virulenter im Vergleich zu den Mikroorganismen ohne diese besonderer Genausstattung.

Auf jeden Fall aber sollte das erhöhte Infektionsrisiko bei Operationen und bei direkten (invasiven) Eingriffen in den Körper beachtet werden, bei denen den Mikroorganismen geeignete Eintrittspforten verschafft werden (z. B. durch Ernährungssonden und Harnwegskatheter). Folgende Allgemeinfaktoren, die das Risiko erhöhen, eine Infektion mit multiresistenten Erregern zu bekommen, sind bekannt:

- anhaltende Pflegebedürftigkeit

- eine Antibiotikatherapie innerhalb der letzten Monate

- größere schlecht heilende Hautwunden

- Schläuche (z. B. Katheter) im Körper

- Erkrankungen, die das Abwehrsystem schwächen, zum Beispiel Diabetes mellitus (Kap. 8)

- Medikamente, die das Abwehrsystem schwächen (Kap. 7)

Beim Kampf gegen resistente Keime muss auch die **Dauer von Antibiotikatherapien** neu bewertet werden. Die Vorstellung ist sicherlich überholt, Antibiotika müssten bei jeder Infektionskrankheit so lange eingenommen werden, bis alle pathogenen Keime abgetötet sind, weil ansonsten die verbleibenden Erreger resistent werden. Eher trifft das Gegenteil zu, dass jeder zusätzliche Tag einer antibiotischen Behandlung die Entstehung und Verbreitung von resistenten Keimen fördert. Denn solange Antibiotika im Körper zirkulieren, wird der Resistenzen begünstigende Selektionsdruck aufrechterhalten. Außerdem werden zahlreiche am Krankheitsgeschehen unbeteiligte Bakterien z. B. der Darmflora abgetötet. Bei vielen Krankheitsbildern wird deshalb die empfohlene Therapiedauer schon deutlich reduziert. Bei der Entscheidung über die Behandlungsdauer sollte auch der Krankheitsverlauf mit einbezogen werden.

Als Richtschnur sollte gelten, dass die Antibiotikabehandlung so kurz wie möglich und nur so lang wie notwendig durchgeführt wird.

Kap. 10 Ernährung und Infektionsabwehr

Um das Infektionsrisiko bei der Ernährung zu senken, ist es wichtig, auf den Verzehr bestimmter Lebensmittel, der Risikolebensmittel, zu verzichten bzw. sie nur nach angemessener Behandlung zu konsumieren. Dadurch wird pathogenen Lebensmittelkeimen die Möglichkeit verwehrt, über die Aufnahme von Speisen in den Körper einzudringen und sich dort zu vermehren. Gleichzeitig sollte unbedingt das Immunsystem durch eine angemessene und ausgewogene Aufnahme von Nährstoffen langfristig unterstützt und gestärkt werden.

Mangelernährung und Altersanorexie

Der Körper benötigt die Nahrung zur Energiegewinnung, damit auch das Immunsystem seine wichtigen Aufgaben erfüllen und bei der Abwehr von Erregern massenhaft neue Immunzellen herstellen kann. Weiterhin müssen verschiedene Nährstoffe in genügender Menge in der Nahrung sein, die für die Entwicklung und Aufrechterhaltung des Immunsystems benötigt werden. Eine unverzichtbare Rolle bei der Verwertung der Nahrung spielt das Darmmikrobiom. Es ist bei der Zerlegung und Umwandlung der Nahrungsstoffe im Darmtrakt im Einsatz und reguliert dabei wesentlich das Immunsystem.

Die richtige Versorgung mit ausreichend Energie, Proteinen, Vitaminen, Mineralstoffen, Spurenelementen und Flüssigkeit ist allerdings bei vielen alten Menschen nicht gewährleistet. Unterernährung oder Mangelernährung können grundsätzlich das Immunsystem schwächen und das Risiko von Infektionen erhöhen. Als **Unterernährung** wird eine Ernährung bezeichnet, bei der nicht genügend Energie in Form von Nahrung zugeführt wird, um den Stoffwechsel des Körpers aufrecht zu erhalten. Es kommt zu einer Abnahme des Körpergewichts und zu einer generellen Schwächung des Organismus. 28 % der Männer und 31 % der Frauen in stationären Pflegeeinrichtungen im Alter ab 65 Jahren werden als unterernährt eingeschätzt, ca. 7 % der Personen weisen einen Body-Mass-Index (BMI) kleiner 18,5 auf und gelten damit als untergewichtig.

Bei einer **Mangelernährung** stehen dem Körper nicht alle notwendigen Nährstoffe in ausreichender Menge zur Verfügung. Dabei wird der Körper beispielsweise mit zu wenig Eiweißen oder anderen Nährstoffen versorgt. Als Folge können sich schwerwiegende Veränderungen von Körperfunktionen zeigen und das Risiko für Infektionen und verschiedene andere Erkrankungen steigen.

Besonders oft kommt Mangelernährung im Alter vor. Laut Schätzungen sind in Deutschland etwa 1,6 Millionen der über 60-Jährigen chronisch mangelernährt, von denen etwa 1,3 Millionen zu Hause wohnen, der Rest in Pflegeheimen. Damit leidet auch mehr als jeder zehnte Bewohner von Altenpflegeheimen an chronischer Mangelernährung. Ab einem Alter von 85 Jahren steigt die Anzahl der Personen, die sich nicht mehr ausreichend ernähren können, sehr stark an. Eine Unter- und Mangelernährung vermeidende Nahrungsaufnahme bekommt zur Prävention von Erkrankungen und Infektionen eine immer größere Bedeutung. Die Folge von Mangelernährung und Untergewicht im Alter ist die Schwächung des Immunsystems, die dazu führt, dass Infektionen vermehrt und heftiger auftreten, aber auch dass Tumorerkrankungen (Kap. 6) zunehmen.

Bei älteren Personen, die über einen längeren Zeitraum bettlägerig sind, kann es zu Wundheilungsstörungen oder Druckgeschwüren (Dekubitus) kommen. Ist die Schutzfunktion der Haut dadurch verloren, können Bakterien eindringen, die Infektionen sich leicht ausbreiten und chronische Wunden verursachen. Ein Risikofaktor für Entwicklung und schlechtes Abheilen von Druckgeschwüren ist die Mangelernährung. Der fortwährende Druck führt zu einer schlechteren Durchblutung von auf Haut und Gewebe, sodass die ausreichende Versorgung mit Sauerstoff und Nährstoffen kritisch ist. Zur Wundheilung kommt es neben pflegerischen Wundbehandlungen vor allem auch auf die Ernährung an.

Ein weit verbreitetes Phänomen bei älteren Menschen, das zur Entstehung von Mangelernährung beiträgt, ist die **Altersanorexie**. Sie kennzeichnet die Abnahme des Appetits und ein frühzeitiges Sättigungsgefühl beim Essen als typische Erscheinung des Alters. Diese Anorexie führt vorzugsweise dann zu Mangelernährung, wenn chronische Krankheiten oder Infektionserkrankungen hinzukommen.

Die Nahrungsaufnahme beim Menschen ist ein komplex gesteuerter Prozess. Sie wird zum einen mithilfe zahlreicher Neurotransmitter durch das zentrale Nervensystem kontrolliert, das über das Hungergefühl für den Essensbeginn verantwortlich ist. Zum anderen gibt es ein peripheres **Sättigungssystem**, das durch die Gegenwart von Nahrung im Gastrointestinaltrakt beeinflusst wird. Ein wesentlicher Mechanismus für die Beendigung einer Mahlzeit ist die Dehnung von Magen und Dünndarm, die durch Rezeptoren im Magen-Darmtrakt erkannt werden. Hormone wie Leptin und Cholezystokinin werden nach der Mahlzeit bei Sättigung ausgeschüttet. Die für Immunzellen typischen Zytokine spielen bei der Regulation ebenfalls eine Rolle, nach neueren Studien können diese Signalstoffe auch von Zellen des Muskel- und Fettgewebes gebildet werden.

Im Alter kommt es zu Veränderungen der Aktivitäten verschiedener Neurotransmitter, Hormone und Zytokine. Hungersignale nehmen ab, Sättigungssignale nehmen zu, vor allem das Sättigungshormon Cholezystokinin ist deutlich erhöht. Die gastrointestinalen Sättigungsfaktoren, wie z. B. die Ausdehnung des Magens, zeigen zudem eine erhöhte Wirksamkeit. Da zudem bei alten Menschen die Magenentleerung für feste und flüssige Nahrung verzögert ist, entsteht ein frühzeitiges Sättigungsgefühl. All diese Veränderungen können zur Ausbildung einer Altersanorexie beitragen.

Ursachen von Altersanorexie und Mangelernährung

Das Verlangen nach Nahrung und das Durstempfinden können im Alter aus zahlreichen Gründen verringert sein, zumeist spielen alterstypische **körperliche Veränderungen** eine Rolle. Eine Altersanorexie kann beispielsweise durch die verringerte Wahrnehmung der Sinnesorgane für Geschmack, Geruch und Sehen verursacht sein.

Bei 60-jährigen und älteren Personen kann die Anzahl der Geschmacksknospen auf der Zunge so stark abgenommen haben, dass die **Geschmackswahrnehmung** deutlich verändert ist. Menschen über 70 Jahre besitzen in der Regel nur noch 33 % ihrer Geschmackssinneszellen. Die Schwellenwerte für die Wahrnehmung der Grundgeschmacksarten süß, sauer, bitter, salzig und umami sind erhöht, sodass diese Geschmacksarten erst bei deutlich höheren Konzentrationen erkannt werden.

Geschmacks- und Geruchssinn sind mit vielen persönlichen Erinnerungen verknüpft, die für die Vorlieben beim Essen von großer Bedeutung sind. Besonders die Wiedererkennung von Gerüchen ist stark mit vergangenen Ereignissen verbunden und kann Appetit auslösen, da der Großteil der Geschmackswahrnehmung auf den **Riechsinn** beruht. Vielleicht noch gravierender für die veränderte Wahrnehmung von Geschmackserlebnissen ist, dass auch die Anzahl der Riechzellen im Alter deutlich abnimmt. Ist das Riechvermögen stark dezimiert, kann die verringerte Geschmackswahrnehmung eine Altersanorexie auslösen.

Viele Senioren, ungefähr 30 bis 40 Prozent der Bewohner von Pflegeheimen, sind von Kau- und Schluckstörungen betroffen. Ein schlechter Zahnstatus kann **Kauprobleme** und Schmerzen verursachen und dazu führen, dass Nahrung nicht mehr ausreichend zu sich genommen wird. Dafür können Zahnverluste, schlecht sitzende Prothesen oder Entzündungen im Mund verantwortlich sein. Auch Erkrankungen wie Karies, Befall durch *Candida*-Hefen wie z. B. bei Mundsoor oder eine verminderte Speichelbildung im Alter können vorliegen und an der Problematik beteiligt sein. Die geringere **Speichelproduktion** führt zum Austrocknen der Mundhöhle und zu Geschmacksänderungen. Die Anregung der Sinne durch Geruch, Aussehen und Geschmack der Speisen fördert hingegen die Speichelbildung.

Auch **Schluckbeschwerden (**Dysphagien) können zu einer erheblichen Beeinträchtigung der Nahrungsaufnahme führen; sie entstehen in der Regel bei Krankheiten. Für Menschen mit neurologischen Erkrankungen werden Schluckbeschwerden bei 22 bis 65 Prozent, für Menschen mit Alzheimer-Demenz werden sie bei 70 Prozent der Betroffenen berichtet. Auch nach einem Hirninfarkt ist die Schluckfunktion oft beeinträchtigt. Kann die Nahrung nicht mehr gefahrlos geschluckt werden und gelangen flüssige oder feste Stoffe leicht in die Atemwege bzw. in die Lunge (Aspiration), führt das bei der betroffenen Person zu Angst und Appetitlosigkeit. Versagt der Schluckreflex ganz, können Nahrung, Flüssigkeit oder auch Speichel in die Luftröhre gelangen und eine lebensbedrohliche Aspirationspneumonie ausgelöst werden.

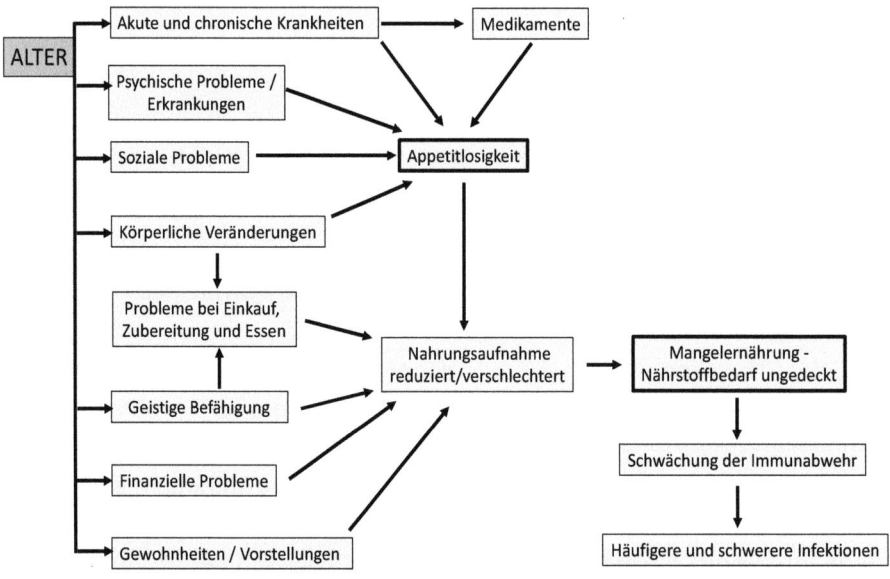

Abb. 41 Entwicklung von Altersanorexie und Mangelernährung

Eine große Rolle bei der Entstehung von Mangelernährung spielen akute und chronische **Krankheiten** und beständige Schmerzen. Gerade bei Infektionskrankheiten werden oft entzündungsfördernde Zytokine ausgeschüttet, die die Anorexie begünstigen. Auch aufgrund von Tumorerkrankungen und oft bei Medikamenteneinnahme kann es zu mangelndem Appetit kommen.

Anorexie ist bei Menschen mit Depressionen und depressiven Verstimmungen präsent. Gerade bei einer Depression, der häufigsten **psychischen Erkrankung** im Alter, treten oft Antriebslosigkeit und Appetitverlust auf, die die ausreichende Zunahme von Essen und Trinken verhindern. Auch die bei Einsamkeit und Trauer entstehenden psychischen Probleme führen zu Appetitlosigkeit und Gewichtsabnahme. Dass ältere Menschen häufig vereinsamen, liegt sicherlich mit daran, dass es in der heutigen Zeit wesentlich mehr Single-Haushalte als früher gibt. **Soziale Probleme** wie Isolation oder Verlust des Lebenspartners sowie das Fehlen von Gemeinschaft, sozialen Kontakten und zwischenmenschlichem Austausch führen zu Appetitlosigkeit und Mangelernährung. Auch Kontaktbeschränkungen wie aufgrund der COVID-19-Pandemie haben starke soziale Auswirkungen auf ältere Menschen.

Bei der Nahrungsaufnahme spielen auch **geistige Einschränkungen** eine große Rolle, wie beispielsweise Gedächtnisstörungen, Verwirrtheit oder Demenz. Sind die geistigen Fähigkeiten stark eingeschränkt, dann kann die Versorgung und Essensaufnahme nicht mehr selbständig bewältigt werden und Unterstützung ist notwendig. Manche Demenzkranke vergessen einfach zu essen oder wissen nicht mehr, ob und wann sie gegessen haben.

Finanzielle Probleme wie ein niedriges Einkommen können die Ernährung älterer Menschen ebenfalls beeinflussen. Der Verzehr von frischem Obst und Gemüse wird beispielsweise deutlich vom Einkommen bestimmt; diese Lebensmittel werden von Menschen in finanziellen Notlagen seltener gegessen.

Auch individuelle **Gewohnheiten und Vorstellungen** prägen das Essverhalten und können zu einer Mangelernährung beitragen. Dazu gehören beispielsweise eine einseitige Ernährung, gesundheitsriskanter Alkohol- und Nikotinkonsum, restriktive Diäten und falsche Gesundheitsvorstellungen zur Ernährung. Im Alter können viele Menschen, besonders Pflegeheimbewohner, einen Teil der im Laufe eines Lebens gewonnenen Essgewohnheiten nicht mehr beibehalten. Aufgrund körperlicher Einschränkungen kann eine große Zahl von Senioren die Nahrung nicht mehr selbständig zubereiten. Eingeschränkte bzw. fremdbestimmte Essenszeiten und Speisepläne sowie ein monotones und wenig abwechslungsreiches Speisenangebot können in Pflegeheimen zu einer Mangelernährung beitragen.

Nährstoffmangel

Ein Nährstoffmangel liegt dann vor, wenn der Körper nicht ausreichend mit allen notwendigen Nährstoffen versorgt wird. Damit der Körper optimal funktioniert und das Immunsystem bestmöglich arbeitet, benötigen wir verschiedene Nährstoffe, die in Makro- und Mikronährstoffe unterteilt werden. Zu den **Makronährstoffen** gehören Energielieferanten wie Kohlenhydrate, Fette und Eiweiße (Proteine). Letztere werden hauptsächlich für den Aufbau neuer Zellen und Moleküle gebraucht und können auf keinen Fall ersetzt werden.

Übergewicht und Adipositas sind insbesondere bei jüngeren Senioren nicht selten. Obgleich Übergewicht im Allgemeinen ein Gesundheitsrisiko darstellt, kann leichtes bis mittleres Übergewicht bei älteren Menschen durchaus einen gesundheitlichen Nutzen haben. Im Falle einer ernsthaften Erkrankung oder bei Reduzierung der Nahrungsaufnahme, z. B. aufgrund Kau- und Schluckstörungen oder einer Altersanorexie, kann der Energiebedarf durch die vorhandenen Fettreserven gedeckt werden.

Ältere Senioren, die sogenannten Hochbetagten ab 75 Lebensjahren, sind eher von Unterernährung betroffen. Untergewicht, welches in der Regel auf fehlende Muskelmasse zurückgeführt werden kann, ist ein Anzeichen von Unterernährung. Besonders Eiweißmangel wirkt sich auf das

Immunsystem, auf die Heilung von Wunden und zahlreiche andere Körperfunktionen aus. Älteren Menschen wird deshalb eine leicht höhere Eiweißmenge als jüngeren empfohlen, und zwar von ca. 1 g pro kg Körpergewicht am Tag. Wird der tägliche Eiweißbedarf nicht gedeckt, entsteht rasch ein Eiweißmangel.

Die **Mikronährstoffe** sind an wichtigen Prozessen des Stoffwechsels und des Immunsystems beteiligt und z. B. für die Aufgaben von Enzymen unentbehrlich. Dafür ist es wichtig, dass der Mensch bestimmte Vitamine, Mineralstoffe und Spurenelemente aufnimmt. Mikronährstoffe sind Stoffe, die der menschliche Organismus aufnehmen muss, die aber nicht, wie z. B. Kohlenhydrate, abgebaut werden, um Energie zu liefern. Der Bedarf an energiereichen Makronährstoffen ist im Alter zwar niedriger, dies ist aber nicht für die erforderliche Menge an Vitaminen und Mineralstoffen der Fall. Sogar übergewichtige Menschen können einen Mangel an Mikronährstoffen aufweisen. Nur wenn alle Mikronährstoffen dem Körper zur Verfügung stehen, können sich die B- und T-Zellen beim Eindringen von Bakterien und Viren vervielfältigen und dabei zahlreiche neue Zellen aufbauen, die auf die Krankheitserreger ausgerichtet sind.

Vitamin C

Das wasserlösliche Vitamin C, auch Ascorbinsäure genannt, ist ein Antioxidans und schützt Zellen vor Schäden durch Sauerstoffradikale. Es ist an vielen Stoffwechselreaktionen im Körper beteiligt. Bei immungeschwächten Personen wird oft eine unzureichende Versorgung mit Vitamin C beobachtet. Zudem wurde festgestellt, dass die Vitamin-C-Konzentration in Immunzellen und im Blut während eines Erkältungsinfekts absinkt.

Bei älteren Menschen ist die durchschnittliche Konzentration dieses Vitamins im Körper geringer als bei jüngeren Personen. Während die Konzentration im Blutplasma im Durchschnitt der Bevölkerung bei ca. 60 µmol/l liegt, haben Patienten mit hohem Lebensalter (80 Jahre und älter) einen Blutspiegel, der bei weniger als der Hälfte dieses Wertes liegt.

Medikamenteneinnahmen, die bei Älteren weit verbreitet sind, können den Vitaminmangel zusätzlich verschärfen. Dennoch muss davon ausgegangen werden, dass die meisten Menschen ausreichend mit dem Vitamin versorgt sind. Vitamin C findet sich in Obst und Gemüse sowie deren Säften, z. B. in Paprika, Grünkohl, Brokkoli, Fenchel und Zitrusfrüchten. Es wird als Ascorbinsäure auch vielen Fertigprodukten z. B. Fleisch- und Wurstwaren als Konservierungsmittel zugesetzt.

Schon vor längere Zeit zeigten Studien, dass Vitamin C-Gabe Infekte beeinflusst und die Erkrankungszeit verkürzt, aber nur sehr geringfügig. Für die gesundheitsfördernde Wirkung von Vitamin C gibt es insgesamt wenig belastbare Untersuchungsergebnisse. Obgleich das Vitamin für die Immunabwehr essentiell ist, hat die Einnahme offensichtlich zumeist keinen Nutzen.

Da Vitamin C wasserlöslich ist, werden überschüssige Mengen mit dem Urin ausgeschieden, sodass Nebenwirkungen einer Supplementierung dieses Vitamins unproblematisch zu sein scheinen.

Vitamin E

Vitamin E umfasst eine Gruppe unterschiedlicher chemischer Verbindungen, die sogenannten Tocopherole. Die fettlöslichen Verbindungen sind ebenfalls als Antioxidantien aktiv und fangen zellschädigende freie Radikale ab. Vitamin E verhindert oxidative Prozesse vor allem bei ungesättigten Fettsäuren. Zusammen mit Vitamin C schützt es damit Lipide, wichtige Komponenten der Zellmembranen. Oxidiertes Vitamin E, das nach dem Abfangen freier Radikale entsteht, kann durch Vitamin C wieder zur aktiven Form reduziert werden. Immunzellen, die einen besonders hohen Gehalt an mehrfach ungesättigten Fettsäuren besitzen, sind zum Schutz mit Vitamin E angereichert.

Eine suboptimale Vitamin-E-Versorgung bewirkt offenbar eine Schwächung des Immunsystems und führt dazu, dass eine große Anzahl von Immunparametern sich verschlechtern.

Die immunsuppressive Wirkung beruht wahrscheinlich darauf, dass dann verstärkt Prostaglandine, Gewebshormone, gebildet werden, die die humorale und zelluläre Immunabwehr dämpfen.

Vitamin E ist vorrangig in pflanzlichen Ölen, aber auch in Haselnüssen und Weizenkeimen in größeren Mengen enthalten. Da Vitamin E fettlöslich ist, können bei längerer fettreduzierter Ernährung Mangelerscheinungen auftreten. Bei einer gemischten Ernährung kommt in der Regel kein Vitamin-E-Defizit vor. Einige Studien zeigen, dass eine erhöhte Aufnahme von Vitamin E zu einem reduzierten Auftreten von Lungenentzündungen führt und gerade bei älteren Personen sinnvoll sein kann, um effektive Immunantworten zu fördern.

Vitamin D

Vitamin D, auch unter dem Begriff Calciferol bekannt, zählt ebenfalls zu den fettlöslichen Vitaminen. Es kann entweder im Körper mithilfe von Sonnenlicht (UV-B-Licht) – zumindest zum Teil - selbst hergestellt werden oder wird mit der Nahrung aufgenommen. Die Eigensynthese aus einer Cholesterin-Verbindung erfolgt in der Haut.

In pflanzlichen Lebensmitteln kommt Vitamin D nur in sehr geringen Mengen vor. Gute Quellen von Vitamin D sind hingegen fettreiche Fische wie Hering, Makrele und Lachs sowie Eigelb und einige Speisepilze. Im Gegensatz zu vielen anderen Ländern dürfen in Deutschland Lebensmittel, bis auf einige Ausnahmen wie Margarine, mit diesem Vitamin nicht angereichert werden.

Es gibt zahlreiche Hinweise für positive Wirkungen auf die Immunabwehr. Vitamin D beeinflusst das körpereigene Abwehrsystem, indem es die angeborene Immunantwort stimuliert, die Aktivität von Fresszellen (Phagozyten) erhöht und damit die Infektabwehr verbessert. Auf das adaptive Immunsystem wirkt es eher hemmend. Dass zahlreiche Immunzellen Rezeptoren für Vitamin A besitzen, spricht für eine wichtige regulatorische Funktion dieses Stoffes.

COVID-19-Erkrankungen scheinen von der Versorgung der Betroffenen mit dem Vitamin beeinflusst zu werden. Ein Vitamin-D-Defizit begünstigt offenbar einen eher schweren Verlauf der Infektion. Allgemein wird bei Menschen, die an einer Infektionskrankheit leiden, ein niedriger Vitamin-D-Spiegel gemessen, wobei ungeklärt ist, ob dies eine Ursache oder eine Folge der Infektion ist.

Vitamin-D-Unterversorgung, die außerdem das Risiko für Osteoporose und kardiovaskuläre Erkrankungen erhöht, tritt im Alter häufig auf. Zum einen nimmt die Vitamin-Synthese in der Haut mit zunehmendem Alter ab. Außerdem reicht die Sonnenstrahlung in Deutschland nicht aus, um eine gute Vitamin D-Versorgung zu gewährleisten. Besonders Menschen sind gefährdet, die sich hauptsächlich in Innenräumen aufhalten, wie z. B. die Bewohner von Pflegeeinrichtungen. Bei mobilitätseingeschränkten, chronisch kranken und pflegebedürftigen älteren Menschen wird deshalb eine Supplementierung des Vitamins empfohlen. Allerdings sollte dies auf jeden Fall individuell abgeklärt werden, da die Wirkungen des Vitamins im Körper äußerst komplex sind.

Zink

Zink ist für seine wichtige Rolle im Immunsystem bekannt. Studien haben gezeigt, dass das Spurenelement die Vermehrung bestimmter Erkältungsviren bzw. die Dauer der Symptome und den Schweregrad der Infekte reduziert. Zink wirkt immunologisch im Zusammenspiel mit Vitamin C und verhindert ungewünschte Oxidationen durch Radikale. Das Element ist auch für die Synthese von Zytokinen von Bedeutung. Bei Unterversorgung sind die Antikörperproduktion und die Aktivität von T-Helferzellen sowie von Makrophagen vermindert.

Die wichtigsten Lebensmittelquellen von Zink sind Rind- und Schweinefleisch, Fisch und Meeresfrüchte, aber auch pflanzliche Lebensmittel enthalten das Spurenelement. Bekannt ist auch, dass Hühnersuppe beträchtliche Mengen Zink enthält, gebunden an den Eiweißbaustein Histidin. Dieser Zink-Komplex wird offenbar im Darmtrakt gut resorbiert und ist bei

Infekten hilfreich. Zink aus tierischen Produkten kann der Körper besser verwerten als solches aus pflanzlichen Nahrungsmitteln. Deshalb müssen Vegetarier besonders sorgfältig auf ihre Zinkversorgung achten.

Eine Unterversorgung mit Zink ist nicht nur von Vegetariern bekannt, sondern auch von alten Menschen und solchen mit chronischen Infektionen oder Entzündungen. Zinkmangel bewirkt außerdem eine Anorexie mit der Folge einer unzureichenden Zufuhr auch anderer Nährstoffe.

Selen

Das Spurenelement Selen ist lebensnotwendig für den Körper und wirkt wie Zink direkt auf das Immunsystem. Selenreiche Lebensmittel sind vor allem tierischen Ursprungs wie Fleisch, Fisch oder Eier. Selen ist auch in pflanzlichen Produkten wie Pilzen, Kohlgemüse, Zwiebeln, Linsen, Spargel und Nüssen. Der Gehalt dort ist allerdings meist gering, da die Böden in Europa wenig Selen enthalten.

Die Bedeutung des Mikronährstoffs Selen für die normale Aktivität des Immunsystems wird durch eine Vielzahl an Daten belegt. Selen wird für die Antikörperbildung benötigt und stimuliert die Aktivität natürlicher Killerzellen. Die Anregung des Immunsystems durch Selen wird durch Vitamin E noch verstärkt. Bei unzureichender Selenversorgung kommt es zu Störungen der Aktivitäten von T-und B-Zellen sowie von Makrophagen. Chronisch entzündliche Erkrankungen werden hingegen begünstigt.

Bei Selen besteht wie bei Zink eine Wechselbeziehung zwischen dem Ausmaß des Mangels und der Schwere des Krankheitsbildes von Infektionen. Selen ist auch essenziell für den Schutz der Zellen und des Gewebes vor oxidativen Schäden und verringert das Risiko der Entstehung und des Wachstums von Tumoren. Mit zunehmendem Alter wird allgemein ein geringerer Selen-Spiegel im Blut beobachtet.

Einige Experten empfehlen eine Nahrungsergänzung. Sie halten sie bei Unterversorgung z. B. aufgrund einseitiger Ernährung oder bei erhöhtem Bedarf durch chronische und akute Erkrankungen für sinnvoll.

Eisen

Eisenionen spielen für das Immunsystem, wie für alle anderen Organsysteme, eine bedeutende Rolle. Sie sind an zahlreichen zellbiologischen Prozessen beteiligt, wie am Elektronentransfer zur Energiegewinnung in den Mitochondrien. In früheren Jahren bestand allgemein die Meinung, dass ein Eisenmangel die Immunabwehr schwächt und die Anfälligkeit auf Infektionen erhöht. Untersuchungen - zumeist in Tiermodellen - zeigten, dass Eisenmangel das unspezifische Immunsystem, die T-Zellen-Immunabwehr und die humorale Abwehr der B-Zellen schwächen kann. Eisen kann jedoch in höherer Konzentration zelltoxisch wirken, da es die Bildung freier Radikale katalysiert. Sowohl Eisenmangel als auch Eisenüberschuss können negative Auswirkungen auf Zellen oder Organe haben.

Eisen ist zwar für den Stoffwechsel des Wirts unentbehrlich, allerdings genauso für den Stoffwechsel der pathogenen Bakterien und der virusinfizierten Zellen. Während die Zellen des Immunsystems selbst genügend Eisen für ihre Ausreifung und Funktion brauchen, ist es gleichzeitig eine grundlegende Abwehrstrategie des Immunsystems, den Zugang zu Eisen für pathogene Keime (und auch für Tumorzellen) zu verhindern.

Zum Wachstum von Bakterien im Körper ist Eisen meist der wichtigste Nährstoff, der oft nicht in genügender Menge vorhanden ist, aber unbedingt benötigt wird. Pathogene Bakterien scheiden sogenannte Siderophore aus, die extra zur Eisenaufnahme produziert werden. Sie besitzen spezialisierte Membranrezeptoren, um die Metallionen aus den menschlichen Eisenbindungsproteinen freizusetzen und in die Zelle aufzunehmen.

Das Fehlen von verfügbarem Eisen kann das Wachstum und die schädliche Aktivität pathogener Keime drastisch reduzieren. Bei Infektionen wird mittels freigesetzter Signalstoffe wie Interleukinen die Synthese von Hepcidin stimuliert. Das Hormon Hepcidin drosselt die Zufuhr von Nahrungseisen aus dem Darm und die Freisetzung von Eisen aus dem Abbau von gealterten Erythrozyten. Dadurch sinkt der Eisengehalt im Serum ab und eingedrungenen Bakterien wird der Zugang zu Eisen aus dem Blut erschwert. Bei

Patienten mit chronischen Infektionen, chronisch entzündlichen Erkrankungen oder Krebs bildet sich oft eine Anämie aus, sodass die Konzentration des eisenhaltigen Hämoglobins im Blut sinkt.

Eisenmangel wirkt bei vielen Infektionen schützend, wie z. B. für Malaria und Tuberkulose bekannt ist. Die Behebung des Eisenmangels durch eine Eisenersatztherapie kann die Infektanfälligkeit durchaus erhöhen. Mangel an Eisen kann also zwei gegensätzliche Wirkungen auf das Immunsystem haben. Da Eisen ein wichtiger Kofaktor in vielen Reaktionen und Enzymen des Abwehrsystems ist, wird es dringend benötigt. Andererseits kann Eisenmangel im Blut aber auch ein Schutzfaktor gegenüber pathogenen Keimen sein.

Alkohol und Rauchen

Ein hoher Konsum von Alkohol erhöht das Risiko, an bakteriellen und viralen Infektionserkrankungen zu erkranken. Die Menge des konsumierten Alkohols und das Trinkverhalten wirken sich ebenfalls auf die Immunfunktionen aus. Kurzfristig hoher Alkoholkonsum schwächt das Immunsystem, während langfristiger Alkoholmissbrauch zu unspezifischen Entzündungsreaktionen führen kann. Diese sind auch für die alkoholbedingten Organschädigungen wie die der Leber von Bedeutung. Langfristig erhöhter Alkoholkonsum ist ein Risikofaktor für unterschiedliche Infektionserkrankungen, insbesondere von Atemwegserkrankungen wie beispielsweise bakterielle Lungenentzündungen und Tuberkulose-Erkrankungen.

Bis zu einem täglichen Konsum eines Drinks (ca. 15 g Alkohol) für Frauen und von zwei für Männer wird das Immunsystem wahrscheinlich nicht ungünstig beeinflusst. Wichtig dafür ist auch ein gleichmäßiges Trinkmuster ohne Alkoholexzesse, wie sie z. B. am Wochenende stattfinden können. Hingegen kann schon ein einmaliger übermäßiger Alkoholkonsum das Immunsystem unterdrücken und das Infektionsrisiko für kurze Zeit erhöhen. Wenige Stunden nach einer starken Alkoholaufnahme verringert sich für kurze Zeit die Zahl der Fresszellen, die wie z. B. die Makrophagen mit der Phagozytose Krankheitserreger bekämpfen, und die der T-Zellen.

Andererseits hat Alkohol bekanntermaßen eine starke desinfizierende und keimabtötende Wirkung. Alkohol tötet offenbar Bakterien auch im Magen-Darm-Trakt ab. Werden bei einem Essen, dass ein Nahrungsmittel mit Krankheitserregern wie Salmonellen aufweist, gleichzeitig deutliche Mengen an Alkohol getrunken, kann unter Umständen eine Infektion verhindert werden. Studien in Spanien zu Salmonellose-Ausbrüchen nach größeren Feiern zeigen, dass Abstinenzler am häufigsten erkrankten, während diejenigen am besten vor einer Lebensmittelinfektion geschützt waren, die über den Abend verteilt 40 g Alkohol oder mehr konsumiert hatten.

Langfristiger Alkoholmissbrauch hat jedoch unübersehbare Auswirkungen auf die angeborene Immunantwort und hemmt vor allem die Phagozytose, die zur Abtötung von pathogenen Bakterien führt. Die negativen Einflüsse auf die erworbene Immunabwehr sind mannigfaltig. Alkohol verringert die Bildung verschiedener Zytokine, Botenstoffe des Immunsystems, und anderer immunrelevanter Signalmoleküle, während proinflammatorische Zytokine vermehrt gebildet werden. Er stört damit die Kommunikation der Immunzellen untereinander und verändert die Regulation des Immunsystems. Die für die Funktion der B- und T-Lymphozyten wichtige Antigenpräsentation (Kap. 5) wird behindert, sowie die von Erregern ausgelöste Produktion von Antikörpern und die spezifische Vermehrung der T-Zellen.

Eine wichtige Ursache der Fehlregulation der Immunantwort bei langfristigem Alkoholmissbrauch wird darin vermutet, dass es zu einer Fehlbesiedlung des oberen Dünndarms und einer Störung der Darmbarrierefunktion kommt. Eine erhöhte Permeabilität führt dazu, dass aus dem Darminneren stammende bakterielle Toxine wie z. B. Endotoxin in hohen Mengen in den Körperflüssigkeiten auftauchen. Bei chronischem Alkoholabusus wird dadurch eine konstante immunologische Stimulation mit der Produktion zahlreicher Immunglobuline hervorgerufen, die einer guten und schnellen Immunantwort bei auftretenden Infektionen abträglich ist.

In Einklang mit der Schwächung des Immunsystems nimmt bei übermäßigem Alkoholkonsum für verschiedene Krebsarten das Erkrankungsrisiko zu.

Andererseits kann Alkohol Krankheiten wie rheumatoide Arthritis, das entzündliche Gelenkrheuma, sowie von Multipler Sklerose in günstiger Weise beeinflussen. Diese Autoimmunerkrankungen, bei denen das Immunsystem das körpereigene Gewebe angreift und zerstört, profitieren davon, dass Alkohol Immunreaktionen, auch überschießende, hemmt, sodass deutlich seltener Erkrankungsschübe auftreten.

Verschiedene Studien konnten außerdem zeigen, dass Konsumenten von **Drogen** sehr anfällig für Infektionskrankheiten sind. Beispielsweise geht der Konsum von Ecstasy mit einem erhöhten Krankheitsrisiko einher, da die Immunreaktionen des Körpers unterdrückt werden.

Raucher haben eine schlechtere Immunabwehr als Nichtraucher und die Wahrscheinlichkeit, dass bei ihnen Infektionen auftreten, ist erhöht. Die größte immunsuppressive Wirkung geht im Tabak von Nikotin und vom Teer aus. Zusätzlich zur schlechteren Immunabwehr haben viele Raucher Vorschädigungen der Bronchien und der Lunge. Im Vergleich zu Nichtrauchern enthält die natürliche Bakterienflora des Nasen-Rachenraumes von Rauchern weniger Mikroorganismen, die gewöhnlich die Ausbreitung schädlicher Bakterien verhindern. Da Influenzaviren und die Coronaviren Sars-CoV-2 die Atemwege angreifen, sind Raucher besonders gefährdet. Die Grippe bricht beispielsweise früher aus und führt öfter zu gravierenden Verläufen.

Einige Studien deuten darauf hin, dass das Risiko der Übertragung und Ansteckung von SARS-CoV-2 bei Rauchern geringer ist. Hingegen zeigt sich eine drastisch erhöhte Wahrscheinlichkeit für einen schweren Verlauf der Infektion. In Untersuchungen, die zum Teil in China durchgeführt wurden, erhöhte sich diese Gefährdung um den doch beachtlichen Faktor 2 bis 14, je nach Studie. Die Ergebnisse können allerdings in einigen Studien insofern verfälscht worden sein, weil z. B. in China sehr viele Raucher Männer sind und das Immunsystem auch geschlechtsspezifisch verschieden ist (Kap. 8). Männer haben aufgrund der Wirkung der unterschiedlichen Sexualhormone eine schlechtere Erregerabwehr als Frauen.

Risikolebensmittel

Risikolebensmittel sind solche Lebensmittel, bei denen die Wahrscheinlichkeit hoch ist, dass sie Salmonellen, Listerien oder andere Krankheitserreger enthalten. Sie können alten oder kranken Menschen mit einem geschwächtem Immunsystem, den sogenannten Risikopersonen, ernsthaft schaden. Bei jüngeren gesunden Menschen sind sie in der Regel nicht gefährlich, können aber in einigen Fällen durchaus auch bei ihnen zu Erkrankungen führen. Auch hier gilt: Desto älter die Person und desto schwächer das Abwehrsystem, desto eher können die Lebensmittelkeime leichte oder schwere Infektionen verursachen. Das Wissen um die Gefährlichkeit der Risikolebensmittel ist in der Bevölkerung, gerade bei alten Menschen, nicht weit verbreitet. Aber auch Altenpflegeheime setzen ihre Bewohner mit ihrer Essensverpflegung unnötigen Gesundheitsrisiken aus, indem sie auf Risikolebensmittel (wie z. B. streichfähige Rohwurst) nicht verzichten.

Es gibt mehrere Möglichkeiten, wie Krankheitserreger in Lebensmittel bzw. in das Essen gelangen können. Oft sind schon die Rohstoffe, d. h. die Tiere und Pflanzen zur Lebensmittelgewinnung, mit pathogenen Bakterien, tierischen Einzellern oder Viren kontaminiert (verunreinigt) oder besiedelt (Abb. 42).

Für den Menschen pathogene Keime sind bei Nutztieren weit verbreitet, oft ohne diese krank zu machen. Des Weiteren können bei den Herstellungsprozessen der Lebensmittel pathogene Mikroorganismen übertragen werden. Häufig werden Mikroorganismen aus dem Darmtrakt oder den Fäkalien des Tieres bei der Schlachtung auf die Fleischoberfläche übertragen.

Auch Pflanzen auf dem Feld werden bisweilen mit Fäkalkeimen und gefährlichen Umweltmikroben verunreinigt, die bei Rohkostprodukten in den Lebensmittel-verarbeitenden Betrieben nicht eliminiert werden. Die Mitarbeiter bei der Lebensmittelverarbeitung und die bei der Speisenzubereitung in Küchen sind ebenfalls immer wieder Quellen von Krankheitserregern und Ausgangspunkte von Infektionen.

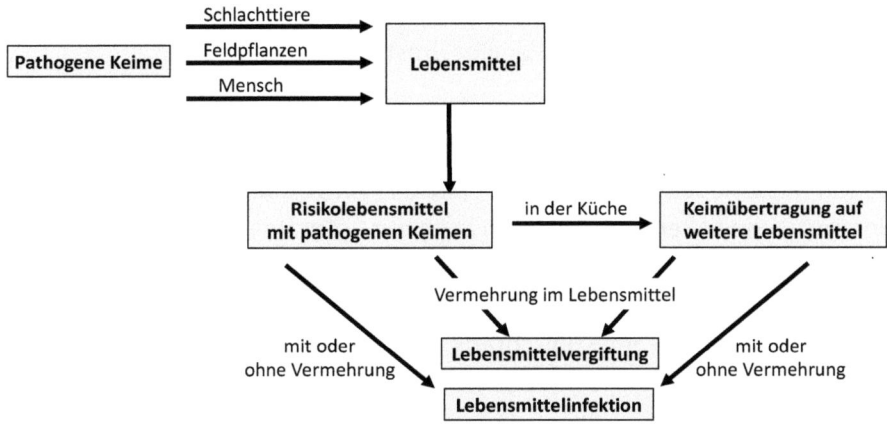

Abb. 42 Entstehung von Lebensmittelinfektionen und -vergiftungen

Kommt es zum Wachstum der Mikroorganismen in oder auf den Lebensmitteln und zum Abbau der Lebensmittelstoffe, tritt Verderb ein. Dieser ist dadurch charakterisiert, dass die Lebensmittel für uns unbrauchbar und ungenießbar werden. Unter diesen Bedingungen können sich auch solche Mikroorganismen gut vermehren, die für den Menschen Krankheitserreger darstellen. Krankheitserregende Keime können allerdings auch dann eine relevante Gefahr darstellen, wenn die Lebensmittel keine äußerlichen Anzeichen von Verderb zeigen. Eine Vermehrung von Salmonellen z. B. im Kartoffelsalat oder die kritische Menge an Listerien in Räucherlachs und anderen Produkten ist den Lebensmitteln nicht anzusehen und mit den Sinnen nicht erfassbar. Die gleiche Gefahr besteht für *Campylobacter*-Bakterien oder Noroviren in zahlreichen Lebensmitteln und Speisen.

Krankheitserreger im Essen können **Lebensmittelinfektionen oder -vergiftungen** hervorrufen. wobei es meist zu Durchfallerkrankungen kommt. Lebensmittelvergiftungen sind deshalb keine Infektionen, da in diesen Fällen keine lebenden Mikroorganismen in den Körper gelangen müssen. Es werden die giftigen Ausscheidungsprodukte der Bakterien oder Schimmelpilze, die Toxine, aufgenommen.

Diese werden schon in den Lebensmitteln gebildet, d. h. es findet eine Vermehrung der Keime außerhalb des Körpers statt. Lebensmittelvergiftungen sind in der Regel kürzer und weniger drastisch als Infektionen.

Tabelle 2 zeigt die in der deutschen Bevölkerung häufig konsumierten Lebensmittel mit einem großen Potenzial der Auslösung von Infektionskrankheiten (Risikolebensmittel), sowie spezielle Anweisungen zu deren Verhinderung. Diese Lebensmittel sollten auch nur unter Beachtung der in Kap. 11 empfohlenen Maßnahmen zur Hygiene und Infektionsvermeidung verzehrt werden. Allgemein sollten diese Artikel - wie alle anderen leicht verderblichen Lebensmittel - im Kühlschrank aufbewahrt bzw. in gefrorenem Zustand (tiefgekühlt) gelagert werden.

Milch und Milchprodukte

Milch von Kühen und anderen Nutztieren ist eine nährstoffreiche Flüssigkeit und für zahlreiche Bakterien ein idealer Nährboden. Im Euter ist die Milch noch frei von Mikroorganismen, zumindest wenn die Tiere gesund sind. Beim Melken kann die Milch leicht mit Keimen in Kontakt kommen, da auf der Außenseite der Kuheuter zahlreiche Mikroorganismen und auch viele Fäkalkeime sitzen, insbesondere wenn das Euter verschmutzt ist. In früheren Zeiten, als die Trinkmilch noch nicht durch Erhitzen entkeimt wurde, haben diese Keime zu zahllosen Erkrankungen besonders von Kindern geführt, wie z. B. zu Tuberkulose.

Die **Rohmilch**, die frisch gemolkene Milch, wird für die Verwendung als Trinkmilch und zur Herstellung der meisten Käsesorten erhitzt. Durch die Erhitzung der Milch kommt es je nach Verfahren zur Abtötung sämtlicher oder zumindest der gefährlichen darin enthaltenden Mikroorganismen. Die Hitzebehandlung (Wärmebehandlung) kann als Pasteurisation, Ultrahocherhitzung oder Sterilisation durchgeführt werden. Ultrahocherhitzte Milch (H- Milch) und Sterilmilch werden bei einer Temperatur über 100 °C vollständig entkeimt. Da sie keine Mikroorganismen mehr enthalten, können sie bei Raumtemperatur gelagert werden.

Tabelle 2 Risikolebensmittel

	Risikolebensmittel	Infektionsvermeidung
Milch	Rohmilch	abkochen oder verzichten
Käse	Rohmilchkäse	verzichten
	Weichkäse z. B. Rotschmiere-käse	verzichten bzw. Rinde abschneiden
Fleisch/Fleischprodukte	rohes Fleisch/rohes Hackfleisch z. B. Tartar, Mett	verzichten bzw. ausreichend erhitzen/durchgaren
	Geflügelfleisch	ausreichend erhitzen/durchgaren, Kreuzkontaminationen verhindern
	nicht-schnittfeste Rohwürste (Mett-, Teewurst)	verzichten
Fisch/Fischprodukte	roher Fisch z. B. Sushi	verzichten
	geräucherte/marinierte Fischerzeugnisse	verzichten
Eier/Eiprodukte	nicht-durchgegarte Eier	verzichten
	Roheiprodukte z. B. Tiramisu, Rohei-Mayonnaise	verzichten
Obst/ Gemüse	Obst/ Gemüse, nicht erhitzt bzw. Rohkost, Salate	gründlich reinigen, möglichst schälen
	Obst-/Gemüseaufschnitt	sofort verzehren, nicht lagern
	Tiefkühlbeeren	erhitzen/durchgaren
	rohe Sprossen	verzichten
Feinkostartikel	selbsthergestellte Salate u. Marinaden	verzichten
Käufliche Rohprodukte zum Sofortverzehr	Tütensalat, vorgeschnittenes Obst u. ä.	verzichten

Die **Pasteurisation** ist das am weitesten verbreitete Verfahren zur Haltbarmachung, wobei die Milch auf eine niedrigere Temperatur z. B. 75 °C oder wesentlich kürzer erhitzt wird. Dabei werden alle vermehrungsfähigen Krankheitserreger und viele Verderbniserreger abgetötet. Es überleben jedoch einige eher harmlose Mikroorganismen, die aber auch zu Verderb führen.

Deshalb muss pasteurisierte Milch gekühlt werden, genauso wie alle anderen Milchprodukte nach dem Öffnen eines Artikels. Denn es kommt dabei fast immer zu Verunreinigungen durch Keime, die sich dann bei Raumtemperatur relativ schnell und bei Kühltemperatur langsam in der Milch vermehren.

Rohmilch, die nicht hitzebehandelte Milch, ist im Handel als **Vorzugsmilch** erhältlich, die unter strengen Hygienevorschriften hergestellt wird. Sie sollte unbedingt vor dem Verzehr abgekocht werden. Rohmilch ist in Deutschland außerdem als Hof-Abgabe, z. B. über **Rohmilchautomaten**, erhältlich. Rohmilch kann Krankheitserreger wie Salmonellen, *Campylobacter*-Bakterien, Listerien und gefährliche *E. coli*-Stämme enthalten, die bei der Erhitzung von Milch abgetötet werden. Zahlreiche Krankheitsausbrüche sind bekannt, die auf Rohmilchkonsum zurückgeführt werden können.

Da **Rohmilchkäse** und andere Rohmilchprodukte ebenfalls nicht wärmebehandelt werden, können sie die gleichen Krankheitserreger wie Rohmilch enthalten. Listerien, die Erreger der Listeriose (Kap. 4), können aufgrund ihrer Robustheit recht gut in wasserarmen Produkten wie Käse überleben und stellen für Risikokonsumenten eine besonders große Gefahr dar. Diese Bakterien sind relativ häufig in Rohmilchprodukten zu finden. Die Erreger der Listeriose können sich im Gegensatz zu fast allen anderen Bakterien sogar im Kühlschrank weiter vermehren, wenn auch langsam.

In Frankreich werden viele **Käsesorten**, wie z. B. der Camembert, aus Rohmilch hergestellt. Auch Käse aus der Schweiz, wie Appenzeller, Gruyère, Emmentaler und Bergkäse, sind oft Rohmilchprodukte.

Die Käsesorten Camembert, Emmentaler und Brie können, aber müssen nicht mit Rohmilch hergestellt worden sein. Auf verpackten Rohmilchprodukten muss in Deutschland der Hinweis „aus Rohmilch hergestellt" enthalten sein.

Für die Herstellung von **Weichkäse** wird in Deutschland pasteurisierte Milch verwendet. Je höher der Wassergehalt ist (Käsegesamtgewicht minus Trockenmasse), umso besser können sich Mikroorganismen bei nachträglichen Kontaminationen vermehren. Weichkäse und halbfeste Schnittkäse gehören zu den am häufigsten mit Listerien kontaminierten Käsesorten; dies gilt für Blauschimmelkäse, Brie, Camembert, Gorgonzola, Roquefort und Munster.

Listerien können sich besonders in der Rinde von Weichkäse anreichern. Der durch Schimmelpilzkulturen erzeugte Schimmel an der Oberfläche gilt bei Weichkäse als unbedenklich. Er schützt sogar vor anderen Pilzen, die nicht mehr den Käse besiedeln können und die eventuell giftige Substanzen bilden, sogenannte Mykotoxine.

Rotschmierekäse werden regelmäßig mit salzhaltigen Flüssigkeiten besprüht oder abgerieben, die bestimmte Bakterien (Rotschmierebakterien) enthalten. Im Gegensatz zu trockenen Käsesorten haben Listerien in der Rinde von Rotschmierekäse mit kurzer Reifezeit und hohem Wasseranteil gute Überlebenschancen und werden relativ häufig nachgewiesen. Typische Rotschmierekäse sind Bergkäse, Limburger, Münsterkäse, Romadur, Tilsiter, Weinkäse sowie Harzer Käse; Risikopersonen wie älteren Menschen wird vom Verzehr dieser Lebensmittel abgeraten.

Speiseeis wird aus einer Reihe von Zutaten gefertigt, von denen besonders Milch und Sahne von Bakterien zur Vermehrung genutzt werden. Aufgetautes Eis ist ein idealer Nährboden z. B. für Salmonellen. Industriell gefertigte Speiseeis ist - solange gefroren - unbedenklich, während Speiseeis aus Eisdielen Hygienerisiken bergen, die am besten vermieden werden.

Fleisch und Fleischprodukte

Keimbelastetes Fleisch bzw. Fleischprodukte sind häufig Verursacher von Lebensmittelinfektionen und -vergiftungen. Bei Anzeichen von Verderb können sich krankheitserregende Bakterien vermehrt haben. Bei Fleisch und Produkten wie Wurst kann es zu ausgedehntem Bakterienwachstum an der Oberfläche kommen, die von Sauerstoff umgeben ist, der für schnelles Bakterienwachstum sorgt. Dann bildet sich ein Biofilm aus Mikroorganismen und das Fleisch wird schmierig, schleimig und unangenehm im Geruch.

Wenn Fleisch zerkleinert wird – wie z. B. bei Hackfleisch, Gulaschfleisch und geschnetzeltem Fleisch –, kommt es zu einer Zerstörung des Gewebes, das den Muskel schützend umgibt, wie z. B. des Bindegewebes. Bakterien können sich, besonders bei fehlender Kühlung, in solchen Produkten rasend schnell vermehren. Zerkleinertes Fleisch sollte deshalb am Tag der Herstellung verarbeitet und dabei gegart werden.

Besonders risikoreich ist **rohes Fleisch**, also Fleisch, das nicht für eine bestimmte Zeit auf mindestens 70 bis 80 °C erhitzt worden ist. Da bei der Schlachtung oft pathogene Keime auf das Fleisch übertragen werden, sollten ältere Menschen auf den Genuss von Mett (Hackepeter) oder Tartar sowie rohe Fleischzuschnitte wie Carpaccio grundsätzlich verzichten. Mit dem Verzehr eines Mettbrötchens können neben Bakterien wie Salmonellen auch Protozoen wie z. B. Toxoplasmen aufgenommen werden, die u. a. zu Erbrechen und Durchfall führen können.

Auch **Rohwurst** wie Salami wird im Gegensatz zu Brühwurst (z. B. Mortadella) und Kochwurst (z. B. Leberwurst) grundsätzlich nicht erhitzt und ist damit risikoreich. Dies trifft vor allem für kurz gereifte und damit streichfähige Rohwurstsorten zu (z. B. Zwiebelmettwurst, frische Mettwurst, Teewurst). In Betriebskontrollen wurden 2017 bei jeder achten untersuchten Probe streichfähiger Rohwurst Listerien gefunden.

Hingegen enthalten schnittfeste Rohwurstprodukte mit langer Reifung (Salami, Dauerwurst usw.), die durch die Trocknung wasserarm werden, sehr selten gefährliche Keime. Diese sterben mit der Zeit in den Produkten ab.

Beim **Pökeln** werden den Fleischprodukten die Pökelstoffe Nitrit und Nitrat zugefügt, oft zusammen mit Kochsalz. Pökeln hat eine schwach konservierende Wirkung, wird meist mit Räuchern, Trocknen oder Erhitzen kombiniert und dient neben geschmacklichen und optischen Aspekten zur Herstellung haltbarer Lebensmittel. Gepökelte Rohfleischprodukte wie z. B. roher Schinken enthalten in der Regel keine Krankheitserreger und sind bei Kühlung vor Verderb gut geschützt. Nur bei einigen mild gepökelten Produkten wie Lachsschinken, kommen in seltenen Fällen pathogene Keime vor.

Kochpökelprodukte wie Kochschinken sind bei Kühlung und Schutz vor Verderb sichere Lebensmittel. Sie werden auf Kerntemperaturen von mindestens 70 °C erhitzt, sodass alle vom Tier stammenden Keime abgetötet werden.

Geflügelfleisch

Geflügelfleisch ist in Deutschland sehr beliebt und wird häufig verzehrt. Jedoch werden jedes Jahr dem Robert Koch-Institut zahlreiche Salmonellen- und Campylobacter-Erkrankungen gemeldet, die auf kontaminiertes Geflügelfleisch zurückgehen. Der Grund ist, dass Geflügelfleisch im Handel in einer hohen Rate mit pathogenen Bakterien verunreinigt ist. In Geflügelschlachtereien werden die Tierkörper über verunreinigte Schlachtgeräte und Arbeitsflächen mit den Krankheitserregern kontaminiert.

Untersuchungen zeigen, dass ein Großteil der Geflügelprodukte, sowohl Frisch- als auch Tiefkühlware, mit den gefährlichen *Campylobacter*-Bakterien (Kap. 4) belastet ist. Beispielsweise werden bei frischen Hähnchenschenkeln Jahr für Jahr in etwa jeder zweiten im Einzelhandel genommenen Probe die pathogenen Keime nachgewiesen.

Frisches Hähnchenfleisch ist etwa doppelt so häufig mit *Campylobacter* kontaminiert wie Proben von frischem Putenfleisch.

Den Verbrauchern ist eigentlich gut bekannt, dass Geflügelfleisch vor dem Verzehr vollständig durchgebraten oder gegart sein muss. Die hohe Zahl der Infizierten lässt sich darum nicht allein mit einer Vernachlässigung dieser Maßnahme erklären. Jedoch kann es bei der Zubereitung von Geflügelgerichten schon bei kleinen Hygienefehlern zu sogenannten Kreuzkontaminationen kommen. Die Bakterien werden während der Zubereitung in der Küche dabei vom rohen Geflügel auf andere Lebensmittel übertragen, die nicht mehr erhitzt werden und deren Konsum dann zur Infektion führt (Kap. 11).

Fisch- und Meerestierprodukte

Frischer Fisch verdirbt aufgrund der guten Wachstumsbedingungen für Bakterien sehr schnell, was nur durch Tiefgefrieren sicher verhindert werden kann. Bei Kühlung treten die Verderbnisprozesse verzögert auf. Viele Bakterien bilden auch ohne sichtbaren Verderb und sogar bei Kühlung mit der Zeit Histamin und ähnliche Verbindungen, die in hohen Konzentrationen **Fischvergiftungen** auslösen. Bei ungekühlter Lagerung steigt der Histamingehalt schnell an. Histaminvergiftungen werden oft von Thunfisch oder Makrelen ausgelöst. In Fischen und Fischereierzeugnissen können manchmal durch Algen produzierte Toxine angereichert sein. Muscheln können solche Gifte dadurch akkumulieren, da sie ständig Wasser zur Nahrungsaufnahme filtrieren.

Beim Verzehr von **rohem Fisch,** wie z. B. über Sushi-Gerichte, kann es zu Infektionen mit Vibrionen und anderen Bakterien kommen, die typischerweise im Meerwasser vorkommen. Bei Fang oder Kultivierung von Wildfischen bzw. Zuchtfischen in verschmutzten Gewässern sowie bei unzureichender Hygiene nach dem Fang sind Kontaminationen mit pathogenen Keimen möglich. Fische können deshalb eine Reihe von bakteriellen Krankheitserregern wie Salmonellen und Viren enthalten, die aber beim Kochen oder Braten abgetötet werden.

Dann stellt Fisch natürlich ein gesundes Nahrungsmittel dar und eine wichtige Quelle ungesättigter Fettsäuren. Viele Wildfische und fast sämtliche Meerestiere sind mit Wurmparasiten wie Nematoden infiziert. Der Konsum von nicht-durchgegartem Fisch und den entsprechenden Erzeugnissen kann zur Übertragung der Larven und zu einer Infektion sowie Erkrankung des Menschen führen.

Krankheitserregende Keime können in **marinierten** ungekochten Fischen wie z. B. Heringsprodukten sowie kalt oder heiß **geräucherten Fischprodukten** (z.B. Räucherlachs) ebenfalls enthalten sein. Auffallend ist der häufige Nachweis von Listerien in Rohfischerzeugnissen, die z. B. geräuchert, aber nicht erhitzt wurden. Auf diese Produkte sollten ältere Menschen generell verzichten.

Auch Schalentiere wie **Muscheln** sind in nicht vollständig gegartem Zustand mit einem hohen Risiko von Lebensmittelinfektionen durch Bakterien wie z. B. Salmonellen verbunden. Der Verzehr von nicht gegarten Meeresfrüchten ist ebenso häufig die Ursache von Infektionen mit Viren wie Rotaviren, Noroviren und Hepatitis-A-Viren. So kann der Genuss von Austern, wenn sie roh verzehrt werden, leicht zu Lebensmittelerkrankungen führen.

Roheiprodukte

Frische Eier können ein erhebliches gesundheitliches Risiko darstellen, wenn sie mit Salmonellen belastet sind. Frisch gelegte Eier sind im Inneren fast immer keimfrei. Öfters ist allerdings die Schale des Eies durch Fäkalreste mit pathogenen Keimen kontaminiert und Salmonellen auf Eierschalen können lange überleben. Eine ausreichende Erhitzung mit Temperaturen von mindestens 70 °C im Eiinneren, erkennbar am Gerinnen des Eigelbs, tötet krankheitserregende Bakterien wie die Salmonellen sicher ab.

Hingegen besteht beim Aufschlagen von kontaminierten Eiern für die Eimasse und daraus ohne Erhitzung hergestellten Speisen die Gefahr der Eintragung und der Vermehrung von Salmonellen, insbesondere bei mangelhafter Kühlung.

Speisen, die mit rohen Eiern oder Eischnee hergestellt werden, wie etwa Tiramisu, Weinschaum, Fruchtcremes oder Mousse au Chocolat, stellen ein hohes Gesundheitsrisiko dar. Auch bei Cremes, Sahnedesserts und Puddings, die nicht erhitzt werden, tritt in nicht gekühlten Produkten schnell eine gefährliche Vermehrung der Keime ein, wenn die Produkte kontaminiert sind.

Während privat hergestellte Speisen und Produkte aus rohen Eiern, wie etwa Eischnee, Mayonnaise oder Desserts, mit pathogenen Bakterien verunreinigt sein können, enthalten industriell hergestellte und im Supermarkt erhältliche Produkte in der Regel kein Rohei und können bedenkenlos verzehrt werden.

Mayonnaise gehört zu den besonders risikoreichen Lebensmitteln, wenn sie aus frischen Eiern und damit aus Rohei hergestellt wird. Hingegen wird bei der industriellen Produktion von Mayonnaise und Salatmayonnaise pasteurisiertes Eigelb verwendet, sodass kein Risiko für eine Lebensmittelinfektion entsteht. Feinkostsalate aus industrieller Herstellung enthalten nur in seltenen Fällen krankheitserregende Keime. Selbst hergestellte Produkte sind oft keimreich und müssen auch bei Kühlung schnell verbraucht werden.

Gemüse/Obst

Pflanzliche Lebensmittel sind gelegentlich mit pathogenen Keimen kontaminiert, beispielsweise dann, wenn sie beim Anbau oder bei der Verarbeitung mit Fäkalien oder Tierkörpern in Kontakt kommen. So können Mäuse, Ratten, Vögel und Insekten auf dem Feld, aber manchmal auch in den Lebensmittel-verarbeitenden Betrieben Salmonellen oder andere Keime auf pflanzliche Lebensmittel übertragen. Problematisch sind vor allem solche Lebensmittel, die nicht gegart, sondern roh verzehrt werden, sei es als Rohkostspeise, in Salaten, im Müsli oder als Belag z. B. in Sandwiches. Auch frisches Obst ist Rohkost, wenn es nicht gekocht oder so stark erhitzt wird, dass Mikroorganismen inaktiviert werden.

Beim Essen von rohem Gemüse oder Obst können die mit den Produkten assoziierten Mikroorganismen in den Körper gelangen und unter Umständen, z. B. wenn sie pathogen sind und nicht durch die Magensäure inaktiviert werden, eine Infektion hervorrufen.

Vor allem folgende pflanzliche Nahrungsmittel können krankmachende Keime enthalten und zu Lebensmittelerkrankungen führen:

- **Sprossengemüse** (Keimlinge) ist des Öfteren als Quelle von Lebensmittelinfektionen identifiziert worden. Die Züchtung von Sprossen wie Kresse, Rettich, Radieschen und Alfalfa ist oft damit verbunden, dass es zu massiver Vermehrung von Bakterien und Schimmelpilzen kommt.

  Im Jahr 2011 gab es in Norddeutschland einen durch EHEC-Bakterien verursachten großen Krankheitsausbruch (Kap. 4), der höchstwahrscheinlich durch kontaminierte Sprossen hervorgerufen wurde und über 50 Menschen das Leben kostete. Nur gegarte Sprossen sind sicher und ohne Risiko.

- **Salate** wie Feld- oder Ruccolasalat und Spinat, können durch das bodennahe Wachstum mit Erdkeimen belastet sein, die auch durch Spritzwasser auf den Salat gelangen. Bei anderen Salaten wie Eisbergsalat sind aufgrund der geringen zur Umwelt offenen Oberfläche Kontaminationen sehr unwahrscheinlich.

- Beim Verzehr von **Melonen** sollte unbedingt auf gute Hygiene (Kap. 11) geachtet werden, um eine Lebensmittelinfektion zu verhindern. Melonen haben schon zahlreiche Krankheitsausbrüche ausgelöst.

  Insbesondere Melonen mit rauer Schale wie die Sorte Cantaloupe (Netzmelonen) können pathogene Keime enthalten, die aufgrund der Oberflächenstruktur der Früchte nicht abgewaschen werden können und beim Aufschneiden ins Fruchtfleisch gelangen.

- Auf tiefgefrorenen und frischen **Beeren** z. B. Erdbeeren können Noroviren vorkommen, die nicht abgewaschen werden können (Kap. 11). Die Früchte können beispielsweise bei der Bewässerung oder Düngung auf dem Feld mit den Viren in Kontakt kommen. Eine kurze Erhitzung auf Kerntemperaturen von mindestens 90 °C sind zur Inaktivierung der Noroviren notwendig.

- **Gewürze** und frische **Kräuter** sind oft keimbelastet, da sie bei der Produktion nicht erhitzt werden können. Gewürze sind aufgrund der z. T. mangelhaften hygienischen Bedingungen in den Anbauländern häufig salmonellenbelastet. Beim Kochen sollten Gewürze und Küchenkräuter zur Sicherheit durcherhitzt, z. B. kurz mit aufgekocht werden.

- *Fresh Cut*-**Produkte** sind frisch zubereitetes, für den Direktverzehr angebotenes Obst und Gemüse. Im Handel z. B. in Supermärkten werden **vorgeschnittene Früchte** – oft einzeln wie Melonenstücke oder Mischungen – in Kühltheken angeboten und als verzehrfertiges Produkt verkauft.

  Das Aufschneiden und Verpacken der Früchte erfolgt oft direkt im Einzelhandelsgeschäft, eventuell unter unkontrollierten Hygienebedingungen. Bakterien gelangen durch das Schneiden von der Oberfläche in das Fruchtfleisch. Dringen dabei krankheitserregende Bakterien in das säurearme Fruchtfleisch, können sie sich bei ungenügender Kühlung bzw. unterbrochener Kühlkette vermehren und zu einer Gesundheitsgefahr werden

- Zu den *Fresh Cut*-Produkten gehören auch **geschnittene Mischsalate**, abgepackt in Folienbeutel. Diese Produkte sind nicht pasteurisiert, sehr anfällig für mikrobiellen Verderb und oft stark mit Keimen belastet. Durch die Schnittflächen entsteht große Oberflächen und Gewebeverletzungen, die zusammen mit dem austretenden Zellsaft Keimen, wie z. B. Salmonellen, gute Wachstumsbedingungen bieten. Dies ist vor allem der Fall, wenn die Kühlkette nicht eingehalten wird.

- Bei **Tee und Kräutertee**-Produkten handelt es sich um Naturprodukte, die weitestgehend - außer der Trocknung - unbehandelt bleiben. Sie müssen immer mit kochendem Wasser zubereitet werden. Bei der Herstellung sind Prozessschritte zur Abtötung von Krankheitserregern wie Salmonellen nicht vorhanden. Besonders in Kräutertees können Schimmelpilzsporen, Bakterien oder auch Hefen mit vergleichsweise hohen Keimzahlen vorhanden sein.

In einigen Fällen ist es gesichert zu Lebensmittelinfektionen durch Teekonsum gekommen. Da das Aufgießen mit kochend sprudelndem Wasser pathogene Keime inaktiviert, kann von einer unsachgemäßen Zubereitung durch eine nicht ausreichende Brühtemperatur des Teewassers ausgegangen werden. Aufgegossener Kräutertee sollte auch nicht über mehrere Stunden stehen gelassen werden.

Kap. 11 Infektionsvermeidung durch hygienisches Verhalten

Hygienemaßnahmen dienen dem Schutz von Menschen vor der Übertragung von Krankheitserregern und deren Folgen, Infektion und Erkrankung. Häufig sind infizierte und erkrankte Personen der Ausgangspunkt der Gefahren, manchmal sind es Tiere. Auch Lebensmittel können Träger von krankmachenden Keimen sein und führen häufig zu Infektionen, wie die Fallzahlen des Robert Koch-Instituts verraten (Kap. 2). Erreger können sich nicht nur über die Luft oder über die Essensaufnahme verbreiten, sondern auch über Körperflüssigkeiten von Infizierten wie Blut, Urin oder Sekrete sowie Gegenstände, die damit in Berührung gekommen sind.

Das Ausmaß der notwendigen Hygienemaßnahmen steigt dabei mit der aktuellen Bedrohung. Gibt es wie im normalen Alltag keine Hinweise auf Infektionen und damit Keime in der Nähe, reicht einfaches anerkanntes Hygieneverhalten. Besteht eine erhöhte Wahrscheinlichkeit, dass Kontakte zu infizierten Personen vorkommen und damit Keime übertragen werden können, sollten die Hygienebemühungen verstärkt werden. Dies ist z. B. bei Epidemien und Pandemien der Fall.

Ist es sicher, dass Kontakt mit infizierten und ansteckenden Personen besteht, wie z. B. bei der Pflege erkrankter Menschen, müssen höchste Vorkehrungen zu Hygiene und Prävention unternommen werden.

Gutes Hygieneverhalten

Hygieneregeln sollten vor allem in der Pflege streng eingehalten werden, um ältere Pflegebedürftige vor Infektionen zu schützen und auch um die Ansteckung von Pflegenden zu vermeiden. Im direkten Umgang mit pflegebedürftigen oder immungeschwächten Menschen kann es sinnvoll sein, Desinfektionsmittel anzuwenden, um bestmöglich vor einer Ansteckung zu schützen.

Eine gute Körperpflege und -hygiene, vor allem auch eine gewissenhafte Zahnhygiene, die regelmäßig und mindestens einmal täglich durchgeführt werden, sind unumgänglich. Sie können bei immunschwachen Personen wie Menschen in fortgeschrittenem Alter das Risiko einer Infektion deutlich senken. Der häufige Wechsel der Handtücher ist dabei erforderlich, da sich Keime in nassen Handtüchern vermehren können.

Bei zahnärztlichen Behandlungen wie Zahnentfernung, Wurzelbehandlung oder auch Zahnsteinentfernung können Bakterien von der Mundhöhle in die Blutbahn eindringen und sich bei entsprechender Schwäche des Immunsystems eventuell vermehren und eine Infektion auslösen.

Des Weiteren ist für Ältere und Immunschwache zu beachten:

- Enger Kontakt mit einer größeren Anzahl von Mitmenschen bedeutet unvermeidlich eine Erhöhung der allgemeinen Infektionsgefahr.

- Das Zusammenleben mit Haustieren birgt die Gefahr, dass Infektionserreger auf den Menschen übertragen werden, sodass Schutzmaßnahmen, wie z. B. häufiges Händewaschen und keinerlei Mundkontakt, ergriffen werden müssen. Haustiere, wie Hund und Katze, sollten auch von Lebensmitteln ferngehalten werden.

- Topfpflanzen oder Blumen sind keimreich und erhöhen die Infektionsgefahr, wenn auch in geringem Maße. Dies trifft für Blumenvasen mit darin enthaltendem Wasser und die Erde der Topfpflanzen zu.

Händehygiene

Über die Hände können Bakterien und Viren leicht übertragen werden, und damit möglicherweise auch Krankheitserreger. Dadurch entstehen häufig Infektionskrankheiten. Die Hände kommen häufig mit Keimen in Kontakt, z. B. beim Toilettenbesuch, beim Putzen der Nase, beim Streicheln eines Tieres oder bei der Zubereitung von Gerichten in der Küche. Keime können an den Händen haften bleiben, wenn Gegenstände wie Türklinken, Kleidung oder andere Körperteile berührt werden.

Anschließend können diese Keime auf alles übertragen werden, das ange-fasst wird. Berührt man mit den kontaminierten Händen das Gesicht, kön-nen die Keime über die Schleimhäute von Mund und Nase, in einigen Fällen auch der Augen, in den Körper eindringen und eine Infektion auslösen.

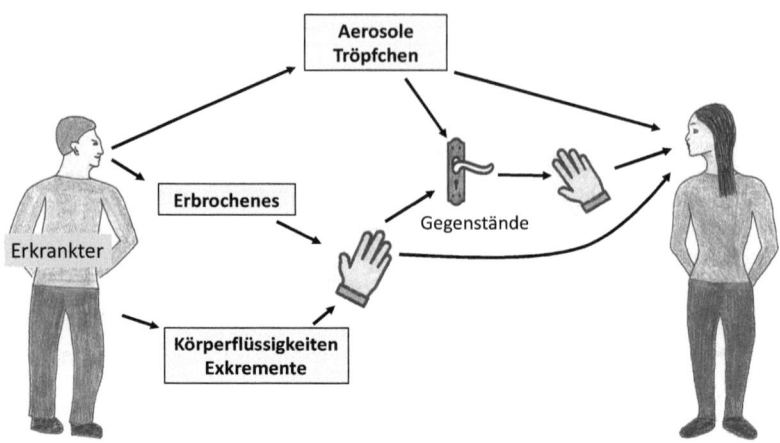

Abb. 43 Die Verbreitung von Infektionserregern und die Mitbeteiligung der Hände

Die Händehygiene soll vor der Übertragung von Krankheitserregern schüt-zen, die durch Berührung von kontaminierten Gegenständen auf die Hände gelangen. Dies kann durch verschiedene Maßnahmen erreicht werden.

Vermeidung von Handkontakten

Vor allem durch Händeschütteln können Keime leicht zwischen Personen ausgetauscht werden. Statt sich nach dem Händeschütteln die Hände gut zu waschen, ist es sicherlich besser, auf den Händekontakt zu verzichten.

Auch das Berühren von Haustieren, vor allem beim Essen und der Essens-zubereitung, sowie von rohen tierischen Lebensmitteln wie Fleisch und von Kot-beschmutzten Gegenständen sollte nach Möglichkeit vermieden wer-den. Abfallbehälter können über ein Fußpedal geöffnet und geschlossen werden, um Handkontakt zu vermeiden.

Händewaschen

Die Hände sollten nicht nur gewaschen werden, wenn sie sichtbar schmutzig sind; Krankheitserreger sind mit dem bloßen Auge nicht zu erkennen. Dass Händewaschen tatsächlich das Risiko der Erkrankung an Infektionskrankheiten senkt, ist in zahlreichen Studien dargelegt worden. Durch das gründliche Waschen der Hände mit Wasser und Seife wird besonders die Anzahl der Durchfallerkrankungen reduziert.

Händewaschen führt zur Eliminierung der an den Händen anhaftenden Bakterien und Viren, die mit dem Wasser abgespült und zum größeren Teil beim Abtrocknen mit dem Handtuch/ Papier von der Hand entfernt werden. Händewaschen führt allerdings nicht zur Inaktivierung der Keime oder gar zu völliger Keimfreiheit der Hände. Dies ist auch nicht wünschenswert, da die hauteigenen Keime, die sich auch in tieferen Hautschichten befinden, für eine gesunde Haut von Bedeutung sind. Das häufige Waschen der Hände ist auch insofern gut, da jeder Mensch unbewusst oft seine Nase und andere Gesichtspartien berührt und dabei Keime übertragen kann. Die Hände sollten regelmäßig, aber vor allen nach bestimmten Begebenheiten gewaschen werden:

- nach dem Nach-Hause-Kommen

- nach dem Naseputzen, Husten oder Niesen und der Benutzung von Papiertaschentüchern

- nach dem Toilettenbesuch

- nach dem Kontakt mit Tieren, Abfällen und menschlichen und tierischen Exkrementen und Körpersekreten

- vor und nach der Behandlung (bzw. der Berührung) von Wunden

- vor und nach dem Kontakt mit Erkrankten und pflegebedürftigen Menschen

- vor und während der Essenszubereitung, wie später beschrieben

Waschen Sie Ihre Hände gründlich unter fließendem lauwarmem Wasser:

- Verwenden Sie eine ausreichende Menge Seife (möglichst aus einem Seifenspender) und seifen Sie die Hände gründlich und überall ein. Reiben Sie auch Fingerspitzen, Fingerzwischenräume, Daumen und Fingernägel ein. Das Händewaschen sollte 20 bis 30 Sekunden dauern.

- Spülen Sie die Hände dann unter fließendem Wasser ab.

- Anschließend sollten die Hände, auch die Fingerzwischenräume, gründlich mit einem sauberen Handtuch abgetrocknet werden. Händehandtücher sollten immer personenbezogen genutzt, regelmäßig gewechselt und bei 60 °C gewaschen werden. Am hygienischsten sind Papiertücher, die danach entsorgt werden.

Mit Seife die Hände zu waschen, ist wesentlich wirksamer als allein mit Wasser, denn Waschsubstanzen lösen Schmutz und Mikroorganismen von der Haut ab. Die Wassertemperatur hat hingegen kaum einen Einfluss. Dass die Verwendung von Seifen mit antibakteriellen Zusätzen (außer in bestimmten Gesundheitsbereichen) einen zusätzlichen Nutzen bringt, ist nicht bewiesen.

Das Tragen von Ringen und Schmuck an den Händen und Handgelenken verringert die Wirksamkeit des Händewaschens. Die Hände sollten zudem regelmäßig eingecremt werden, um Hautschäden durch das Händewaschen zu vermeiden.

Händedesinfektion

Im privaten Umfeld ist eine Händedesinfektion in der Regel nicht erforderlich. Bei erhöhtem Infektionsrisiko, z. B. bei hochansteckenden Erkrankungen wie Norovirus-Infektionen, kann es jedoch sinnvoll sein, nach dem Händewaschen noch die Hände zu desinfizieren. Auch bei Menschen mit hochgradiger Immunsuppression oder -schwäche ist dies notwendig.

Im direkten Umgang mit pflegebedürftigen Menschen kann es z. B. zur Zeit der Corona-Pandemie sinnvoll sein, die Hände zu desinfizieren, z. B. vor Körperkontakten. Für sichtbar schmutzige Hände sind Desinfektionsmittel nicht geeignet, sondern Händewaschen sollte (zuerst) erfolgen.

Eine richtig durchgeführte Desinfektion ist eine sichere Methode der Infektionsvermeidung. Die Händedesinfektion wird mit geprüften Händedesinfektionsmitteln durchgeführt. Durch die enthaltenden alkoholischen Substanzen werden die krankheitserregenden Keime auf den Händen abgetötet. Ethanol und Isopropanol sind die Wirkstoffe in nahezu allen gebräuchlichen Händedesinfektionsmitteln; sie sind für die Haut gut verträglich.

Das Desinfizieren sollte nach Bedarf geschehen, beispielsweise nach dem Besuch der Toilette oder nach der Verarbeitung von rohen tierischen Lebensmitteln. Händedesinfektionsmittel müssen in die trockenen Hände vollständig eingerieben und dabei die gesamte Hand eingesetzt werden. Sie dürfen anschließend nicht mit Wasser abgespült werden. Es ist jedoch auch wichtig, die empfohlenen Einwirkzeiten der Desinfektionsmittel zu beachten.

Nicht jedes Desinfektionsmittel wirkt gegen alle Krankheitserreger. Es gibt Produkte, die wirksam Bakterien bekämpfen können, aber bestimmte Virusarten nicht inaktivieren. Als „viruzid" bezeichnete Desinfektionsmittel können die allermeisten Viren unschädlich machen. Ist eine Person an COVID-19 erkrankt, sollten Desinfektionsmittel benutzt werden, die mit dem Hinweis „viruzid" oder „begrenzt viruzid" gekennzeichnet sind.

Tragen von Einmalhandschuhen.
Wenn bei der Versorgung Pflegebedürftiger oder Erkrankter erregerhaltige Körperausscheidungen, beispielsweise Erbrochenes oder Stuhlreste, entfernt werden müssen, ist der Gebrauch von Einmalhandschuhen ratsam. Die Schutzhandschuhe sollten anschließend sofort entsorgt werden.

Auch für Menschen mit geschwächtem Abwehrsystem ist es sinnvoll, beim Putzen, in der Küche beim Kontakt mit rohem Fleisch (besonders Geflügelfleisch) und bei der Gartenarbeit Schutzhandschuhe zu tragen. Doch auch Handschuhe bieten keinen vollständigen Schutz, denn es können damit ebenfalls Keime transportiert und weitergeben werden und beim Ausziehen der Handschuhe können die Hände kontaminiert werden.

Barriere- und Isolierungsmaßnahmen

Eine wirkungsvolle Maßnahme bei ansteckenden Infektionskrankheiten ist die Bewahrung von Abstand zu anderen Personen, um eine direkte Übertragung von Krankheitserregern zu verhindern. Akut Erkrankte sollten gefährdeten Menschen wie z. B. alten und immungeschwächten Menschen nicht zu nahekommen bzw. einen Besuch dieser Menschen unterlassen. Dies ist besonders wichtig, da die meisten Krankheitserreger durch direkte Kontaktinfektion (Kap. 2) von Mensch zu Mensch gelangen können.

Vermeiden Sie deshalb enge Körperkontakte, z. B. Küssen und Umarmen, und verzichten Sie im Krankheitsfall auch auf das Händeschütteln. Wenn mit dadurch kontaminierten Händen Nase, Mund oder auch die Augen berührt werden, die klassischen Eintrittspforten für Krankheitserreger, können die Erreger in den Körper eindringen.

Auch bei luftgetragenen hochansteckenden Infektionen wie Masern, Windpocken und Norovirus-Infektionen, aber auch bei COVID-19 ist es wichtig, genügend Abstand (1 bis 2 Meter) zu bewahren, um keine weiteren Personen anzustecken. Außerdem müssen sich Personen, die an COVID-19 erkrankt sind oder ansteckend sein können, von anderen absondern. Sie müssen sich bei bestätigter Infektion in häusliche Isolierung und bei Verdacht auf eine Infektion mit dem Coronavirus in häusliche Quarantäne begeben.

Ganz wichtig ist es, bei Krankheitsanzeichen einer Infektion zu Hause zu bleiben und sich dort auskurieren. Erkrankte mit Magen-Darm-Infektionen sollten nach Möglichkeit eine separate Toilette benutzen. Je nach Erkrankung kann es sinnvoll sein, sich in getrennten Zimmern aufzuhalten und auch zu schlafen. Persönliche Utensilien wie Waschlappen, Handtücher, Kosmetikartikel, Schminkutensilien oder Zahnbürsten sollten nicht mit anderen geteilt werden. Dies gilt natürlich auch für Ess- und Trinkutensilien wie Gläser oder Besteck.

In diesem Zusammenhang ist es von großer Bedeutung, sich über die Krankheitsbilder der Infektionskrankheiten, z. B. über COVID-19, zu informieren, um frühzeitig die Anzeichen einer Infektion zu erkennen. Vor einem Arztbesuch sollten Sie die Praxis telefonisch informieren, damit über entsprechende Verhaltensregeln und Schutzvorkehrungen informiert werden kann. Manche Arztpraxen verfügen über besondere Wartezimmer für Infizierte.

Für Pflegende dient in kritischen Fällen eine persönliche Schutzausrüstung mit Schutzkittel, Einweghandschuhen, dicht anliegendem Mund-Nasen-Schutz und Schutzbrille als Barriere gegen Krankheitserreger. Im Alltag können auch Dinge wie Badeschuhe als Barriere vor Keimen wirken, die im Schwimmbad und in Duschen von öffentlichen Sporteinrichtungen vor Pilzinfektionen schützen.

Haushalts- und Wäschehygiene

Nicht nur für Coronaviren und COVID-19 gilt, dass sehr viele, wenn nicht die meisten Infektionen im privaten Haushalt stattfinden. Durch einfache Hygiene- und Reinigungsmaßnahmen lässt sich die Anzahl der krankmachenden Keime im eigenen Zuhause begrenzen. Dies ist besonders wichtig, wenn an einer Infektion Erkrankte im eigenen Haushalt leben und Erreger ausscheiden.

In der direkten Umgebung eines Erkrankten ist eine Übertragung von Krankheitserregern durch **kontaminierte Oberflächen** gut möglich. Greift beispielsweise eine Person an eine mit Viren oder Bakterien verschmutzte Türklinke, gelangen die Erreger an die Hand und von dort weiter, bei Berührung des Gesichts, an die dortigen Schleimhäute.

Diese Schmierinfektion spielt allerdings in der Übertragung von Erregern, die wie die Corona- und Influenzaviren die Atemwege angreifen, verglichen mit der Übertragung durch Tröpfchen oder Aerosole eine geringe Rolle.

Bei einer gründlichen **Reinigung der Wohnung** werden Schmutzpartikel gelöst und beseitigt. Dabei wird auch die Masse der auf den Oberflächen vorhandenen Mikroorganismen entfernt.

- Verwenden Sie die üblichen Haushaltsreiniger. Antibakterielle Reinigungsmittel sind in der Regel nicht besser oder vorteilhafter. Desinfektionsmittel können den Schmutz nicht lösen bzw. entfernen und sind normalerweise nicht notwendig.

- Reinigen Sie Bad und Küche besonders häufig, regelmäßig und sorgfältig; verwenden Sie für Küche, Bad und Toilette getrennte Putzlappen.

- Gegenstände, die wie Türklinken, Lichtschalter, Tastaturen oder Telefone häufig angefasst werden, sollten regelmäßig gereinigt werden.

- Hängen Sie Putztücher nach Gebrauch ausgewrungen und luftig auf, damit sie schnell trocknen, da sich Bakterien in feuchter Umgebung stark vermehren können.

- Putzlappen sollten Sie häufig wechseln und bei mindestens 60 °C waschen.

Bei der Benutzung von **Toiletten** ist nicht nur Händewaschen unverzichtbar, die Sauberkeit sollte auch alle benutzten Gegenstände umfassen. Kotspuren können sich auf der Toilettenbrille, an den Spülkasten, an die Armaturen sowie an die Türklinke befinden und weitergegeben werden. Kleinste Spuren von Stuhlresten, die krankheitserregende Keime enthalten, können vor allem Durchfallerkrankungen hervorrufen. Leidet ein Haus- oder Heimbewohner an einer Magen-Darm-Infektion, müssen unbedingt auch diejenigen Stellen gereinigt werden, die regelmäßig beim Toilettengang angefasst werden, wie z. B. Türklinken, Spültasten von Toiletten, Wasserhähne und Lichtschalter.

Beim **Wäschewaschen** ist es bedeutsam, nicht nur die sichtbaren Verschmutzungen zu entfernen. Auch die in schmutziger Wäsche zahlreich enthaltenden Keime, auf jeden Fall die krankheitserregenden, müssen abgetötet werden. Wichtig für hygienisches, d. h. keimreduzierendes Waschen sind die Temperatur des Wassers und die Art des Waschmittels. Viele Mikroorganismen, also Bakterien, Pilze und auch Viren, überstehen einen Waschgang mit niedriger Temperatur, z. B. bei 30 oder 40 °C, gut. Bakterien können sich manchmal sogar dabei vermehren und auf andere Wäschestücke übergehen. Einen keimabtötenden (desinfizierenden) Effekt beim Wäschewaschen haben folgende Stoffe bzw. Faktoren:

- Temperaturen über 60 °C wirken eindeutig desinfizierend.

- Vollwaschmittel enthalten Bleichmittel, die Keime sicher abtöten.

- Oberflächenaktive (schäumende) Substanzen (Tenside, Seife) haben eine schwach desinfizierende Wirkung; gut inaktivieren sie umhüllte Viren wie Grippe- und Coronaviren.

- Hygienespüler enthalten Desinfektionsmittel und können eingesetzt werden, wenn die Wäsche bei einer Temperatur unter 60 °C gewaschen wird.

- Bei gründlichem Trocknen sterben in der Regel die Keime ab, die den Waschvorgang überlebt haben.

- Lassen Sie einmal pro Woche die Waschmaschine im Heißwaschgang bei mindestens 60 °C laufen, damit sich dort keine Mikroorganismen ansiedeln und einen Biofilm bilden.

Während für normale Oberbekleidung niedrige Waschtemperaturen ausreichend sind, sollten stark verschmutzte und verkeimte Textilien bei mindestens 60 °C mit einem (bleichmittelhaltigen) Vollwaschmittel gewaschen werden. Dazu gehören Spüllappen, Putztücher, Handtücher, Waschlappen, Bettwäsche sowie Unterwäsche.

Wäsche, die mit Körperflüssigkeiten wie Stuhlgang, Urin, Wundsekreten oder Erbrochenem verunreinigt ist, kann am besten getrennt von anderen Wäschestücken bei 95 °C gewaschen werden. Wäsche von Infizierten bzw. Erkrankten sollte separat in einen Wäschesack gesammelt werden. Dabei sollte der direkte Händekontakt mit der kontaminierten Wäsche vermieden werden, indem z. B. Einweghandschuhe getragen werden. Lassen sich kontaminierte Wäschestücke nicht ohne Schäden bei 60 °C waschen, können schäumende Waschmittel für Wolle und Seide und eine längere Einwirkungszeit genutzt werden. Auf getrockneter Wäsche sterben zumindest Viren spätestens nach einigen Tage ab.

Hygienespüler und andere Desinfektionsmittel sollten in privaten Haushalten möglichst nicht genutzt werden, es sei denn eine stark immungeschwächte Person lebt im Haushalt. Werden dennoch Desinfektionsmittel im Privathaushalt verwendet, sollte zur Vermeidung von Vergiftungen und Allergien auf eine sichere Aufbewahrung und korrekte Anwendung geachtet werden. Der falsche Gebrauch von Desinfektionsmitteln kann unter Umständen auch dazu führen, dass Keime – ähnlich wie bei Antibiotika – gegen die Wirkstoffe resistent werden.

Wundschutz

Wunden können eine Eintrittspforte für Krankheitserreger sein, besonders Bakterien dringen bei Hautverletzungen in das Gewebe ein. Wenn sich eine Wunde dann entzündet, rötet sie sich, schwillt an und Eiter entsteht, eine Absonderung von Flüssigkeit, die für mit Bakterien infizierten Wunden typisch ist. Ein Pflaster oder ein Verband verhindert das Eindringen von Bakterien und schützt zudem andere Menschen vor einer Keimübertragung, z. B. die Pflegenden.

Wunden von älteren Menschen heilen schlechter und sie entzünden sich öfter. In Deutschland leiden Millionen von Menschen an Störungen der normalen Wundheilung oder haben chronische Wunden. Menschen über 60 Jahren haben dreimal so häufig Wundheilungsstörungen wie jüngere. Chronische Wunden zählen auch zu den häufigsten Komplikationen einer

Operation. Bei pflegedürftigen, bettlägerigen Menschen entwickelt sich zudem leicht ein Dekubitus oder Wundgeschwür. Je nach Schwere des Dekubitus kann das Gewebe bis zum darunter liegenden Knochen Schaden nehmen. Die Behandlung einer offenen Dekubituswunde sollte immer von Fachleuten durchgeführt werden.

Bei der Wundversorgung sollten Sie Folgendes beachten:

- Waschen Sie sich vor und nach dem Verbandswechsel gründlich die Hände.

- Wunden sollten zuerst gesäubert werden, indem die Wundstelle vorsichtig mit lauwarmem Wasser abgespült wird.

- Eine kleine Schnittverletzung lassen Sie am besten kurz bluten. Dadurch werden eingedrungene Keime möglicherweise schon vorher ausgespült.

- Die Wunde kann dann mit einem Wundspray desinfiziert und mit einem Pflaster oder Wundverband abgedeckt werden, um zu verhindern, dass Keime eindringen. Bei größeren Verletzungen legen Sie zunächst eine sterile Wundkompresse auf; anschließend kann eine elastische Mullbinde darum gewickelt werden.

- Besonders große oder entzündete Wunden sollten ärztlich versorgt werden; eventuell muss ein Notarzt gerufen werden.

- Beißwunden und Kratzer von Tieren sollten mit einem antiseptischen Mittel behandelt werden. Bei Bisswunden sollte ein Arzt oder eine Ärztin aufgesucht werden.

- Bei Hautverletzungen besteht die - wenn auch geringe - Möglichkeit einer lebensbedrohlichen Infektion mit Tetanus-Bakterien. Auch bei Erwachsenen sollte ein Impfschutz gegen Tetanus (Wundstarrkrampf) vorhanden sein. Ihnen wird eine Auffrischung der Impfung alle 10 Jahre empfohlen.

Vermeidung von Lebensmittelerkrankungen

Im Umgang mit Lebensmitteln muss auf hygienisches Arbeiten geachtet werden. Dies gilt für Privathaushalte und auch für Betriebe der Gastronomie und Gemeinschaftsverpflegung. Für diese sind allerdings zahlreiche Leitlinien und Hygienevorschriften erlassen und die Mitarbeiter haben Kenntnisse der wichtigen Hygieneregeln. Denn in Einrichtungen wie Kantinen und Restaurants können Hygienefehler drastische Folgen haben und zu großen Ausbrüchen von Lebensmittelinfektionen führen.

Experten gehen aber davon aus, dass in **Privathaushalten** nicht minder häufig Lebensmittelinfektionen und -vergiftungen entstehen. Doch betreffen die Erkrankungen dann wenige Menschen und können häufig auch nicht dem Verzehr bestimmter Lebensmittel zugeordnet werden.

Lebensmittelhygiene hat das Ziel, die Gesundheit zu schützen und die Entstehung von Lebensmittelinfektionen und -vergiftungen durch vorbeugende Maßnahmen zu verhindern. Über in der Küche arbeitende Menschen oder Rohstoffe wie rohes Fleisch oder Fisch, aber auch durch rohe pflanzliche Produkte gelangen Krankheitserreger in die Speisen.

Viele Lebensmittel, die **Risikolebensmittel**, enthalten relativ häufig Mikroorganismen, die Erkrankungen hervorrufen oder Toxine bilden können (Kap. 9). Oft können sich Bakterien schon vor dem Verzehr der Speisen bis auf eine kritische Höhe vermehren. Durch hygienische Vorkehrungen müssen die Übertragungswege und Vermehrungsmöglichkeiten der Keime ausgeschaltet werden.

Besonders problematisch ist heutzutage die Zubereitung von Hühnern, Hähnchen und anderem Geflügel aufgrund der hohen Kontaminationsrate mit *Campylobacter*-Bakterien.

Jemand, der nicht im hygienischen Umgang mit Lebensmitteln erfahren ist und Risiken vermeiden möchte, sollte **selbst keine Geflügelgerichte zubereiten**.

Körperhygiene bei der Speisezubereitung

Krankheitserreger können bei mangelhafter Körperhygiene leicht auf Lebensmittel übertragen werden. Verschiedene Hygienemaßnahmen in der Küche können dies verhindern:

- **Schmuck** an den Händen, künstliche Fingernägel und Armbanduhren sollten vor der Küchenarbeit abgelegt werden, da eine gründliche Händereinigung behindert wird und dort Mikroorganismen überleben können. Die Haare sollten möglichst zurückgebunden und bedeckt werden, damit keine Keime über die Haare Lebensmittel kontaminieren.

- Vor Arbeitsbeginn und zwischen einzelnen Arbeitsschritten, besonders nach der Zubereitung von **Fleisch** und rohem Obst oder Gemüse, müssen die Hände gewaschen werden.

- Es sollte bei Vorliegen von Symptomen einer Infektion, z. B. einer Magen-Darm-Erkrankung, keine Küchentätigkeiten ausgeübt werden. Offene **Wunden** müssen mit wasserdichtem Verband und evtl. einem Handschuh abgedeckt werden. Wunden enthalten oft Eiterbakterien wie *Staphylococcus aureus*, die Lebensmittel kontaminieren und Lebensmittelvergiftungen hervorrufen können.

- Nach dem **Toilettenbesuch** müssen die Hände gründlich mit Seife gewaschen werden. Die Übertragung von Fäkalkeimen ist eine häufige Ursache für die Entstehung von Lebensmittelinfektionen.

- Durch **Husten** oder **Niesen** können Keime in die Speisen gelangen, wenn dies nicht z. B. in die Armbeuge erfolgt. Die oberen Atemwege vieler Menschen sind auch von Bakterien besiedelt, die sich in Speisen vermehren können und Lebensmittelvergiftungen auslösen.

- Achten Sie auf saubere **Küchenkleidung**. Wischen Sie sich die Hände nicht an der Hose oder der Schürze ab und am Handtuch nur nach dem Waschen. Wechseln Sie Hand- und Trockentücher täglich und bei sichtbarer Verschmutzung sofort.

Einkaufen und Aufbewahren von Lebensmitteln

Der richtige Einkauf und die korrekte Lagerung von Lebensmitteln sind entscheidend für die Haltbarkeit der Waren. Die allermeisten Nahrungsmittel sind bei niedrigen Temperaturen länger haltbar. Die Vermehrung vieler Mikroorganismen kann durch Kühlung deutlich verlangsamt oder sogar ganz gestoppt werden. Dies gilt für zahlreiche Bakterienarten, die zum Verderb der Produkte führen können, und einige Arten, wie beispielsweise Salmonellen und Listerien, die eine Infektionskrankheit hervorrufen.

Leicht verderbliche Lebensmittel müssen ohne Unterbrechung gut **gekühlt** transportiert und aufbewahrt werden. Empfindliche Lebensmittel, wie z. B. frisches Fleisch, frischer Fisch sowie Meeresfrüchte, sollten möglichst an dem Tag gekauft werden, an dem sie zubereitet werden. Nach dem Einkauf der Lebensmittel sollten sie sofort in den Kühlschrank oder in die Gefriertruhe gelegt werden. Jede Erwärmung für eine bestimmte Zeitdauer kann das Wachstum der Mikroorganismen beschleunigen.

Lebensmittel wie Obst und Gemüse sind bei richtiger Lagerung umso länger haltbar, desto frischer sie eingekauft werden. Über die Haltbarkeit entscheidet neben dem Reifegrad und der Qualität der Früchte auch, ob es zu einem Insektenbefall kommt. Fliegen, Fruchtfliegen, Schaben, Ameisen und andere Insekten können sogar krankheitserregende Bakterien übertragen. Deshalb wird empfohlen, Lebensmittel aus geöffneten Verpackungen in gut verschließbaren Behältern trocken aufzubewahren.

Für Produkte wie Frischfleisch ist beispielsweise eine Temperatur von 4 °C, für frischen Fisch von 2 °C oder tiefer und für Milch und Molkereiprodukte von 8 °C wünschenswert. Die Kühlkette muss bei solchen kühlpflichtigen Lebensmitteln eingehalten werden. Kommt es zu einer Unterbrechung der Kühlkette, so sind die Lebensmittel in ihrer Haltbarkeitsdauer verkürzt. Vorverpacktes Hackfleisch, das in der Selbstbedienungstheke angeboten wird, darf beispielsweise nur bei maximal 2 °C bis zum angegebenen Verbrauchsdatum aufbewahrt werden.

Wenn diese Kühltemperatur vom Verbraucher nicht eingehalten werden kann, weil der Kühlschrank nicht entsprechend eingestellt ist, sollten solche Lebensmittel am besten noch am Einkaufstag verbraucht werden. **Tiefgefrorene** Lebensmittel müssen ununterbrochen bei Temperaturen von − 18 °C gekühlt werden, um sie vor dem Verderb zu schützen. Eine Eisschicht auf den Produkten ist ein Hinweis, dass die Tiefkühlkette unterbrochen wurde.

Einige Risikolebensmittel (Kap. 9) wie z. B. Hackfleisch, geräucherte und gebeizte Fischwaren (z. B. Lachs) und vorgeschnittene Obst- und Salatprodukte weisen ein erhebliches mikrobiologische Gefahrenpotenzial für die Konsumenten auf. Die Verpackungen werden deshalb mit einem **Verbrauchsdatum** versehen (zu verbrauchen bis …), das streng beachtet werden muss. Produkte dürfen nach Ablauf des Verbrauchsdatums nicht mehr verwendet werden.

Das **Mindesthaltbarkeitsdatum** (MHD) begrenzt hingegen nicht die Zeit, in der das Lebensmittel ohne Gesundheitsgefährdung verzehrt werden kann. Im Handel löst ein abgelaufenes MHD kein Verkaufsverbot aus. Der Verbraucher muss allerdings nach Ablauf der Mindesthaltbarkeit mit Qualitätsveränderungen und eventuellen Verderbsprozessen wie Schimmelpilz- oder Bakterienbewuchs rechnen und dies kontrollieren. Bei untypischem Aussehen, Geruch, Geschmack oder Konsistenz sollte das Produkt nicht mehr verzehrt werden.

Damit beim Einkauf und bei der Lagerung von Lebensmitteln die Kühlkette aufrechterhalten wird, sind verschiedene Verhaltensweisen nützlich:

- Nehmen Sie die gekühlten Lebensmittel erst am Ende des Einkaufs und legen Sie sie in den Einkaufswagen.

- Benutzen Sie für den Kauf von Produkten, die gekühlt oder tiefgekühlt sind, eine Kühltasche, im Sommer eventuell mit Kühlakkus.

- Gehen Sie nach dem Einkauf direkt nach Hause, um die Kühl- oder TK-Ware in den Kühlschrank bzw. in den Gefrierschrank zu legen.

- Vermeiden Sie, sich im Internethandel kühlpflichtige Lebensmittel schicken zu lassen, da die Kühlkette beim Versand oft nicht eingehalten werden kann oder der Empfänger nicht zu Hause angetroffen wird.

- Reinigen Sie den Kühlschrank mindestens einmal im Monat mit einem üblichen Reinigungsmittel. Messen Sie auch hin und wieder die Temperatur im Kühlschrank mit einem geeigneten Thermometer.

In Privathaushalten sind **Kühlschränke** oft so eingestellt, dass die Innentemperatur zu hoch ist. Dann können sich Krankheitserregern wie Salmonellen durchaus vermehren. Verderbbakterien und Keime wie die gefährlichen Listerien, die sowieso bei Kühltemperaturen noch wachsen können, jedoch sehr langsam, können sich dann mit einer größeren Wachstumsgeschwindigkeit vervielfältigen.

Die Temperatur des Kühlschranks sollte 4 °C sein, maximal aber bei 7 °C liegen. Außer in Geräten mit Umluftkühlung herrschen im Kühlschrank unterschiedliche Temperaturen, da die warme Luft nach oben steigt. Der kälteste Bereich im Kühlschrank ist auf der Glasplatte über dem Obst- und Gemüsefach und dort sollten die empfindlichsten Lebensmittel wie Fisch und Fleisch gelagert werden.

Zubereitung in der Küche

Die Zubereitung von Speisen verlangt auch im Privathaushalt eine Planung und Organisation der Arbeitsabläufe, damit keine Hygienefehler auftreten. Wichtig ist, dass unverarbeitete Lebensmittel, die keimreich sind, jederzeit von bereits zubereiteten Speisen, die keimfrei oder zumindest keimarm sind, abgesondert sind, oder mit anderen Worten: In der Küche müssen **unreine von reinen Arbeiten getrennt** werden. Dadurch soll eine Übertragung möglicher Krankheitserreger, die oft in rohen Lebensmittelprodukten sind, auf verarbeitete bzw. „sofort essbare" Lebensmittel verhindert werden.

Sind diese verzehrfertigen Lebensmittel auf über 70 °C erhitzt worden, enthalten sie keine lebenden und aktiven Mikroorganismen mehr. Werden nun z. B. über Hände oder Küchengeräte Keime erneut auf sie übertragen, können diese sich in ungekühlten Lebensmitteln rasant vermehren, auch da sie keine Konkurrenz durch die produkttypische Mikroorganismenflora haben. Wenn diese Produkte nun nicht mehr erhitzt werden, können sie eventuell zu Lebensmittelinfektionen führen.

Eine **Trennung** von unreinen und reinen Arbeiten kann auf zwei Wegen erfolgen. Die beste Lösung ist, die Tätigkeiten an anderer Stelle in der Küche durchzuführen. Ist dies räumlich nicht möglich, können die Arbeiten auch durch eine gründliche Reinigung der Oberflächen und aller benutzten Utensilien unterbrochen und somit zeitlich getrennt werden.

Vorbereitung von Obst und Gemüse

Zu den unreinen Arbeiten gehört beispielsweise das Säubern pflanzlicher Lebensmittel wie von Gemüse und Obst. Durch das **Waschen** werden neben Erde und Schmutz auch Bakterien und andere Keime entfernt. Dies ist unter hygienischen Gesichtspunkten besonders wichtig, da die Keime unter Umständen zu Infektionen führen können. Eine Gefährdung besteht jedoch nur bei anschließendem Verzehr als Rohkost, durch Garprozesse, z. B. kurzes Aufkochen (Blanchieren), werden in der Regel sämtliche Keime inaktiviert.

Auf der Oberfläche von Früchten und Gemüse befinden sich zahlreiche, zum Teil fest verankerte Mikroorganismen. Diese können durch Waschen in ihrer Anzahl reduziert, aber nicht vollständig eliminiert werden, sodass das Infektionsrisiko erniedrigt, aber nicht vollständig eliminiert wird. Bei Blattsalaten kann durch gründliches Waschen und Trocknen sowie durch Anmachen mit essigsauren Dressings die Keimmenge reduziert werden.

Bei **Früchten** wie Äpfeln, Birnen, Pfirsichen, Nektarinen, Pflaumen und Kirschen ist Waschen mit warmem Wasser und anschließendes Abreiben eine gute Maßnahme zur Keimentfernung.

Die Entfernung der Schale, z. B. von Früchten, oder der äußersten Schicht verringert das Infektionsrisiko wesentlich stärker als Waschen. Gegen das Schälen von Äpfeln und Birnen spricht jedoch, dass die Schalen dieser Früchte reich an Vitaminen, Mineralien und Eiweißen sind. Beim Schälen können Keime durch das Messer von der Schale auf die Frucht übertragen werden; vorheriges Waschen der Schale kann dieses Risiko minimieren. Bei Früchten ohne harte Schale oder Oberfläche wie Johannisbeeren, Heidelbeeren, Himbeeren, Brombeeren und Erdbeeren kann die Keimbelastung durch Waschen kaum verringert werden. Diese Früchte können ganz ohne Risiko nur nach einem Erhitzungsprozess genossen werden.

Während Kontaminationen durch Infektionserreger in der Regel mit den Sinnen nicht erkannt werden können, ist Schimmelbefall zumindest in fortgeschrittenem Stadium als pelziger oder farbiger Überzug erkennbar. Das Pilzgeflecht kann weit in das Innere von Lebensmitteln hineinreichen und dort Gifte, die sogenannten Mykotoxine ausscheiden. Die trifft besonders für wasserreiche Nahrungsmittel wie Früchte zu.

Entsorgen Sie verschimmelte Früchte und Gemüse vollständig, da Schimmelpilze in den pflanzlichen Produkten Toxine bilden können. Wenn Sie keinerlei Risiko eingehen wollen, entsorgen Sie auch die Früchte in der Nachbarschaft der verschimmelten Stücke.

Vorbereitung von Fleisch, Geflügel und Eiern

Grundsätzlich ist Tiefkühlware genauso keimbelastet wie frisches Fleisch oder frischer Fisch. Sie sollte darum nach dem **Auftauen** gleichermaßen vorsichtig und unter Hygienebeachtung bearbeitet werden. Tiefkühlprodukte können krankheitserregende Keime enthalten, insbesondere Geflügel enthält oft Salmonellen und *Campylobacter*-Bakterien.

Die Auftauflüssigkeit ist ein guter Nährboden für Keime und darf nicht mit anderen Lebensmitteln in Kontakt kommen. Sämtliche Flächen und Gegenstände, die mit dem Auftauwasser in Berührung kommen, müssen gründlich gereinigt werden.

Das gefrorene Gut sollte nicht bei Zimmertemperatur, sondern im Kühlschrank möglichst abgedeckt auf einem Sieb auftauen. Tiefkühlfleisch sollte immer komplett aufgetaut werden, damit bei der Erhitzung während der Zubereitung auch im Inneren Temperaturen über 70 °C erreicht werden und die Keime vollständig inaktiviert werden.

Unreine Arbeiten ist auch das **Waschen** von rohem Fleisch insbesondere von Geflügel. Aus Hygienegründen ist es sinnvoll, darauf ganz zu verzichten, da die Keime meist sehr fest an der Außenfläche haften und sie später beim Garen ohnehin abgetötet werden. Die Keime werden beim Waschen nur zu einem geringen Teil entfernt, können jedoch mit dem Spritzwasser leicht in der ganzen Küche verteilt werden. Jedes Berühren des rohen Fleisches führt zu Kontaminationen der Hände mit Keimen und sollte möglichst eingeschränkt werden. Nehmen Sie stattdessen besser das Fleisch z.B. mit einer Gabel aus der Verpackung und geben Sie es direkt bzw. mit Küchenpapier abgetupft in die Pfanne oder den Topf.

Bei **Eiern** können sich Fäkalkeime wie Durchfallerreger in oft nicht sichtbaren Kotresten auf der Eierschale befinden. Die intakte Schale ist mit einer dünnen Haut, der Cuticula, überzogen. Sie verhindert, dass Keime über die Poren der Schale in das Innere des Eis gelangen können. Die Cuticula kann durch Waschen leicht zerstört werden, deshalb dürfen Eier nicht gewaschen werden.

Jedoch sollten Sie sich nach jedem Kontakt mit Eiern gründlich die Hände waschen und sichtbar verschmutzte Eier nur mit Handschuhen anfassen. Beim Aufschlagen von Eiern besteht die Gefahr der Eintragung von Salmonellen durch kleine Stücke kontaminierter Eierschale. Besonders bei daraus zubereiteten Nachspeisen, die nicht mehr erhitzt werden, wie Puddings, Cremes und Sahnedesserts, tritt ohne Kühlung rasch eine Keimvermehrung ein.

Garen

Beim Garen kommt es aufgrund der hohen Temperatur zur Abtötung sämtlicher Keime und damit auch der krankheitserregenden Mikroorganismen.

Kochen, Braten, Schmoren, Grillen und Backen führen zu gefahrlosen Speisen, wenn im gesamten Gargut für einige Sekunden eine Temperatur von 80 °C oder für mindestens zwei Minuten eine Temperatur von 70 °C erreicht wird. Besonders Fleisch, Hackfleisch, Geflügel, frische Bratwurst und Fisch sollten vollständig durchgegart werden, da sich manchmal Keime auch im Inneren der Fleischstücke befinden.

Fleisch sollte sich nach dem Garprozess auch im Inneren von rot nach graubraun verfärbt haben und der austretende Fleischsaft klar sein. Bei großen Fleischstücken ist es am besten, ein Bratenthermometer zu verwenden, dass die Innentemperatur misst. Frischer Fisch sollte solange gegart werden, bis er nicht mehr durchsichtig ist und sich leicht mit einer Gabel teilen lässt.

Muscheln und Austern sollten mindestens zehn Minuten gekocht werden. Sollten sie sich nach dem Kochen nicht geöffnet haben, dürfen sie auf keinen Fall verzehrt werden. Achten Sie darauf, dass Muscheln vor dem Kochen geschlossene Schalen haben oder sich bei Berührung wie Klopfen schließen, da dies ein Anzeichen dafür ist, dass sie nicht abgestorben sind.

Bei **Eiern** ist eine Erhitzung auf eine Temperatur im Eiinneren von mindestens 70 °C ausreichend, um vorhandene Keime wie Salmonellen sicher abzutöten. Dies ist leicht am Gerinnen des Eigelbs erkennbar. Eier sind jedoch heutzutage im Inneren fast immer keimfrei und nur selten mit krankheitserregenden Bakterien kontaminiert.

Wildfleisch sollte immer gut durchgegart werden und niemals roh verzehrt werden. Es gibt viele Krankheitserreger, die beim Wild gefunden und auch für den Menschen gefährlich werden können. Über nicht ausreichend erhitztes Fleisch von Wildschweinen können beispielsweise Hepatitis-E-Viren und Fadenwürmer wie die Trichinen auf den Menschen übertragen werden. In Deutschland ist ein Trichinenerkrankung allerdings selten, weil jedes erlegte Wildschwein auf das Vorliegen einer Trichineninfektion untersucht wird.

Abkühlen und Aufwärmen

Warme Speisen können bis zum Verzehr heiß gehalten werden, dabei sollte die Temperatur der Speisen nicht unter 65 °C fallen. Werden Speisen nicht mehr gegessen, ist ein rasches Abkühlen wichtig. Bei dem Garvorgang werden zwar aktive Keime und Krankheitserreger abgetötet; es überleben aber einige Ruheformen, die Bakteriensporen, die bei Temperaturen unter 60 °C auskeimen und sich vermehren können. Außerdem werden die Speisen durch Keime aus der Luft oder beispielsweise durch Löffel oder Kellen schnell erneut kontaminiert. Besonders bei Raumtemperatur kann es dann zu starkem Bakterienwachstum kommen. Darum ist es wichtig, die Speisen in kurzer Zeit abzukühlen und im Kühlschrank aufzubewahren.

Lassen Sie Speisen nicht über Nacht in Töpfen auf dem Herd stehen, da einige Bakterienarten (z. B. *Staphylococus aureus* und *Bacillus cereus*) Toxine bilden können, die Durchfall und Erbrechen auslösen.

Werden Speisen gekühlt oder - noch besser - eingefroren aufbewahrt, können sie am nächsten oder übernächsten Tag wieder aufgewärmt werden. Dabei sollten die Gerichte vollständig auf eine Temperatur von mindestens 70 bis 80 °C erhitzt werden. Die Speisen können zur Sicherheit am besten im Topf auf dem Kochfeld einige Minuten lang unter Rühren köcheln.

Das Aufwärmen in der **Mikrowelle** ist eine etwas risikoreichere Variante. Die elektromagnetischen Wellen regen vor allem die Wassermoleküle zu Schwingungen an, wobei Wärme entsteht. Lebensmittel mit einem hohen Wassergehalt erwärmen sich daher schneller als trockene. Auch in der Mikrowelle werden die Mikroorganismen, durch die vom Gerät produzierte Hitze abgetötet, aber nur, wenn Temperaturen von mindestens 70 °C erreicht werden.

Da die Mikrowelle nicht gleichmäßig erhitzt, können beim Erwärmen von Lebensmitteln große Temperaturunterschiede entstehen. In kälteren Bereichen der Speise können eventuell Keime überleben. Um ein Gericht gleichmäßig zu erhitzen, sollte es zwischendurch ein- oder zweimal umgerührt werden. Werden die Speisen danach noch einige Minuten im Gerät stehen gelassen, können sich die Temperaturen im Inneren ausgleichen.

Küchenwerkzeuge und Reinigung in der Küche

Über Küchenwerkzeuge können Keime beispielsweise von rohen ungegarten Lebensmitteln auf andere übertragen werden. Bakterien und Viren überleben auf solchen Gebrauchsgegenständen für einige Zeit. Wenn Sie rohe Produkte verarbeiten, sollten die Küchenutensilien, wie z. B. Zangen, Löffel oder Messer, genau wie die Arbeitsflächen zwischen den Arbeitsgängen gereinigt oder ausgetauscht werden. Auch Geschirr und Schneideunterlagen, die mit rohen tierischen oder pflanzlichen Lebensmitteln in Berührung gekommen sind, können ohne gründliche Säuberung nicht weiter benutzt werden.

Schneideunterlagen oder Küchenbretter gibt es in den verschiedensten Materialien wie Glas, Stein, Kunststoff oder Holz, die alle ihre Vor- und Nachteile besitzen. Hygienisch gesehen sind solche Schneidbretter gut, die eine glatte Oberfläche ohne Kratzer haben und die in der Spülmaschine (siehe unten) gereinigt werden können. In Kratzern und Schnitten können sich Bakterien verbergen und bei verbleibender Feuchtigkeit vermehren, die bei manueller Reinigung in der Regel nicht entfernt werden.

Holzbretter sind zwar für Messerklingen schonend und einige Holzarten sind sogar antibakteriell (Bakterien schädigend). Jedoch entstehen im Holz schnell Kratzer, in dessen Vertiefungen sich leicht Mikroorganismen ansiedeln können. Beim Reinigen quillt dann das Holz auf; die tief eingedrungenen Keime können nicht behelligt werden. Holzschneidebretter sind auch nicht für den Geschirrspüler geeignet.

- Ersetzen Sie mit Schnitten oder Furchen versehene Schneidbretter durch neue.

- Tauschen Sie zwischen unterschiedlichen Küchenarbeitsgängen die Schneidunterlagen sowie Messer und andere Gerätschaften aus oder reinigen Sie diese sofort mit heißem Wasser und Spülmittel. Nehmen Sie zum Abtrocknen ein sauberes Geschirrtuch.

- Als bessere Alternative zum Reinigen mit der Hand stellen Sie Küchenwerkzeuge und Geschirr direkt nach Benutzung in die **Spülmaschine** und nehmen Sie neue Utensilien. Mit dem Geschirrspüler erreichen Sie bei Temperaturen von über 60 °C desinfizierende Bedingungen, die zur Abtötung der Mikroorganismen ausreichen.

- Sie können ergänzend mehrere Schneidbretter für unterschiedliche Lebensmittel benutzen. Dann sollten diese unterschiedliche Farben aufweisen, sodass Sie z. B. für rohes Fleisch nur die rote Unterlage benutzen.

Über längere Zeit in der Küche gebrauchte **Wischtücher** und **Reinigungsschwämme** enthalten extrem hohen Mengen an Bakterien, wie zahlreiche Studien bestätigt haben. Speisereste in Wischlappen und -schwämmen und auch an Spülbürsten sorgen für ideale Wachstumsbedingungen der Mikroorganismen.

Bei der Verarbeitung von rohem Fleisch und von Gemüse, das mit Erde behaftet ist, finden sich auch reichlich potenzielle Krankheitserreger in den Wischlappen. Werden sie dann in einem feuchten Zustand längere Zeit in dem oft warmen Küchenraum liegen gelassen, kommt es zu einer massiven Keimvermehrung. Der weitere Gebrauch der Putzutensilien kann zu einer Verschleppung der Keime und zu einer Kontamination von Lebensmitteln führen.

Bei Reinigungsarbeiten in der Küche sind folgende Maßnahmen hilfreich:

- Wischtücher sollten nach Gebrauch unter heißem Wasser ausgewaschen, dann ausgewrungen und zum Trocknen luftig aufgehängt werden.

- Nach der Verarbeitung von rohen tierischen Lebensmitteln wie Fleisch, Fisch und Eiern sollten Sie die benutzten Spüllappen, Hand- und Trockentücher sofort austauschen.

- Arbeitsflächen, Geschirr und Hände sollten in der Küche mit getrennten Tüchern abgewischt oder getrocknet werden.

- Wechseln Sie Wischlappen und Schwämme sowie Geschirr- und Küchenhandtücher regelmäßig, je nach Gebrauch täglich oder nach wenigen Tagen.

- Zum Aufwischen von Lebensmittelresten können Einwegtücher aus Papier benutzt werden.

Wischlappen, Schwämme und Spülbürsten können im Geschirrspüler oder durch Aufkochen mit Wasser in der Mikrowelle desinfiziert werden. Durch Waschen in der Waschmaschine bei mindestens 60 °C werden die Keime am sichersten inaktiviert.

Abfallbehälter sollten so oft wie möglich geleert und mindestens einmal pro Woche mit warmem Wasser und Reinigungsmittel ausgewaschen werden. Das häufig feuchte Spülbecken ist ein idealer Ort für Bakterien und sollte entsprechend häufig und gründlich gereinigt werden. Im Ablauf unter dem Sieb bildet sich schnell ein schleimiger bakterieller Biofilm, der sich nur schwer entfernen lassen. Der Kühlschrank, der zentrale Aufbewahrungsort für verderbliche Lebensmittel, sollte ebenfalls regelmäßig gereinigt werden.

Selbstbedienungseinrichtungen der Gemeinschaftsverpflegung und Gastronomie und Grillfeste

In der Gemeinschaftsverpflegung und einigen Gastronomiebetrieben werden Risikolebensmittel wie Rohkost und Salate sowie Soßen und Dressings innerhalb von Selbstbedienungstheken und ähnlichen Einrichtungen angeboten. Auch an Selbstbedienungstheken von Supermärkten können sich Kunden Rohkost- und Feinkostsalate selbst zusammenstellen. Da rohe, ungegarte Lebensmittel keimbelastet sind, müssen sie hygienisch behandelt und gut gekühlt werden. Die Theken müssen mit einer Abschirmung aus Glas- bzw. Plexiglasmaterial (Spuckschutz) ausgestattet sein, um die Lebensmittel vor Keimen zu schützen, und sie müssen stets eine Kühlung (max. +7 °C) aufrechterhalten.

Für die Konsumenten ist allerdings nicht ersichtlich, wie lange und bei welcher Temperatur die Zutaten wirklich aufbewahrt werden und ob z. B. Salate und Salatsoßen immer unverzüglich und vorgekühlt in die Theke gestellt werden. Auch eine hygienische Entnahme der Produkte ist nicht sicher. In der Regel kann nicht ausgeschlossen werden, dass andere Personen die Lebensmittel anhauchen, anhusten, berühren oder sogar zurücklegen und somit eventuell Keime eingetragen haben. Außerdem gilt:

- Konsumieren Sie keine frisch zubereiteten (nicht pasteurisierten) Obst- und Gemüsesäfte sowie Smoothies an Obstständen oder Saftbars, die meist ungekühlt und offen gelagert werden und mikrobiologisch stark belastet sein können.

- Verzehren Sie keine Feinkostsalate und Antipasti, die in offenen Gefäßen z. B. an Marktständen dargeboten werden.

- Seien sie besonders auf Volks-, Vereins- und Straßenfesten beim Konsum von Risikolebensmitteln (Kap. 9) vorsichtig.

Beim **Grillen** von Fleisch können schädliche Stoffe entstehen, wenn Fett oder Öl aus der Marinade in die Glut oder beim Elektrogrill auf die Heizstäbe tropft. Dabei bilden sich polyzyklische aromatische Kohlenwasserstoffe (PAK), die potentiell krebsauslösend sind. Gesundheitlich relevanter dürfte sein, dass es bei Grillfesten oft zu Lebensmittelinfektionen kommt, da auf Gartenpartys die Hygieneregeln nicht immer eingehalten werden.

Die Gründe können Unerfahrenheit oder hoher Alkoholkonsum bei der Zubereitung und beim Essen sein. Außerdem kommen oft hygienisch besonders empfindliche Speisen zum Einsatz, wie z. B. Feinkostsalate, Grillsaucen oder eihaltige Desserts. Wenn solche Speisen längere Zeit ungekühlt bleiben, da die Kühlmöglichkeiten fehlen, ist besondere Vorsicht geboten.

Pathogene Keime können sich gerade bei sommerlichen Temperaturen schnell vermehren und Lebensmittelinfektionen oder -vergiftungen verursachen.

Des Weiteren geschehen auf Grillfesten oft gefährliche Kreuzkontaminationen. Die hohen Temperaturen beim Grillen töten zwar alle Keime ab, die auf oder in rohem Fleisch und Fisch zu finden sind. Werden solche Keime aber vorher durch Hände, Essgeräte und Geschirr auf andere Speisen übertragen, können potenziell Krankheitserreger transferiert werden. Besonders leicht führt das Grillen von Geflügelfleisch zu Infektionen, da es häufig mit *Campylobacter*-Bakterien belastet ist (Kap. 10).

Deshalb sollten Sie grundsätzlich auf Gartenfesten keine Geflügelteile zum Grillen verwenden. Außerdem sollten Sie auf eine strikte Trennung von rohem und gegrilltem Fleisch achten. Beispielsweise sind verschiedene Grillzangen, Gabeln und Unterlagen, die nicht verwechselt werden können, wichtig, um eine Übertragung von Keimen von rohem Fleisch oder den Fleischmarinaden auf das gegarte Grillgut und andere Lebensmittel zu verhindern.

Vermeidung von Erkrankungen der Atemwege

Nicht nur die Erreger von COVID-19, die SARS-CoV-2-Viren, dringen über die Atemwege in den Körper ein und verlangen besondere Schutzmaßnahmen, sondern auch zahlreiche andere Krankheitserreger (Kap. 4). Flüssigkeitspartikel, die solche Krankheitserreger enthalten, werden von infizierten Personen beim Atmen, Husten, Niesen und beim Sprechen ausgeschieden und - besonders kraftvoll - beim Schreien und Singen ausgeschleudert. Mit der Atemluft gelangen die Partikel in die Respirationswege (Luftwege) anderer Menschen, wo sie sich vermehren können.

Typische Anzeichen von Atemwegsinfektionen sind Schnupfen, Niesen und Husten. Während infizierte Personen, die keine Krankheitssymptome zeigen, zwar unter Umständen auch Erreger wie Corona- und Influenzaviren übertragen können, so sind doch manifest Erkrankte wesentlich ansteckender. Denn beim Husten und Niesen werden Speichel und Schleimsekrete kraftvoll ausgestoßen und dabei Krankheitserreger massenhaft in die Umwelt freigesetzt, die vor allem durch Tröpfcheninfektion auf andere übertragen werden. Um dies zu verhindern, ist folgendes Verhalten wichtig:

- Halten Sie beim Husten oder Niesen einen Abstand von ein bis zwei Metern zu anderen Personen und drehen Sie sich dabei weg.

- Niesen oder husten Sie nach Möglichkeit in ein Einwegtaschentuch. Verwenden Sie dies nur einmal und entsorgen sie es anschließend.

- Ist kein Taschentuch verfügbar, halten Sie sich beim Husten und Niesen die Armbeuge vor Mund und Nase und wenden Sie sich ebenfalls ab.

- Waschen Sie nach dem Husten, Niesen oder Naseputzen, möglichst sofort, gründlich die Hände.

Die großen und mittelgroßen Tröpfchen sinken innerhalb kurzer Zeit und in einem Abstand von etwa 1,5 m Entfernung zu Boden, sodass bei einer entsprechenden Distanz zum Erregerausscheider eine Ansteckung verhindert wird (Abb. 44).

Aerosole (Kap. 2) dringen weiter und können in geschlossenen Räumen über längere Zeit in der Luft schweben und sich verteilen. Wie schnell die Tröpfchen und Aerosole absinken oder ob sie in der Luft schweben bleiben, ist auch von der Temperatur und der Luftfeuchtigkeit abhängig.

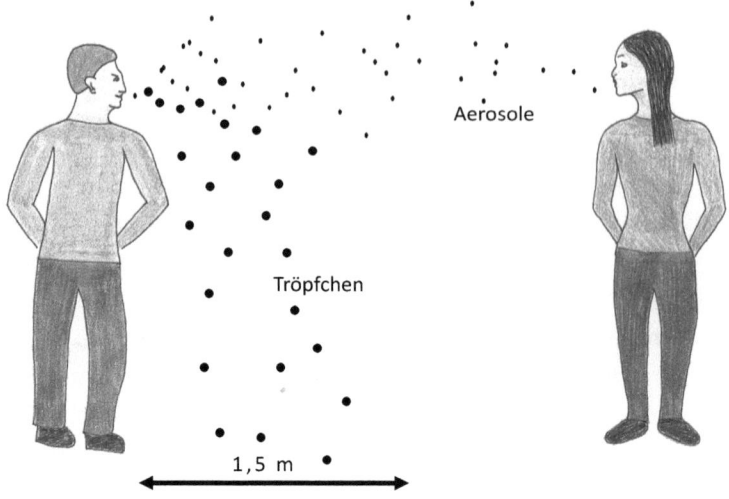

Abb. 44 Ansteckung durch luftgetragene Tröpfchen und Aerosole

Die Wahrscheinlichkeit einer Ansteckung ist im Umkreis von 1-2 m um eine infizierte Person herum am größten. Ein **Mund-Nasen-Schutz** kann das Risiko einer Übertragung durch Tröpfchen und, beschränkt auch durch Aerosole, im direkten Umfeld um eine infizierte Person verringern. Das Tragen einer Maske trägt vor allem dazu bei, andere Personen vor feinen Tröpfchen zu schützen.

Der Maskenschutz gilt besonders für **geschlossene Räume** wie z. B. am Arbeitsplatz oder in öffentlichen Verkehrsmitteln, also immer, wenn Menschen zusammentreffen und sich dort länger aufhalten. In geschlossenen, unzureichend gelüfteten Räumen können sich Aerosole über längere Zeit in der Luft ansammeln.

Das Maskentragen ist aber nur sinnvoll, wenn eine ausgedehnte Virusverbreitung in der Bevölkerung vorliegt und der nötige Abstand nicht eingehalten werden kann.

Im Freien ist die Gefährdung durch Infizierte wesentlich geringer, denn die infektiösen Aerosole verfliegen an der frischen Luft sehr schnell. Nur wenn Personen sehr nahe zusammenstehen, von einem Infizierten angehustet werden oder einige Zeit mit ihm reden, besteht die Möglichkeit einer Ansteckung. Auch bei Menschenansammlungen im Freien, wenn der Mindestabstand von 1,5 m nicht eingehalten wird, soll das Maskentragen zweckmäßig sein. Die Zeitdauer, wie lange jemand virushaltigen Partikeln ausgesetzt war, beeinflusst das Risiko einer Ansteckung. Wer sich ohne Abstand länger als 15 Minuten mit einem Infizierten von Angesicht zu Angesicht unterhält, hat ein erhöhtes Risiko zu erkranken.

Die Ansteckungsgefahr mit Luftkeimen wie z. B. COVID-19-Viren ist jedoch eindeutig in Innenräumen am größten, in denen sich Infizierte und vor allem Erkrankte mit Symptomen aufhalten. Es gibt verschiedene Möglichkeiten, die Virenlast in der Luft zu verringern. Dazu zählen neben dem Tragen eines Mund-Nasen-Schutzes:

- **Hochleistungsluftfilter**, sogenannte Hepa-Filter, die beispielsweise in OP-Räumen eingesetzt werden

- **Klimaanlagen**, wobei eine getrennte Abfuhr von gebrauchter und Zufuhr von Frischluft notwendig ist

- **Desinfektion** durch die Vernebelung von Desinfektionsmitteln oder durch UV-Bestrahlung (nur in menschenleeren Räumen machbar)

- **Lüften**, wobei Stoßlüften (z. B. alle 30 min) für einige Minuten mit weit geöffneten Fenstern am besten für einen Luftaustausch sorgt, der umso schneller ist, desto größer der Temperaturunterschied zwischen innen und außen ist

Das Wichtigste – in Kürze

Infektionen begleiten uns das Leben lang, von der Geburt bis zum Tod. Vom harmlosen Schnupfen bis zur verhängnisvollen Lungenentzündung reicht das Spektrum der Erkrankungen. Wir wissen seit den Zeiten von Robert Koch und Louis Pasteur, dass kleine Lebewesen, Mikroorganismen, die Erkrankungen verursachen. Die Erreger sind hauptsächlich Bakterien und Viren, aber auch einige Protozoen und Pilze. Seitdem sind wir den Infektionskrankheiten nicht mehr völlig hilflos ausgeliefert. Aber wir dürfen nicht vergessen, dass nicht alle Mikroorganismen Krankheitserreger sind.

Eine riesige und die überwiegende Zahl von Mikroorganismen ist harmlos oder sie sind sogar nützliche Bewohner unseres Körpers. Der Mensch ist und war von Anfang an ein komplexes Universum aus zahlreichen unverzichtbaren Mikroben, das dank neuester Forschung allmählich ins Licht unseres Bewusstseins tritt.

Abgesehen von der Erkenntnis, wie relevant Hygienemaßnahmen zur Verhinderung der Ansteckung sind, war die Entdeckung der Antibiotika ein wichtiger Schritt im Kampf gegen Krankheiten wie Pest, Tuberkulose und Cholera. Diese Substanzen können gegen fast alle Infektionskrankheiten eingesetzt werden, die von Bakterien verursacht werden, und haben unzähligen Menschen das Leben gerettet.

Die andere Seite der Medaille zeigte sich jedoch bald. Eine Antibiotikabehandlung unterscheidet nicht zwischen den nützlichen Keimen, unserer Körperflora, und den krankmachenden Erregern. Obendrein werden die krankheitserregenden Bakterien allesamt schnell gegen Antibiotika resistent und diese damit wirkungslos. Gegen Viren gibt es ohnehin bis jetzt nur wenig wirksame Medikamente.

Umso wichtiger ist es, zu wissen, wie unser Körper Krankheitserreger abhält und was die Stärken und Schwachstellen der Erregerabwehr sind. Das Immunsystem ist in einem Jahrmillionen langen Prozess der Evolution aus Angriffen der Mikroorganismen und Reaktionen des tierischen und menschlichen Makroorganismus entstanden.

Im Laufe seines Lebens hat jeder Mensch viele Kontakte mit unterschiedlichen Krankheitserregern. Das Immunsystem reagiert auf jeden Erreger mit auf ihn abgestimmten Immunzellen und Antikörpern und bildet so einen spezifischen Immunschutz aus. Dieser Teil des Immunsystems ist lernfähig und stellt sich auf die jeweiligen Erreger ein. Es gibt jedoch auch einen wichtigen, evolutionär viel älteren Teil des Immunsystems, der Erreger relativ unspezifisch mit Entzündungen bekämpft, die sogenannte angeborene Immunabwehr. Darüber hinaus sind unsere Körperoberflächen, die Haut und vor allem die Schleimhäute mit einer Vielzahl von Mechanismen ausgerüstet, die eindringende Keime zurückdrängen.

Ohne Zweifel reagieren die Menschen auf Krankheitserreger unterschiedlich. Besonders anfällig für Infektionskrankheiten sind Säuglinge und Kleinkinder, durch Vorerkrankungen, Medikamente oder Therapien immungeschwächte Menschen sowie vor allem ältere Menschen. Im Alter verlaufen viele Infektionskrankheiten länger und schwerer. An Infektionen sterben Senioren etwa 3-mal häufiger als Erwachsene mittleren Alters. Bei Grippe-Epidemien sind oft mehr als 90 Prozent der gestorbenen Menschen älter als 70 Jahre. Fast 90 Prozent der an COVID-19 in Deutschland Verstorbenen hatten 2020 ein Alter von 70 Jahren oder älter, und schon ab 50 Jahren steigt das Risiko eines ernsteren Krankheitsverlaufs erkennbar an.

Wenn der Mensch älter wird, verändert sich sein Immunsystem an zahlreichen Stellen. In der Regel sinkt die Schlagkraft der erworbenen Immunabwehr. Die Rolle des angeborenen Immunsystems nimmt hingegen zu und es kommt zu stetigen Entzündungen, die den chronischen Alterserkrankungen in die Hände spielen.

Beispielsweise können bestimmte Immunzellen nicht mehr so effektiv auf Erreger reagieren. Dies ist der Fall für die T- Lymphozyten, eine wichtige Zellgruppe bei der spezifischen Abwehr von Krankheitserregern. T-Zellen werden im Thymus auf die Erreger geprägt. Das Immunorgan wird im Alter immer weiter abgebaut, ältere Menschen haben nur noch kleine Immungewebereste. Wenn jetzt unbekannte Erreger auftauchen, dann ist das Immunsystem nicht mehr so gut in der Lage, sich darauf einzustellen. Das zeigt sich besonders für die neuartigen Coronaviren, die erstmal im Jahre 2019 auftauchten und Gesundheit und Leben älterer Menschen bedrohen.

Probleme mit fremden Erregern können aber auch auf jeder Urlaubsreise entstehen, die in südliche und ferne Länder gemacht wird, wenn das Immunsystem auf unbekannte pathogene Mikroorganismen trifft. Gegen bekannte Erreger wirkt das Immunsystem von alten Menschen indes noch gut, hier greifen die vielen im Leben gemachten Immunerfahrungen.

Was bei der Abwehr von Infektionen eine wichtige Rolle spielt, sind erst einmal die äußeren Körperbarrieren. Dazu gehört zum Beispiel, dass die Haut Keime nicht durchlässt, dass man mit Hustenreflexen Erreger abhustet und dass die Magensäure Mikroorganismen und damit auch Krankheitserreger abtötet. Diese Barrieren sind bei älteren Menschen schwächer als bei jungen. Im Alter wird beispielsweise im Magen oft zu wenig Säure gebildet, die die Keime nicht mehr vollständig inaktivieren kann.

Das Problem wird dadurch verstärkt, dass viele ältere Menschen Säureblocker einnehmen, z. B. bei der Refluxkrankheit. Ohne die Wirkung der Magensäure gelangen aber pathogene Keime in vitalem Zustand in den Darmtrakt, wo sie Durchfallerkrankungen auslösen können. Das Risiko einer Infektion mit *Campylobacter* ist beispielsweise 10-mal höher als bei Personen, die diese Medikamente nicht nehmen.

Neben einem gesunden Lebensstil mit ausreichendem Schlaf, Alkohol in Maßen, einer ausgewogenen Ernährung und viel Bewegung ist Impfen bei einigen Infektionskrankheiten eine wichtige Vorbeugung für Ältere. Nicht nur gegen die Coronaviren SARS-CoV-2 ist eine Impfung der beste Schutz. Die Ständige Impfkommission empfiehlt allen Menschen ab 60 Jahren, sich auch gegen Grippe und Pneumokokken impfen zu lassen.

Durch Hygienemaßnahmen kann jeder Einzelne das Risiko der Keimübertragung und Erkrankung reduzieren. Krankheitserreger werden oft direkt von Mensch zu Mensch übertragen, sodass die Vermeidung enger Körperkontakte sinnvoll ist. Bei Atemwegserkrankungen wie COVID-19, aber auch Grippe und Tuberkulose verbreiten sich die Erreger über den Luftweg.

Abstandhalten und noch besser räumliche Isolierung gilt insbesondre für akut Erkrankte, die bei Erkrankungen der oberen Atemwege durch Husten und Niesen riesige Mengen an Erregern ausstoßen. Solange es keine Grundimmunität in der Bevölkerung oder breit durchgeführte Impfungen gibt, ist die Bewahrung eines Abstandes von mindestens 1,5 Meter zu anderen Menschen die wichtigste Schutzmaßnahme. Zusammen mit weiteren Hygienemaßnahmen der Corona-Vorbeugung wird so die Übertragung vielfältiger Krankheitserreger verhindert, sodass z. B. auch die Anzahl der Grippe-Infizierten im Jahre 2020 deutlich erniedrigt war.

Die Forschung in der Entwicklung von Medikamenten gegen Infektionen, die besonders im Alter auftreten, hat zu Erfolgen in der Krankheitsbekämpfung u. a. auch bei Corona-Erkrankten geführt. Ärzte haben Erfahrungen bei der Therapie von COVID-19-Patienten bzw. Lungenentzündungen gewonnen und wissen beispielsweise um den Nutzen immunsuppressiver Medikamente zur Verhinderung überschießender Immunreaktionen.

Um Lebensmittelinfektionen und -vergiftungen zu verhindern, müssen Senioren, die sich selbst versorgen, auf eine gute Küchenhygiene achten. Wichtig ist, dass Krankheitserreger nicht über Hände oder Küchengeräte auf Lebensmittel übertragen werden, die nicht mehr gegart oder roh verzehrt werden.

Ältere Menschen sollten außerdem Risikolebensmittel meiden. Dazu gehören rohes Fleisch (z. B. Mett), roher Fisch (oft in Sushi enthalten), kurz gereifte Rohwürste (Zwiebelmettwurst), Rohmilch und Rohmilchkäse, Roheiprodukte (Tiramisu), ungegarte Sprossen sowie schon geschnittenes und verpacktes Obst und Gemüse.

Vor allem Listerien, *Campylobacter* und Noroviren sind in Lebensmitteln häufige bzw. gefährliche Erreger, die besonders häufig oder mit besonders schweren Symptomen die Altersgruppen der Senioren treffen. Die Listerien-Infektion kann über eine Durchfallerkrankung hinausgehen. Sie ist dann eine schwere Allgemeinkrankheit und endet manchmal sogar tödlich, vor allem bei Menschen mit schwachem Immunsystem wie bei hochbetagten Personen.

Nahrungsmittel werden zum Teil schon im Lebensmittelbetrieb mit Listerien kontaminiert. Listerien sind vor allem dann eine Gefahr, wenn Lebensmittel roh gegessen werden und häufig sind sie in geräucherten und marinierten Fischprodukten wie Lachs nachweisbar. Von einem Verzehr solcher Produkte wird generell abgeraten; das Räuchern reicht nicht aus, um sämtliche Keime unschädlich zu machen.

Die in Deutschland häufigste Lebensmittelinfektion ist die mit dem Bakterium *Campylobacter*, die für Senioren auch lebensbedrohlich werden kann. Diese Krankheitserreger werden hauptsächlich über Geflügel verbreitet. Etwa 50 Prozent der Geflügelprodukte, ob frisch oder tiefgekühlt, sind mit diesen Keimen kontaminiert.

Diese Keime können auf den Menschen übertragen werden, wenn es in der Küche zu Kreuzkontaminationen auf solche Lebensmittel kommt, die später nicht mehr erhitzt (gegart) werden. Das kann zum Beispiel geschehen, wenn Personen das Messer, mit dem sie Geflügel geschnitten haben, ungereinigt für den Salat verwenden. Die Übertragung auf den Menschen ist auch möglich, wenn Geflügel nicht vollständig durchgegart wird.

Da die Waffe der Antibiotika in der heutigen Zeit immer schwächer wird und sich Viren ja sowieso fast unbehelligt in unserem Körper vervielfältigen können, ist jeder Einzelne von uns gefordert, es erst gar nicht zu Infektionen kommen zu lassen. Wir müssen möglichst schon die Ansteckung abwehren und verhindern, dass Erreger in unseren Organismus gelangen und sich dort vermehren.

Gerade Senioren sollten sich mit der Erhaltung ihrer Gesundheit auseinandersetzen und sich der individuellen Risiken bewusst sein. Erst nach gründlichen Informationen und einer eigenen Risikobewertung können Abwägungen zu einer fundierten Einschätzung der persönlichen Gesundheitsgefahren führen. Vorsicht und Vorbeugung sind wichtig, auch wenn sie das Leben erschweren können.

Aber wann beginnen übertriebene Vorsicht, unbegründete Panik und Hysterie?

Um dies beurteilen zu können, müssen wir wissen, welche Wege Krankheitserreger nehmen, aber auch welche Übertragungsarten zwar möglich sind, aber doch so selten, dass sie vernachlässigt werden können. Abstand und Kontaktvermeidung können in bestimmten Situationen wichtige Hygienemaßnahmen sein. Sie müssen aber immer wieder von jedem Einzelnen überdacht werden, da vieles verloren gehen kann, was unsere seelische Gesundheit ausmacht.

Literatur – Quellen

Aw D et al. Immunosenescence: emerging challenges for an ageing population. Immunology, 120, 435–446, 2007

Baum M, Liesen H. Sport und Immunsystem. Dt Ärztebl 1998; 95: A-538–541

Bayerisches Landesamt für Gesundheit und Lebensmittelsicherheit (2021) http://www.lgl.bayern.de/downloads/lebensmittel/doc/merkblatt_backwaren.pdf

Bellido-Blasco JB et al. The Protective Effect of Alcoholic Beverages on the Occurrence of a Salmonella Food-Borne Outbreak. Epidemiology 13: 228–230 (2001)

Berndtson A et al. Distribution and numbers of Campylobacter in newly slaughtered broiler chickens and hens. Int J of Food Microbiol 15: 54–50, 1992

Beuchat LR. Ecological factors influencing survival and growth of human pathogens on raw fruits and vegetables. Microbes and Infection 4: 413–423, 2002

Biesalski H, Tinz J. Antioxidantienkombinationen zur Stärkung des Immunsystems. Ausgabe 40/2005. http://www.pharmazeutische-zeitung.de/index.php?id=28282

Bischoff SC. Probiotika, Präbiotika und Synbiotika. Thieme Verlag, Stuttgart, 2009

Bundesamt für Verbraucherschutz und Lebensmittelsicherheit BVL. Berichte zur Lebensmittelsicherheit-Zoonosen-Monitoring 2019 https://www.bvl.bund.de/SharedDocs/Downloads/01_Lebensmittel/04_Zoonosen_Monitoring/Zoonosen_Monitoring_Bericht_2019.pdf?__blob=publicationFile&v=7

Bundesinstitut für Risikobewertung BfR (2011). Hohe Keimbelastung in Sprossen und küchenfertigen Salatmischungen. Stellungnahme Nr. 017/2011

Bundesinstitut für Risikobewertung BfR (2005). Rohwurst kann eine Infektionsquelle für Toxoplasmose sein. Stellungnahme Nr. 039/2005

Byrd-Bredbenner C et al. Food Safety in Home Kitchens. Int J Environ Res Public Health, 10: 4060–4085, 2013

Capellino S et al. Regulation of natural killer cell activity by glucocorticoids, serotonin, dopamine, and epinephrine. Cell Mol Immunol 17: 705-711, 2020

Chen N et al. Epidemiological and clinical characteristics of 99 cases of 2019 novel coronavirus pneumonia in Wuhan, China: a descriptive study. The Lancet 395: 507-513, 2020

Cioca DP et al. Immunosenescence and tumourigenesis in the elderly. Euro J Ger 9: 58–64, 2007

Claesson MJ. Composition, variability, and temporal stability of the intestinal microbiota of the elderly. PNAS 108: 4586–4591, 2011

Cook RT. Alcohol abuse, alcoholism, and damage to the immune system--a review. Alcohol Clin Exp 22: 1927–42, 1998

Dimitrov S et al. Gαs-coupled receptor signaling and sleep regulate integrin activation of human antigen-specific T cells. J Exp Med 216: 517–526, 2019

Doran MF et al. Frequency of infection in patients with rheumatoid arthritis compared with controls: a population-based study. Arthritis Rheum 46: 2287–2293, 2002

EFSA Panel on Biological Hazards 1437. Scientific Opinion on Quantification of the risk posed by broiler meat to human campylobacteriosis in the EU. 8: 1437–1526, 2010

Hafiz RA et al. The Risk of Community-Acquired Enteric Infection in Proton Pump Inhibitor Therapy: Systematic Review and Meta-analysis. Ann Pharmacother 52: 613-622, 2018

Hepper HJ et al. Infections in the elderly. Crit Care Clin 29: 757-74, 2013

Hine JL et al. Association between glycaemic control and common infections in people with Type 2 diabetes: a cohort study. Diabet Med 34: 551-557, 2017

Höfler E, Sprengart P. Praktische Diätetik - Grundlagen, Ziele und Umsetzung der Ernährungstherapie. Wissenschaftliche Verlagsgesellschaft Stuttgart, 2012

Hohmann-Jeddi C. Alterungsprozess im Darm, 28, 2018
https://www.pharmazeutische-zeitung.de/ausgabe-282018/alterungsprozess-im-darm/

Robert Koch-Institut (2021) Epidemiologischer Steckbrief zu SARS-CoV-2 und COVID-19.
https://www.rki.de/DE/Content/InfAZ/N/Neuartiges_Coronavirus/Steckbrief.html;jsessionid=152825DAE8654F86FBC37F9477504D16.internet122#b

Humphrey TJ et al. Campylobacter spp. in the kitchen: spread and persistence. J Appl Microbiol 90: 115-120, 2001

Janssen R et al. Host-Pathogen Interactions in Campylobacter Infections: the Host Perspective. Clin Microbiol Rev 21: 505–518, 2008

Keweloh H, Frintrop L. Molekulare Biologie und Mikrobiologie. Europa-Lehrmittel-Verlag, Haan-Gruiten, 2020

Keweloh H, Reinecke U. Keimarme Ernährung bei Immunschwäche und Immunsuppression, in der Schwangerschaft und im Alter, Wissenschaftliche Verlagsgesellschaft Stuttgart, 2018

Keweloh H. Mikroorganismen in Lebensmitteln. Pfanneberg Verlag, Haan-Gruiten, 2019

Kochsiek K et al. Altern in Deutschland, Bd. 7: Altern und Gesundheit. Deutsche Akademie der Naturforscher Leopoldina, Halle (Saale) 2009, Wissenschaftliche Verlagsgesellschaft mbH Stuttgart

Kommission für Krankenhaushygiene und Infektionsprävention, Robert Koch-Institut. Anforderungen an die Hygiene bei der medizinischen Versorgung von immunsupprimierten Patienten. Bundesgesundheitsblatt 53: 357–388, 2010

Koukkidis G et al. Salad Leaf Juices Enhance Salmonella Growth, Colonization of Fresh Produce, and Virulence. Appl Environ Microbiol 83: 2416–16, 2017

Larbi A et al. Aging of the Immune System as a Prognostic Factor for Human Longevity. Physiology 23: 64-74, 2008

Levin AT et al. Assessing the age specificity of infection fatality rates for covid-19: systematic review, meta-analysis, and public policy implications. Eur J Epidemiol 35: 1123-1138, 2020

Meyer KC. The role of immunity in susceptibility to respiratory infection in the aging lung. Respir Physiol 128:23–31, 2001

Parlesak A. Alkohol und Immunsystem. Schweizer Zeitschrift für Ernährungsmedizin 01/2009. https://www.rosenfluh.ch/ernaehrungsmedizin-2009-01/alkohol-und-immunsystem

Rachel SE et al. Cell autonomous regulation of herpes and influenza virus infection by the circadian clock. PNAS 113: 10085-10090, 2016

Robert Koch-Institut (2019). Bericht zur Epidemiologie der Influenza in Deutschland, Saison 2018/19

Robert Koch-Institut (2020) SARS-CoV -2 Steckbrief zur Coronavirus-Krankheit-2019 (COVID-19). https://www.rki.de/DE/Content/InfAZ/N/Neuartiges_Coronavirus/Steckbrief.html

Ruscher C et al. Herausforderungen durch Infektionen und mehrfach-resistente Bakterien bei alten Menschen in Heimen. Bundesgesundheitsbl · 55: 1444–1452, 2012

Santiana M et al. Vesicle-cloaked virus clusters are optimal units for inter-organismal viral transmission. Cell Host & Microbe 24: 208-220, 2018

Schröder H et al. Gesundheitliche Beeinträchtigungen - Vorerkrankungen mit erhöhtem Risiko für schwere Verläufe von COVID-19. 2020. https://www.wido.de/fileadmin/Dateien/Dokumente/News/wido_dat_correct_p aper_covid-19_2020.pdf

Smith JL. Foodborne illness in the elderly. J Food Prot 61: 1229-1239, 1998

Tanoue T et al. Immune responses to gut microbiota-commensals and pathogens. Gut Microbes 1: 224-233; 2010

Tomblyn M et al. Guidelines for preventing infectious complications among hematopoietic cell transplantation recipients: a global perspective. Biol Blood Marrow Transplant· 15: 1143–1238, 2009

Trevejo RT et al. Important emerging bacterial zoonotic infections affecting the immunocompromised. Vet Res 36: 493–506, 2005

Vollmar A et al. Immunologie - Grundlagen und Wirkstoffe. Wissenschaftliche Verlagsgesellschaft Stuttgart, 2013

Xie M et al. Age-related mutations associated with clonal hematopoietic expansion and malignancies. Nat Med 20: 1472–1478, 2014

Abkürzungen

COPD	Chronisch obstruktive Lungenerkrankung
COVID-19	*Corona Virus Disease 2019*
CRP	C-reaktives Protein
FSME	Frühsommer-Meningoenzephalitis
MHC	*Major Histocompatibility Complex*
MRSA	Methicillin-resistente *Staphylococcus aureus*
PCR	Polymerase-Kettenreaktion
RKI	Robert Koch-Institut
SARS-CoV-2	*Severe Acute Respiratory Syndrome - Coronavirus Type 2*
STIKO	Ständige Impfkommission (angesiedelt am Robert Koch-Institut)

Glossar

Aerosole	Sehr kleine, in der Luft schwebende Flüssigkeitströpfchen, die häufig Bakterien und Viren enthalten
Antibiotika	Medikamente, die zur Behandlung bakterieller Infektionen eingesetzt werden
Antigene	Substanzen/Strukturen, die für Antikörper (und Rezeptoren auf bestimmten Immunzellen) über eine spezifische Bindung zugänglich sind
Antikörper	Körpereigene Abwehrstoffe (Proteine), die das Immunsystem bei einer Infektion speziell gegen Antigen/Krankheitserreger produziert
B-Zellen/ Lymphozyten	Zellen des erworbenen Immunsystems, die für die Bildung von Antikörpern zuständig sind, Bildung im Knochenmark (engl. *bone*)
DNA/DNS	Desoxyribonukleinsäure; Makromoleküle, die die genetischen Informationen, die Erbinformationen, speichern
Endotoxin	Fieber und Entzündungen erzeugende Bestandteile der äußeren Membran von gramnegativen Bakterien (chemisch: Lipopolysaccharide)
Enzym	Biologischer Katalysator, der aus Protein besteht und chemische Reaktionen beschleunigt (z. B. bei der Verdauung oder Vervielfältigung von DNA)
Epidemie	Ausbruch einer Krankheit bei vielen Menschen in einem begrenzten Gebiet
Fresszellen	Immunzellen wie Makrophagen, Granulozyten oder Monozyten, die Krankheitserreger direkt in sich aufnehmen (phagozytieren) und zerstören können

GLOSSAR

Gastroenteritis	Magen-Darmerkrankung
Genom	Erbgut, die vollständige Erbinformation eines Lebewesens
IgG-Antikörper	Immunglobuline (Antikörper) vom Typ G, die zu den wichtigsten Abwehrstoffen im Blut gehören und längere Zeit im Körper als IgM-Antikörper vorhanden sind
IgM-Antikörper	Immunglobuline (Antikörper) vom Typ M, die als eine der ersten Reaktionen des Immunsystems bei Kontakt mit Antigenen gebildet werden
Immunität	Nichtanfälligkeit bzw. Unempfindlichkeit gegenüber Krankheitserregern, die bei Kontakt mit dem Erreger (z. B. durch Infektion oder Impfung) erworben wird
Immunoseneszenz	Verschlechterung des Immunsystems bei älteren Menschen
Immunsuppression	Unterdrückung des Immunsystems, z. B. bei Organtransplantationen oder Autoimmunerkrankungen
Inkubationszeit	Zeit, die zwischen der Ansteckung mit einem Krankheitserreger und den ersten Symptomen liegt
Interferone	Proteine, die von Körperzellen als Antwort auf Viren freigesetzt werden, zugleich Wirkstoffe, die bei Erkrankungen des Immunsystems, Krebserkrankungen und Infektionskrankheiten verabreicht werden
Inzidenz	Häufigkeit des Auftretens neuer Infektionen oder Erkrankungen in einem bestimmten Zeitraum
Komplikation	Folgeerkrankung, unerwünschte Entwicklung einer Erkrankung
Kontamination	Verunreinigung mit Keimen (z. B. von Lebensmitteln mit Krankheitserregern)

Kreuzkontamination	Übertragung von Keimen auf vorher unbelastete Gegenstände/Lebensmittel
Lysozym	Enzym, das das Makromolekül der Bakterienzellwand, das Murein, zerstören und Bakterien abtöten kann
MHC-Komplexe/Moleküle	Proteine, die auf der Oberfläche fast aller Zellen des Organismus zu finden sind und die dort Peptide binden, die aus der eigenen Zelle oder von Viren/Erregern stammen
Mikrobiom	Gesamtheit aller Mikroorganismen, die den Menschen oder ein anderes Lebewesen besiedeln
Minimale Infektionsdosis	Mindestanzahl an Erregern, die benötigt werden, um bei einem bestimmten Wirt eine Infektion auszulösen
mRNA	Boten-RNA (*messenger* RNA), Vorlage für die Biosynthese von Proteinen an den Ribosomen
Mutationen	Spontane Veränderungen im Erbgut, die an nachfolgende Generationen weitergegeben werden können
Nukleinsäure	Überbegriff für DNA und RNA, die aus einer bestimmten Abfolge (Sequenz) von Basenpaaren bestehen
Pasteurisation	Abtötung des Großteils der Keime in Lebensmitteln, meist durch ein Hitzeverfahren
Pathogen	Krankheitserregend
Phagozytose	Aufnahme extrazellulärer Partikel (z. B. Bakterien) durch spezialisierte Immunzellen (z. B. Makrophagen) oder durch Mikroorganismen (z. B. Protozoen)
Proteine	Aus Aminosäuren bestehende, auch Eiweiße genannte Makromoleküle, die in Zellen unterschiedliche Funktionen haben und z. B. als Enzyme den Stoffwechsel steuern
Reservoir	Tierarten, in denen sich Krankheitserreger über längere Zeit vermehren, ohne dass die Tiere erkranken

GLOSSAR

Residente Mikro-organismen	Mikroorganismen, die den Körper langfristig bzw. kontinuierlich besiedeln
Rezeptor	Membranproteine an der Außenhülle einer Zelle mit einer Passform für Botenstoffe oder Hormone, die nach dem Andocken an den Rezeptor Signale weitergegeben, die im Folgenden Vorgänge im Zellinnern auslösen
RNA/RNS	Ribonukleinsäure; Moleküle, die z. B. als Übersetzungen von DNA-Genen dienen und bei der Herstellung von Proteinen eingesetzt werden
Seneszenz	Das Altern und damit einhergehende körperliche Veränderungen
Sepsis	Blutvergiftung; lebensbedrohliches Multiorganversagen bei einer Infektion, die sich über das Blut auf den ganzen Körper ausbreitet
Thymus	Drüse des lymphatischen Systems, in der Lymphozyten ausreifen und durch Hormone stimuliert werden
Transiente Mikroorganismen	Mikroorganismen, die nur vorübergehend bzw. kurze Zeit den Körper besiedeln
T-Zellen/ T-Lymphozyten	Zellen des erworbenen Immunsystems, die körperfremde Antigene erkennen, wenn sie auf einer körpereigenen Immunzelle präsentiert werden, Reifung im Thymus
Virulenz	Infektionsstärke (krankmachende Eigenschaft) eines Erregers
Zoonose	Krankheiten, die natürlicherweise von Tieren auf Menschen und umgekehrt übertragbar sind
Zytokine	Proteine, die von Immunzellen gebildet sowie freigesetzt werden und die die Aktivität, Reifung oder Vermehrung anderer Immunzellen regulieren